Mude seu
CÉREBRO,
mude seu
CORPO

DR. DANIEL G. AMEN

Mude seu CÉREBRO, *mude seu* CORPO

Tradução
Fátima Santos

2ª edição

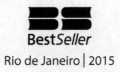

Rio de Janeiro | 2015

CIP-BRASIL. CATALOGAÇÃO NA FONTE
SINDICATO NACIONAL DOS EDITORES DE LIVROS, RJ.

Amen, Daniel G.

A538m   Mude seu cérebro, mude seu corpo / Daniel G. Amen; tradução:
2ª ed.   Fátima Santos. – 2ª ed. – Rio de Janeiro: BestSeller, 2015.

Tradução de: Change your brain, change your body
ISBN 978-85-7684-543-0

1. Cuidados pessoais com a saúde. 2. Cérebro. 3. Psicofisiologia. I.
Título.

13-2155   CDD: 613
                                             CDU: 613

Texto revisado segundo o novo Acordo Ortográfico da Língua Portuguesa.

Título original norte-americano
CHANGE YOUR BRAIN, CHANGE YOUR BODY
Copyright © 2010 by Daniel G. Amen, M. D.
Copyright da tradução © 2013 by Editora Best Seller Ltda.

Capa: Marianne Lépine
Editoração eletrônica: Abreu's System

Todos os direitos reservados. Proibida a reprodução,
no todo ou em parte, sem autorização prévia por escrito da editora,
sejam quais forem os meios empregados.

Direitos exclusivos de publicação em língua portuguesa para o Brasil
adquiridos pela
EDITORA BEST SELLER LTDA.
Rua Argentina, 171, parte, São Cristóvão
Rio de Janeiro, RJ – 20921-380
que se reserva a propriedade literária desta tradução

Impresso no Brasil

ISBN 978-85-7684-543-0

RESSALVA MÉDICA

As informações apresentadas neste livro são o resultado de anos de experiência
prática e pesquisa clínica do autor. Por necessidade, elas são de natureza geral e não um substituto
de uma avaliação ou de um tratamento ministrado por um especialista médico competente.
Se você acredita que precisa de intervenção médica, procure um médico o mais rápido possível.
As histórias deste livro são verdadeiras. Os nomes e as circunstâncias das histórias foram
alterados para garantir o anonimato dos pacientes.

Seja um leitor preferencial Record.
Cadastre-se e receba informações sobre nossos lançamentos e nossas promoções.

Atendimento e venda direta ao leitor
mdireto@record.com.br ou (21) 2585-2002

Para meu avô, Daniel Ara, que orientou meu coração,
e
para Elias, meu neto, que me inspira constantemente.

SUMÁRIO

PARTE UM
Os fundamentos do cérebro

Introdução: O elo perdido
Estimule o cérebro para obter e manter o corpo que sempre desejou ter   13

1. *A solução cérebro-corpo*
Dez princípios básicos para transformar seu cérebro e seu corpo   23

PARTE DOIS
Transforme seu cérebro, transforme seu peso

2. *A solução da ânsia*
Use o cérebro para aumentar sua força de vontade
e acalmar as compulsões que o impedem de atingir seus objetivos   47

3. *A solução do peso*
Use o cérebro para atingir o peso ideal   64

4. *A solução da nutrição*
Alimente o cérebro para parecer e se sentir mais jovem   95

5. *A solução do exercício*
Exercite o corpo para fortalecer o cérebro   127

PARTE TRÊS
TRANSFORME SEU CÉREBRO, EMBELEZE E FORTALEÇA SEU CORPO

6. *A solução da pele*
Sinais cerebrais para acalmar e amaciar a pele 149

7. *A solução hormonal*
Equilibre os hormônios para atrasar o relógio 161

8. *A solução do coração*
Use o cérebro para fortalecer e acalmar o coração 187

9. *A solução da concentração e da energia*
Aumente sua energia para seguir em frente e atingir seus objetivos 203

PARTE QUATRO
TRANSFORME SEU CÉREBRO, AUMENTE O AMOR E A VITALIDADE

10. *A solução do sono*
Descanse o cérebro para perder peso e amaciar a pele 221

11. *A solução do estresse*
Relaxe o cérebro para reduzir as rugas e melhorar o sistema imunológico 240

12. *A solução da memória*
Lembre-se do que precisa fazer todos os dias 266

13. *A solução dos PENAS*
Pense uma maneira de ser mais magro, jovem e feliz 289

14. *A solução da paixão*
Faça amor para recarregar o cérebro e o corpo 307

15. *A solução do cérebro saudável*
Trate os distúrbios cerebrais para proteger-se contra doenças físicas 323

16. *Transforme seu cérebro, transforme seu corpo, transforme o corpo das outras pessoas*

Como seu cérebro influencia a saúde física e mental dos outros   343

APÊNDICE A: 15 NÚMEROS IMPORTANTES QUE PRECISO SABER   349

APÊNDICE B: SISTEMAS CEREBRAIS SIMPLIFICADOS DA AMEN CLINICS   353

APÊNDICE C: A SOLUÇÃO DOS SUPLEMENTOS   361

NOTAS SOBRE REFERÊNCIAS E LEITURAS COMPLEMENTARES   395

AGRADECIMENTOS   397

Veja www.amenclinics.com/cybcyb para obter mais informações.

PARTE UM

OS FUNDAMENTOS DO CÉREBRO

INTRODUÇÃO

O ELO PERDIDO

ESTIMULE O CÉREBRO PARA OBTER E
MANTER O CORPO QUE SEMPRE DESEJOU TER

Cinquenta por cento do cérebro estão dedicados à visão.
Sua aparência desempenha um papel imenso na forma
como você se sente. Ambos são importantes para o sucesso
profissional e relacional.
Não se trata apenas de vaidade, mas de saúde.
Para parecer e se sentir o melhor possível você deve, primeiro,
pensar em seu cérebro, e aprimorá-lo ao máximo.

Moro em Newport Beach, Califórnia. Com muita frequência somos chamados de sociedade de plástico, porque temos mais plástico em nossas ruas e praias do que quase em todo o restante do mundo. Um de meus amigos diz que Deus nunca inundará Newport Beach porque todas as mulheres flutuarão. A maioria das pessoas no mundo inteiro, não apenas em Newport Beach, se preocupa mais com o rosto, os seios, a barriga, a bunda e o abdômen do que com o cérebro. Porém, o cérebro é a chave para ter o rosto, os seios, a barriga, a bunda e o abdômen que sempre se desejou ter; e é a disfunção cerebral, em grande parte, que arruína nosso corpo e causa o envelhecimento precoce.

É o cérebro que decide tirar você da cama de manhã para se exercitar; dar-lhe um corpo mais forte e delgado; ou fazê-lo desligar o despertador e adiar a prática de exercícios físicos. É o cérebro que tira você da mesa dizendo-lhe que já comeu o suficiente, ou que permite que você se sirva de mais uma bola de sorvete, fazendo-o parecer e se sentir um balão. É o cérebro que lida com o estresse em sua vida e o faz relaxar para que pareça cheio de vida, ou, se deixado sem supervisão, envia sinais de estresse para o resto do corpo e enruga sua pele. É o cérebro que rejeita cigarros, cafeína e álcool em excesso, ajudando-o a parecer e se sentir mais saudável, ou que lhe dá permissão para fumar, tomar a terceira xícara de café, ou beber a terceira taça de vinho, fazendo todo o sistema em seu corpo parecer e se sentir mais velho.

O cérebro é o centro de comando e controle de seu corpo.
Se você deseja ter um corpo melhor, o primeiro lugar por onde
SEMPRE se deve começar
é por ter um bom cérebro.

Meu interesse na ligação cérebro-corpo começou há mais de 30 anos. Quando eu era universitário, fui influenciado pelo trabalho de O. Carl Simonton, um oncologista que ensinou às pessoas a usarem a visualização para estimular o sistema imunológico a combater o câncer. Na faculdade de medicina estudei hipnose médica e comecei a ver o poderoso efeito que ela pode ter para curar o corpo. Pessoalmente, vi que ela era útil para tratar dores de cabeça, a síndrome do cólon irritável, dores, perda de peso, insônia, o tremor parkinsoniano e a arritmia cardíaca. Em seguida, aprendi uma técnica de tratamento chamada biofeedback e descobri que, quando ensinava meus pacientes a usarem o cérebro para aquecerem as mãos ou a respirarem com o abdômen, todo o corpo entrava em um estado de relaxamento, o que ajudava a diminuir o estresse, a baixar a pressão arterial e a combater dores de cabeça.

O ELO PERDIDO

Foi somente em 1991 que verdadeiramente comecei a entender a ligação cérebro-corpo. Nesse ano comecei o trabalho de imagem cerebral que fazemos hoje na Amen Clinics. Fazemos um estudo chamado imagem SPECT do cérebro que examina padrões de fluxo sanguíneo e atividades. SPECT significa tomografia computadorizada de emissão de fóton simples. Ao contrário da ressonância magnética e da tomografia computadorizada, que mostram a anatomia do cérebro, as imagens SPECT examinam como o cérebro funciona.

Examinar o cérebro fez enorme diferença tanto em minha vida profissional quanto na pessoal. Já era psiquiatra há quase dez anos quando solicitei o primeiro exame de imagem e percebi que não detinha todas as informações de que precisava para fornecer o melhor tratamento para meus pacientes. Quando fiz um exame de imagem em um paciente pela primeira vez, fiquei muito animado por descobrir que o exame SPECT me fornecia informações cruciais sobre a função do cérebro que eu não conseguia obter apenas conversando com o paciente. Esse exame me ajudou, e a meus colegas, a sermos melhores curadores.

Desde 1991 a Amen Clinics já realizou mais de 55 mil tomografias SPECT cerebrais, mais do que qualquer organização no mundo. Analisar as tomografias no contexto das histórias de cada paciente nos ajudou a melhor diagnosticar e tratar pacientes que sofriam de uma ampla variedade de problemas, tais como DDA, depressão, ansiedade, raiva, problemas de aprendizagem, falta de memória, lesões cerebrais e vícios. Além disso, descobri que ao melhorar as funções cerebrais dos pacientes também ajudei a melhorar o corpo e a vida deles em geral.

Vi provas cabais disso há alguns anos, quando criei um grupo de estudo em minha casa para tratar ansiedade e depressão. Para testar o curso convocamos a ajuda de 90 pessoas para participarem do programa piloto. Os resultados foram impressionantes. Como esperava, a maioria dos indivíduos sentiu uma melhora significativa nos níveis de ansiedade e de depressão. Porém, isso não é tudo. Muitas pessoas me disseram que ao seguirem as 12 semanas do programa elas também perderam entre 9 e 13 quilos. Esses resultados surpreendentes nos mostraram que, quando as pessoas ajudam seus cérebros, elas ajudam seu corpo, e, finalmente, conseguem perder o peso que vinham tentando eliminar há anos.

Nosso trabalho com imagens cerebrais nos trouxe uma nova perspectiva para entendermos
por que as pessoas fazem o que fazem.
Ele forneceu o elo perdido e permitiu que elas vissem o que acontecia em seus cérebros, podendo assim agir para melhorar o cérebro e o corpo.

Examine cuidadosamente sua imagem no espelho. Se sua pele parece seca, você pega o hidratante. Se localiza uma espinha, aplica um remédio para acne. Se percebe algumas pontas duplas em seu cabelo, liga para seu cabeleireiro e marca uma hora para cortar o cabelo. Se você vive em Newport Beach e descobre algumas rugas, liga para um médico e marca uma consulta para aplicação de Botox. Basicamente, sempre que você encontra um problema em seu corpo, tenta consertá-lo ou pede a ajuda de um profissional para fazê-lo. Porém, a maioria das pessoas sequer pensa sobre a saúde de seu cérebro, porque elas não podem vê-lo. É possível que o cérebro de muitos de nós esteja precisando de muita ajuda, mas não sabemos disso e, portanto, não fazemos nada a respeito. Essa é a questão principal, ou, melhor dizendo, cerebral. Vejamos um exemplo de um cérebro saudável e de um com problemas.

Em um cérebro saudável, há atividade plena, uniforme, simétrica, ocorrendo a maior intensidade em sua parte posterior, em uma área chamada cerebelo. Nos cérebros problemáticos você verá áreas que estão trabalhando muito e outras que não estão trabalhando suficientemente. Na Imagem I.1, veja o cérebro de Anna, 82 anos. Ele é muito saudável e parece um cérebro de alguém 30 anos mais jovem. Anna era muito saudável, não tomava nenhuma medicação e foi uma mãe, avó e esposa amorosa por 58 anos. Ela era astuta, energética, tinha muita curiosidade intelectual e participava em sua comunidade e igreja.

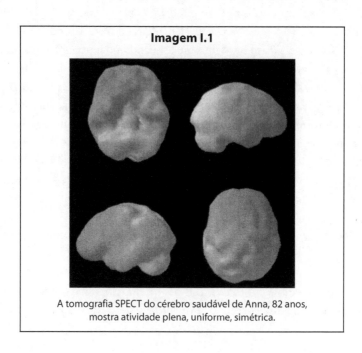

Imagem I.1

A tomografia SPECT do cérebro saudável de Anna, 82 anos, mostra atividade plena, uniforme, simétrica.

Por outro lado, Becca, 44 anos, procurou-me se queixando de impetuosidade e obesidade. Ela pesava 90 quilos, media 1,50m e tentara, sem sucesso, perder peso várias vezes. Quando fizemos o SPECT, vimos que ela tinha uma atividade muito lenta no córtex pré-frontal, localizado na parte anterior do cérebro (Imagem I.2), provavelmente, em função de um acidente de automóvel na infância. O córtex pré-frontal é a parte do cérebro responsável por planejar, tomar decisões e controlar os impulsos. Após tratamento para aprimorar a atividade do córtex pré-frontal (Imagem I.3), sua impulsividade diminuiu significativamente e ela conseguiu continuar o programa de saúde corporal e cerebral que a ajudou a perder 36 kg em dois anos.

O trabalho com imagens cerebrais me ensinou que a impetuosidade não é apenas uma falta de força de vontade ou uma atitude ruim, o que construiu a crença compartilhada por 95 por cento da população. De fato, pudemos ver que muitas pessoas tinham atividade baixa na parte anterior do cérebro, causada por lesões cerebrais, exposição a toxinas ou problemas hereditários, como o distúrbio de deficit de atenção (DDA). E quando resolvemos o problema, descobrimos que essas pessoas conseguiram manter seus planos para ter saúde e fazer dieta, dos quais precisavam para obter um corpo melhor.

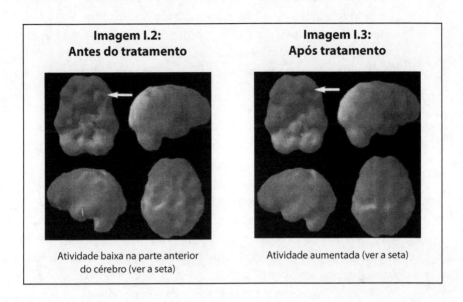

Imagem I.2: Antes do tratamento — Atividade baixa na parte anterior do cérebro (ver a seta)

Imagem I.3: Após tratamento — Atividade aumentada (ver a seta)

Além disso, após ver o cérebro, deixei de acreditar que a compulsão só existia em pessoas rígidas que eram excessivamente controladoras. Vi que a parte anterior de seus cérebros trabalhava demais. Quando acalmamos essa parte do cérebro com suplementos ou medicação, as pessoas apresentaram menos tendência a comer em excesso ou a sofrer de estresse crônico.

Examinar o cérebro transformou tudo que eu costumava fazer e me ensinou que, para transformar o corpo, é PRECISO, primeiro, transformar o cérebro. Entender e aprimorar ao máximo seu cérebro é, muitas vezes, o elo perdido para ser bem-sucedido na busca por um corpo melhor.

SEU CÉREBRO PODE TRANSFORMAR SEU CORPO

A ligação entre o cérebro e o corpo é verdadeiramente impressionante. Eis três exemplos.

1. Minha primeira mulher, Robbin, e eu tentamos por vários anos ter nosso terceiro filho. Robbin tinha um filho do casamento anterior, Antony, a quem adotei, e nós já tínhamos uma filha juntos, Breanne. Porém,

dessa vez, não estávamos conseguindo. Ela até me mandou consultar um urologista e me deu um copinho plástico para eu fazer o exame. Não achei isso nada divertido.

Um dia, estava em casa com Breanne, que tinha 4 anos, e Antony, de 9, enquanto Robbin estava na escola. Eram aproximadamente 18 horas quando Breanne ouviu um choro. Procuramos por toda a casa, mas não encontramos nada. Em seguida, percebi que os lamentos solitários vinham do sótão. Peguei a escada e uma lanterna e engatinhei para dentro do sótão, onde encontrei uma gatinha com poucas horas de vida, abandonada pela mãe, com os olhos ainda grudados, chorando fraquinho.

Quando levei a gatinha para baixo, as crianças ficaram muito animadas. Liguei para o veterinário do bairro, que me disse que era improvável que ela sobrevivesse e que eu deveria simplesmente afogá-la em um balde com água. Com duas crianças pequenas olhando para mim com rostos curiosos, disse ao veterinário que ele precisava me dar outra alternativa ou eu teria um grande problema. Relutantemente, ele me disse como estimulá-la a ir ao banheiro com um cotonete de algodão molhado (isso era uma novidade para mim), deu-me o nome de uma fórmula para filhotes de gatos que eu podia comprar na loja para animais e que eu a mantivesse aquecida sob uma lâmpada – mas não havia esperança.

Quando Robbin chegou em casa, todo o seu instinto maternal entrou em ação acelerada. Ela cuidou da gatinha, sonhou com ela e levantou várias vezes à noite para ver como ela estava passando. Ipo, a gatinha, vingou, e em três semanas Robbin estava grávida! Seu instinto maternal transformou a receptividade de seu corpo.

2. Larry e eu trabalhávamos juntos na cadeia de mercearias de meu pai quando éramos adolescentes. Eu o encontrei, novamente, de tempos em tempos, em vários eventos da empresa e familiares. No último, na celebração do aniversário de 80 anos de meu pai, Larry parecia ter 20 anos a mais do que seus 54 anos. O cabelo estava completamente branco, a pele enrugada e pálida. Sua filha morrera de câncer dez anos antes e sua mulher também morrera da mesma doença no ano anterior. A montanha de estresse que tinha sobre si cobrava um preço notavelmente alto de seu corpo.

3. Em uma viagem recente por causa de meu programa de televisão *Change Your Brain, Change Your Life*, retornei à estação, em Atlanta, onde já tinha estado várias vezes. A diretora de arrecadação de recursos, Alicia Steele, me pegou no hotel no dia de minha aparição ao vivo. Dessa vez, Alicia parecia diferente: mais jovem e mais cheia de vida. Quando lhe perguntei o que estava fazendo, ela me disse que, desde que me encontrara, havia passado a

comer melhor, a tomar óleo de pescado, a beber menos álcool e lidar melhor com o estresse em sua vida. Ela preenchera a versão ampliada do questionário do sistema cerebral, disponível em nossa página na internet, e descobriu que, provavelmente, seu córtex pré-frontal era lento no aspecto atividade, então ela começou a tomar um suplemento com S-Adenosilmetionina (SAMe) e obteve um grande efeito. Na verdade, ela me disse que também perdera 7 quilos; e estava fazendo o marido se exercitar. Naquela semana, em sua estação de televisão, tinha havido uma morte na família de sua produtora, o que perturbara bastante a programação; em geral, ela me contou, um evento como aquele a teria feito chorar; agora, ela sabia que era capaz de se adaptar às mudanças e de se livrar de quaisquer pensamentos negativos automáticos (PENAs) que tentavam roubar sua alegria. Quando transformou seu cérebro, seu corpo, sua vida e até sua família melhoram muito.

A história de nossa gatinha destaca que, quando uma mulher age maternalmente, mudanças químicas no cérebro enviam sinais para o corpo, possibilitando mais chances de concepção. A história de Larry ilustra o fato de que, quando alguém está muito estressado, essa situação pode causar um impacto negativo em seu corpo. E a história de Alicia nos ensina que, ao combater o estresse e iniciar um programa de saúde cerebral específico para seu cérebro, você parecerá e se sentirá mais jovem. Pense sobre esse conceito por um momento. Você pode transformar seu cérebro e, consequentemente, transformar seu corpo. Você pode arregimentar o poder de seu cérebro para criar o corpo que deseja!

UMA RECEITA NÃO SERVE PARA TODO MUNDO

A história de Alicia destaca um ponto muito importante que será um grande tema ao longo de todo este livro. Uma única receita não serve para todo mundo. Essa é a razão por que a maioria dos programas para perda de peso não funciona. Todos nós precisamos de receitas individualizadas ou personalizadas e que se baseiem em nosso tipo de cérebro e em nossas necessidades. Provavelmente, Alicia tinha um nível de atividade baixo em seu córtex pré-frontal, na parte anterior de seu cérebro, por isso precisou de intervenções mais estimulantes, tais como o suplemento S-Adenosilmetionina (SAMe). As pessoas que têm atividade em excesso na parte anterior do cérebro tendem a se sair melhor com intervenções que acalmam e estimulam o neurotransmissor serotonina, tal como o suplemento 5-HTP. Usar S-Adenosilmetionina em pessoas com um nível de atividade alto no córtex pré-frontal, em geral, as torna mais ansiosas. Saber como o seu cérebro funciona é fundamental para obter a ajuda que funcionará para você. Claro, como veremos, existem intervenções que se aplicam a todos nós, tais como uma dieta saudável e sono adequado, mas, para aproveitar este livro ao máximo, observe as intervenções que se aplicam ao seu tipo específico.

BEM-VINDO À LIGAÇÃO CÉREBRO-CORPO

Nas últimas décadas os cientistas e os profissionais da medicina exploraram e pesquisaram o que chamaram de *ligação corpo-mente*. Um conjunto cada vez maior de provas científicas apoia o conceito de que a mente tem uma influência poderosa sobre a aparência, o humor, os níveis de estresse e a saúde em geral. Na verdade, surgiu um ramo totalmente novo da medicina alternativa voltado para as interações da mente com o corpo.

Uma pergunta que as pessoas frequentemente me fazem é se a mente é separada do cérebro. A resposta, após examinar mais de 55 mil tomografias nos últimos 20 anos, é *não*. *A mente e o cérebro são completamente dependentes um do outro*. Pense sobre o mal de Alzheimer, que é nitidamente uma doença cerebral. As pessoas com esse mal perdem suas mentes? Sim, elas a perdem, à medida que a doença evolui. Quando você perde tecido cerebral (ver Imagem I.4), perde a memória e a capacidade de pensar racionalmente.

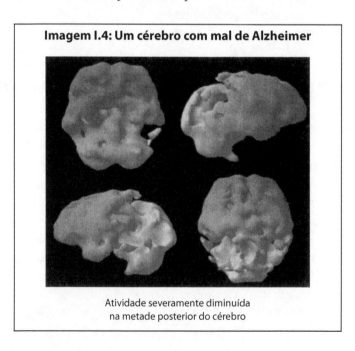

Imagem I.4: Um cérebro com mal de Alzheimer

Atividade severamente diminuída na metade posterior do cérebro

Ou consideremos um traumatismo cerebral. A tomografia de Becca, mostrada anteriormente, apresenta uma lesão no córtex pré-frontal. *Cause uma lesão no cérebro e você causará um dano à mente e grande parte de sua vida, incluindo o seu corpo.* Quando melhorei o cérebro de Becca, sua mente e seu corpo melhoraram muito.

BENEFICIE-SE DA LIGAÇÃO CÉREBRO-CORPO

Se você está lendo este livro, presumo que haja coisas que gostaria de transformar em seu corpo. Talvez você queira enrijecer o abdômen, ter uma pele com aparência mais jovem, aumentar seu nível de energia, parar de pegar tantas gripes, reduzir o número de vezes em que tem dor de cabeça ou abaixar a pressão arterial sem precisar tomar remédio. Como muitas outras pessoas, você provavelmente sabe o que é preciso fazer para atingir esses objetivos, mas simplesmente não faz. Por quê? Porque não está tomando conta de seu cérebro. Se deseja perder os pneuzinhos, precisa melhorar a função de seus lóbulos frontais. Se deseja dizer adeus a todas aquelas dores de cabeça, precisa acalmar o cérebro. E se deseja atrasar o relógio da aparência de sua pele, você precisa começar a rejuvenescer seu cérebro.

Neste livro apresentarei 15 soluções para ajudá-lo a estimular seu cérebro para que possa obter e manter o corpo que sempre desejou ter. Comece aprendendo a amar seu cérebro e a entender como ele afeta seu corpo. Essas soluções fáceis de seguir também focam no uso do cérebro para melhorar sua força de vontade e eliminar os desejos incontroláveis que sabotam seus esforços para obter um corpo melhor. Você verá que as questões de controle de peso, embora presentes em toda parte, não são, definitivamente, um problema simples ou singular. Com base em nossas pesquisas, existem, pelo menos, seis problemas diferentes, e conhecer o seu é o primeiro passo para atingir o peso que deseja. Você também encontrará formas de melhorar a pele e o coração ao estimular o cérebro. E mais, você aprenderá a aumentar sua concentração e energia, a acalmar o estresse e a melhorar a memória para manter o corpo em excelente forma. Você aprenderá a alimentar seu cérebro para parecer e se sentir mais jovem e descobrirá como o sono adequado pode ajudar a evitar que ganhe peso, assim como a parecer mais jovem. Entre as muitas receitas destas páginas, você verá como o equilíbrio hormonal pode lhe dar um cérebro e um corpo mais jovens. Uma das soluções mais eficazes para melhorar todos os aspectos de seu corpo é aprender a usar novas técnicas de pensamento para ajudá-lo a atingir seus objetivos quanto ao peso, à saúde, à beleza e à forma física. Você pode se surpreender e ficar encantado ao descobrir que o sexo é um grande estimulante cerebral e um bom remédio para o corpo também. E mais, você aprenderá como sua saúde mental é o segredo para ter o melhor corpo possível. Talvez o mais impressionante seja que, quando você transforma seu cérebro e seu corpo, também pode transformar o corpo dos outros. Nestas páginas lhe direi que suplementos naturais sob medida ajudam a atenuar os problemas que discutimos, juntamente com os medicamentos pertinentes. Você pode encontrar informações detalhadas sobre esses suplementos no Apêndice C, "A solução dos suplementos".

Este livro está organizado em quatro partes. Aqui, na Parte Um, você será apresentado aos dez princípios básicos para transformar seu cérebro e seu corpo. Na Parte Dois você descobrirá como usar seu cérebro para ajudá-lo a obter algo com o qual milhões de pessoas batalham diariamente – a perda de peso duradoura. A Parte Três foca nas várias formas como seu cérebro pode ajudá-lo a embelezar seu corpo e melhorar sua saúde e seu bem-estar geral. Na Parte Quatro, entre as várias estratégias cérebro-corpo, estão segredos antienvelhecimento que o ajudarão a manter o cérebro e o corpo jovens.

Com as soluções deste livro você pode aprender a controlar a força de seu cérebro para obter e manter o corpo que deseja ter. Acredito que você merece ter o cérebro e o corpo que ama. Não merece?

1

A SOLUÇÃO CÉREBRO-CORPO

DEZ PRINCÍPIOS BÁSICOS PARA TRANSFORMAR SEU CÉREBRO E SEU CORPO

Desenvolva a inveja do cérebro.
Amar seu cérebro é o primeiro passo
para obter o corpo que deseja ter.

A o longo dos anos, pessoalmente, fiz dez exames SPECT para verificar a saúde de meu cérebro. Meu primeiro exame, feito quando eu tinha 37 anos, mostrou uma aparência tóxica e inchada que, definitivamente, não era consistente com o bom funcionamento cerebral. A princípio, não entendi por quê. Toda a minha vida fui alguém que raramente bebeu álcool, nunca fumou e nunca usou drogas ilícitas. Portanto, por que meu cérebro parecia tão ruim? Antes de eu entender sobre saúde cerebral, tinha muitos hábitos cerebrais ruins. Praticamente, vivia comendo comida de lanchonete e tomando refrigerantes, trabalhava como um louco, raramente dormia mais do que quatro a cinco horas por noite e não me exercitava muito. Estava 7 quilos acima do que gostaria de ter, lutava contra a artrite e tinha problemas para levantar do chão quando brincava com meus filhos. Aos 37 anos, simplesmente achei que estava envelhecendo.

Minha tomografia mais recente, aos 52 anos, parece mais saudável e mais jovem do que a primeira, muito embora o cérebro, por natureza, se torne menos ativo com a idade. Por quê? Ver os exames de outras pessoas fez com que eu desenvolvesse uma "inveja do cérebro" e desejasse que o meu fosse igual. À medida que aprendi sobre a saúde cerebral, coloquei em prática o que estou ensinando a você e o que prego para meus pacientes há anos. Ao fazê-lo, ganhei mais do que um cérebro com uma aparência melhor. Sinto-me também mais energético, pareço mais saudável, perdi peso e meu tônus muscular melhorou, não tenho mais artrite e minha pele parece mais suave.

Imagem 1.1:	Imagem 1.2:
Cérebro do Dr. A. aos 37 anos	Cérebro do Dr. A. aos 52 anos
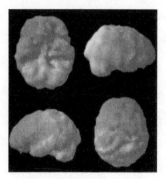	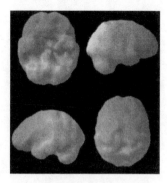
Caloso, com aparência tóxica	Aparência mais saudável

Neste capítulo você encontrará os dez princípios básicos que explicam por que é essencial amar e alimentar seu cérebro para ter o melhor corpo possível. Estes são os mesmos princípios que embasam nosso trabalho na Amen Clinics, onde tenho ajudado centenas de pessoas a aprender a amar o cérebro para melhorar o corpo.

DEZ PRINCÍPIOS PARA TRANSFORMAR SEU CÉREBRO E SEU CORPO

1. Seu cérebro está envolvido em tudo que você faz.
2. Quando o cérebro trabalha bem, o corpo parece e se sente melhor. Quando seu cérebro tem problemas, você não gosta de sua aparência e não se sente bem.
3. O cérebro é o órgão mais complexo do universo. Respeite-o.
4. O cérebro é muito macio e está localizado em um crânio muito duro. Proteja-o.
5. O cérebro tem um volume limitado de reservas. Quanto mais reservas você tem, mais saudável é. Quanto menos reservas tiver, mais vulnerável estará.

6. Partes específicas do cérebro estão envolvidas em determinados comportamentos. Problemas em partes específicas do cérebro tendem a causar determinados problemas de comportamento. Entender seu cérebro pode ajudá-lo a otimizá-lo.
7. Muitas coisas machucam o cérebro e tornam mais difícil obter o corpo que você sempre desejou ter. Muitas coisas ajudam o cérebro e tornam mais fácil obter e manter o corpo que você ama.
8. As imagens cerebrais fornecem uma ótima ferramenta para a cura do cérebro e, assim, você pode ter um corpo melhor.
9. Uma única receita não serve para todos – somos únicos, e você precisa entender como seu cérebro funciona.
10. Sim, você pode transformar seu cérebro e seu corpo!

PRINCÍPIO Nº 1

Seu cérebro está envolvido em tudo que você faz.

Seu cérebro controla tudo que você faz, sente e pensa. Quando você olha no espelho, pode agradecer a seu cérebro pelo que vê. Em última análise, é o seu cérebro que determina se sua barriga cai por cima do cinto ou se sua cintura está em boa forma e tem um bom tônus muscular. Seu cérebro exerce um papel central na aparência viçosa e fresca ou na rugosidade de sua pele. Acordar se sentindo cheio de energia ou fraco depende do cérebro. Quando você vai até a cozinha fazer o café da manhã, é ele que determina se você vai comer o resto da pizza ou o iogurte dietético e as frutas. Seu cérebro controla se você vai à ginástica ou senta no computador para verificar seu Facebook. Se sente necessidade de acender um cigarro ou beber umas xícaras de café, essas também são tarefas do cérebro.

O funcionamento, momento a momento, do cérebro é responsável pela forma como você pensa, sente, come, se exercita e até mesmo pela forma como você faz amor. O impacto do cérebro sobre o corpo é ainda maior do que

> **PASSO PARA AÇÃO**
> Lembre-se de que seu cérebro está envolvido em tudo que você faz, em todas as decisões que você toma, em toda mordida que dá em um alimento, em todo cigarro que fuma, em todo pensamento preocupante que tem, sempre que você deixa de se exercitar, em toda bebida alcoólica que você toma e em muito mais.

isso. É o cerne de sua saúde e bem-estar. Se você vive uma vida saudável e longa, sofre de uma doença debilitadora, ou tem seus dias diminuídos por uma doença terrível, seu cérebro está no centro de tudo isso. Na verdade, pesquisadores da Universidade de Cambridge descobriram que, quando as pessoas agem mal com o cérebro, elas perdem 14 anos de vida. As pessoas que bebem e fumam demais, não se exercitam e comem mal correm, aos 60 anos, o mesmo risco de morrer do que alguém de 74 anos com um estilo de vida saudável. As decisões que seu cérebro toma podem roubar ou acrescentar muitos anos à sua vida!

PRINCÍPIO Nº 2

Quando o cérebro trabalha bem, o corpo parece e se sente melhor.
Quando seu cérebro tem problemas, você não gosta de sua aparência e não se sente bem. Um cérebro saudável facilita muito obter o melhor corpo possível. Quando seu cérebro trabalha em níveis ótimos, é mais provável que você continue fazendo dieta, siga uma rotina de exercícios físicos e adote comportamentos de estilo de vida saudáveis. Tudo isso resulta em um corpo mais magro e em forma, em uma aparência mais saudável, em uma pele mais brilhosa, em maior imunidade, em menos dores de cabeça, em menos dores nas costas e em mais saúde.

Por outro lado, um cérebro com problemas leva frequentemente a complicações em seu corpo. Isso mesmo, quilos, rugas, dores crônicas e doenças adicionais podem estar relacionadas à forma como seu cérebro funciona. Fazer escolhas ruins, faltar à ginástica e se envolver em comportamentos insalubres são ações mais comuns quando o cérebro não trabalha da melhor forma.

Jack, engenheiro, 52 anos, divorciado, tem 1,82 m de altura e pesa aproximadamente 120 kg. Ele tenta fazer dieta, mas não consegue mantê-la. Todas as manhãs Jack acorda com a intenção de comer de forma saudável naquele dia, mas nunca consegue planejar as refeições do dia, ou abastecer a geladeira. Quando chega a hora do almoço, ele está morto de fome e para na primeira lanchonete que encontra, onde pede um cheeseburguer e batatas fritas. Quando chega em casa do trabalho, ele olha a geladeira vazia e telefona para pedir uma pizza para jantar.

Com três filhos pequenos, um emprego exigente e um casamento estremecido, Megan parece mais velha do que seus 43 anos. Ela adoraria voltar a ter uma aparência mais jovem, mas não tem conseguido, mesmo com os cosméticos que compra. Raramente dorme o necessário à noite e, sempre que está deprimida, estressada, zangada ou triste, busca refúgio em um cigarro e em uma taça de vinho – ou duas ou três ou quatro taças de vinho, ou talvez em uma garrafa inteira. Fumar e beber acalma seus nervos e a faz sentir melhor – temporariamente.

Sarah tem 28 anos e adoraria ter um corpo melhor. Embora tecnicamente não esteja acima do peso, ela deseja ter mais tônus muscular e pesar 60 quilos em seu 1,70 m de altura. Ela sabe que exercícios podem ajudá-la a atingir o que deseja, mas simplesmente não parece capaz de reunir coragem ou motivação suficiente para ir à ginástica. Sarah também luta contra sentimentos de ansiedade e nervosismo e está constantemente pensando no que pode dar errado em sua vida.

Por anos Jack, Megan e Sarah atribuíram seus problemas à simples falta de força de vontade ou à preguiça, mas esse não é necessariamente o caso. Sua incapacidade para ter o corpo que desejam está no cérebro deles. A falta de planejamento e a fraca persistência de Jack são sinais comuns de atividade baixa em uma área do cérebro conhecida como córtex pré-frontal (CPF). Essa é a parte do cérebro que está envolvida com o planejamento, o estabelecimento de objetivos, a premeditação, o controle de impulsos e a persistência. Quando essa área não está funcionando em seu nível apropriado, fica muito difícil ser bem-sucedido.

Fumar ou beber para acalmar as emoções, o que está impedindo que Megan tenha a aparência jovem que deseja, pode indicar uma atividade excessiva do sistema límbico cerebral profundo. Essa parte do cérebro é responsável pelo estabelecimento do tom emocional. Quando ela está menos ativa, em geral, há um estado mental positivo e esperançoso. Quando ela está mais agitada ou hiperativa, a negatividade, a depressão ou a tristeza podem dominar, fazendo-a buscar a nicotina, o álcool e as drogas.

> ## PASSO PARA AÇÃO
> Se você não consegue seguir uma dieta ou um plano de exercícios, tem dores crônicas, baixa energia, ou problemas de saúde, melhorar a saúde de seu cérebro o ajudará.

A energia de Sarah está drenada pela ansiedade e pela preocupação, o que pode indicar um problema em uma área do cérebro chamada gânglios da base. Localizados no centro do cérebro, os gânglios da base estão envolvidos com a integração de sentimentos, pensamentos e motivação. Quando há muita atividade nessa área, podem ocorrer problemas de ansiedade, o que pode drenar a energia e enfraquecer a pessoa.

O que Jack, Megan e Sarah nos mostram é que o cérebro influencia fortemente seu comportamento e seu corpo. Seu cérebro pode ajudá-lo a ter um corpo melhor ou dificultar a obtenção do corpo que você adora.

PRINCÍPIO Nº 3

O cérebro é o órgão mais complexo do universo. Respeite-o.

O cérebro é o órgão mais complexo, surpreendente e especial do universo. Ele pesa apenas 1.300 gramas, mas é mais poderoso do que o mais sofisticado supercomputador. Muito embora represente apenas aproximadamente 2 por cento do peso do corpo, seu cérebro usa cerca de 25 por cento das calorias que você consome, 25 por cento do total do fluxo sanguíneo de seu corpo e 20 por cento do oxigênio que você respira. As calorias, o fluxo sanguíneo e o oxigênio alimentam as células dentro dele.

Estima-se que o cérebro possua mais de 100 bilhões de células nervosas, quase o mesmo número de estrelas na Via Láctea. Cada célula nervosa está ligada à outra por centenas de conexões individuais entre elas. Na verdade, estima-se que haja mais conexões em seu cérebro do que há estrelas no universo! Em um único pedaço de tecido cerebral, do tamanho de um grão de areia, existem 100 mil células nervosas e 1 bilhão de conexões – todas "falando" umas com as outras. As informações em seu cérebro viajam até 500Km/h, mais rápido do que os carros de corrida da Fórmula Um, a menos que, claro, você esteja bêbado – nesse caso, tudo diminui de velocidade. Quando fazemos uma tomografia do corpo inteiro, o cérebro fica aceso como um pequeno aquecedor enquanto o resto do corpo parece um fantasma. O cérebro é o órgão de sua personalidade, caráter e inteligência e exerce um papel imenso em fazer você ser quem é.

PRINCÍPIO Nº 4

O cérebro é muito macio e está localizado em um crânio muito duro. Proteja-o.

Se você é como a maioria das pessoas, provavelmente pensa que seu cérebro é firme e borrachento. Na verdade, ele é muito macio. Composto por cerca de 80 por cento de água, sua consistência pode ser comparada à de manteiga macia, creme de baunilha ou tofu – algo entre a clara do ovo crua e uma gelatina. Para que seu cérebro macio fique protegido, ele está abrigado em um crânio muito duro e cheio de fluido. Dentro do crânio há inúmeras pontas de ossos e saliências. Algumas dessas saliências são tão afiadas quanto facas e, no caso de um ferimento na cabeça ou de um traumatismo craniano, seu cérebro macio pode ser lesionado. Seu cérebro não foi feito para cabecear bolas, jogar futebol americano, boxear ou participar de campeonatos de luta livre. O traumatismo craniano é muito mais comum do que se pensa. A cada ano, 2 milhões de novos casos de lesões cerebrais são reportados, e milhões mais não são. As lesões cerebrais não apenas danificam o cérebro, mas também podem arruinar o corpo.

Se você pensa que *lesões cerebrais* significam ferimentos graves, atravessar o para-brisa de um carro ou cair do telhado de cabeça, você está enganado. Não precisa ser uma lesão "grave" para ter consequências graves para seu corpo e sua saúde. Após ver mais de 55 mil tomografias de cérebros, ficou muito claro para mim que o que muitas pessoas encaram como sendo um traumatismo brando pode ter um efeito negativo significativo e mudar expressivamente a vida e a capacidade de parecer e se sentir da melhor forma possível. Muitas vezes, essas lesões passam despercebidas, em parte porque os profissionais da saúde mental nunca examinam a função cerebral.

Os estudos mostram que as pessoas que sofrem lesões cerebrais, mesmo as mais brandas, frequentemente vivenciam problemas emocionais, comportamentais ou cognitivos. Quando se tem problemas para pensar ou raciocinar, não se consegue to-

> ## PASSO PARA AÇÃO
> Para manter seu cérebro e seu corpo em excelente estado, proteja seu cérebro de lesões. Não cabeceie bolas de futebol ou ande de bicicleta, em prancha de neve ou de esquis sem um capacete apropriado.

mar decisões acertadas para o corpo. A lesão cerebral também está associada a uma alta incidência de alcoolismo e abuso de drogas – ambos levam ao envelhecimento precoce, a possíveis dificuldades para controlar o peso, a doenças potencialmente devastadoras e à perda da residência. Proteja seu cérebro.

PRINCÍPIO N° 5

O cérebro tem um volume limitado de reservas.
Quanto mais reservas você tem, mais saudável é.
Quanto menos reservas tiver, mais vulnerável estará.

Pense em sua família, em seus amigos e colegas de trabalho. Quando há uma crise, alguns deles ficam arrasados – correm para o pote de balas, pegam o pacote de cigarros ou buscam consolo nas drogas e no álcool –, enquanto outros conseguem manter a vida de uma forma saudável? Alguma vez você já se perguntou por que isso acontece? Eu já. Em meu trabalho, percebi que os eventos estressantes, tais como a perda de um ente querido, demissões, ou divórcio, podem levar algumas pessoas à depressão, a alterações de peso, à falta de motivação para se exercitar e aos maus hábitos diários, mas não outras.

Após examinar tomografias de cérebros por quase 20 anos, acredito que essas diferenças dizem respeito a um conceito que denomino de reserva cerebral. Ela é o amortecedor das funções cerebrais saudáveis que possuímos para lidar com ferimentos ou eventos estressantes. Quanto mais reservas tiver, melhor você poderá lidar com o inesperado. Quanto menos tiver, mais difícil será para você lidar com momentos difíceis e com lesões, e mais probabilidade terá de devorar um pacote inteiro de biscoitos recheados de chocolate ou se inundar de álcool como uma forma de compensação.

Mary e Katie são gêmeas idênticas. Elas compartilham os mesmos genes, os mesmos pais e a mesma criação. No entanto, suas vidas – e aparência – são muito diferentes. Mary, que está em ótima forma física, é uma jornalista bem-sucedida em um casamento longo e feliz com três crianças maravilhosas. Katie está acima do peso, quase não terminou o ensino médio, sofre de depressão e mau humor e muda de emprego e de relacionamento afetivo a toda hora.

Quando vi suas tomografias, Mary tinha um cérebro muito saudável (Imagem 1.3), enquanto Katie tinha provas claras de lesões cerebrais, as quais afetavam o córtex pré-frontal e os lóbulos temporais (Imagem 1.4). A princípio, quando falei com as gêmeas juntas, Katie não se lembrava de nenhum machucado na cabeça que pudesse ter sofrido. Mas, aí, Mary falou: "Você não lembra quando tínhamos 10 anos e você caiu do beliche e bateu com a cabeça? Você ficou desmaiada e tivemos que levá-la para o hospital correndo." Provavelmente, a lesão fez com que Katie tivesse menos reserva cerebral, o que pode ser a razão para ela ter uma vulnerabilidade maior ao estresse do que a irmã.

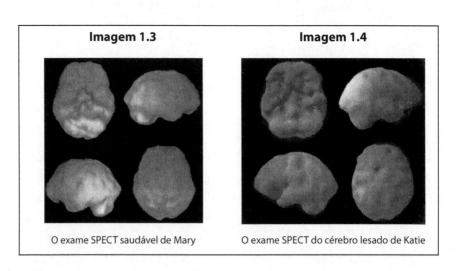

Imagem 1.3 — O exame SPECT saudável de Mary

Imagem 1.4 — O exame SPECT do cérebro lesado de Katie

No momento da concepção, a maioria de nós tem a mesma quantidade de reservas cerebrais. Desse ponto em diante, no entanto, muitas coisas podem estimular ou reduzir o nível de reservas. Por exemplo, se sua mãe fumou maconha e bebeu muito uísque enquanto estava esperando você, é provável que ela tenha diminuído o nível de reservas de seu cérebro. Se você caiu do telhado quando era adolescente, foi vítima de violência doméstica quando criança ou abusou de drogas e álcool no ensino médio, provavelmente diminuiu suas reservas. Basicamente, qualquer comportamento que prejudica o cérebro corrói as reservas dele.

Por outro lado, se sua mãe tinha uma dieta saudável, tomava multivitaminas diariamente e meditava todos os dias, provavelmente ela incrementou suas reservas. Estas, possivelmente, foram aumentadas se você foi criado em um lar amoroso, exposto a uma ampla gama de aprendizados na infância e ficou longe do álcool e das drogas.

Reservas cerebrais amplas aumentam a resiliência e facilitam o confronto com as reviravoltas inesperadas da vida sem que você precise lançar mão de sorvetes, álcool ou drogas.

PRINCÍPIO Nº 6

Partes específicas do cérebro estão envolvidas em determinados comportamentos. Complicações em partes específicas do cérebro tendem a causar determinados problemas de comportamento.
Entender seu cérebro pode ajudá-lo a otimizá-lo.

Eis um curso muito simples e rápido sobre os sistemas cerebrais que exercem um grande papel em seu potencial para obter o corpo que você adora. Todos esses sistemas podem influenciar seu comportamento e ajudar ou prejudicar sua capacidade de ter o melhor corpo possível.

Córtex pré-frontal (CPF). Pense no CPF como sendo o presidente de seu cérebro. Situado no terço frontal do cérebro, ele age como um supervisor para o resto do cérebro e para

> **PASSO PARA AÇÃO**
> Aumente suas reservas mantendo um estilo de vida cerebral saudável.

o corpo. Está envolvido no discernimento, na atenção, no planejamento, no controle de impulsos, na persistência e na empatia. A atividade baixa no CPF está relacionada à falta de concentração, impulsividade, falta de objetivos claros e procrastinação. O álcool diminui a atividade no CPF, sendo por isso que as pessoas fazem coisas muito estúpidas quando ficam bêbadas.

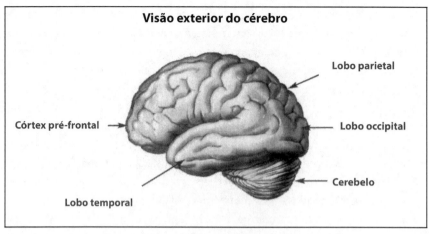

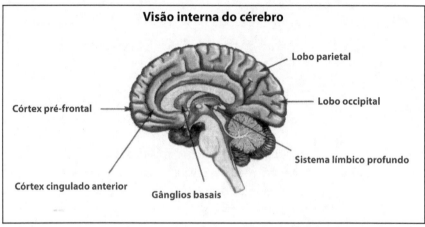

Córtex cingulado anterior (CCA). Gosto de chamar o CCA de câmbio de marchas do cérebro. Ele passa longitudinalmente pelas partes profundas dos lobos frontais e nos permite mudar a atenção, sermos flexíveis e adaptáveis e mudar quando precisamos. Quando há atividade demais nessa área, as pessoas tendem a se prender a ações ou pensamentos negativos; se preocupar, guardar rancor e a ser oposicionistas ou argumentadoras. Essa parte do cérebro também pode torná-las mais vulneráveis à obsessão ou a terem dificuldades para controlar comportamentos compulsivos; ela também está relacionada aos distúrbios alimentares, tais como a anorexia.

Sistema límbico profundo (SLP). Localizado próximo ao centro do cérebro, o sistema límbico profundo está envolvido com o estabelecimento do tom emocional da pessoa. Quando essa área está menos ativa, as pessoas tendem a ser mais positivas e esperançosas. Quando ela entra em um estado de hiperatividade, a negatividade pode assumir o controle e diminuir a motivação, a ambição e a autoestima aumentando os sentimentos de culpa e desamparo. As anormalidades no cérebro límbico foram associadas aos distúrbios do humor.

Gânglios basais. Cercado pelo sistema límbico profundo, os gânglios da base estão envolvidos com a integração de pensamentos, sentimentos e movimentos. Essa parte do cérebro também está envolvida com o ajuste do nível de ansiedade da pessoa. Quando há atividade em excesso nos gânglios basasis, as pessoas tendem a enfrentar dificuldades com a ansiedade e os sintomas de estresse físico, tais como dores de cabeça e de estômago e tensão muscular. A baixa atividade dessa área provoca falta de motivação. Ela também é responsável pelos sentimentos de prazer e êxtase. A cocaína age nessa parte do cérebro. Os biscoitos, bolos e outros alimentos doces também ativam essa área, segundo um novo livro fascinante chamado *The End of Overeating*, escrito pelo Dr. David Kessler, ex-diretor do Food and Drug Administration dos Estados Unidos.

Lobos temporais. Os lobos temporais, localizados embaixo das têmporas e atrás dos olhos, são responsáveis pela linguagem, pela memória de curto prazo, pela estabilidade dos humores e pelas questões de temperamento. Eles são parte da "categoria o quê" do cérebro, porque ajudam você a reconhecer e nomear o que as coisas são. O mau funcionamento do lobo temporal frequentemente acarreta problemas de memória e temperamento e de instabilidade dos humores.

Lobos parietais. Os lobos parietais, localizados na parte posterior superior do cérebro, estão envolvidos com o processamento sensorial e o sentido de direção. É a "categoria onde" no cérebro, que o ajuda a saber onde as coisas se localizam no espaço, tais como navegar pela cozinha à noite, no escuro. Os lobos parietais são das primeiras áreas lesadas pelo mal de Alzheimer, razão pela qual as pessoas com essa doença tendem a se perder. Eles também são responsáveis pelos distúrbios alimentares e pelas síndromes de distorção corporal, tais como as que ocorrem com os anoréxicos, que acreditam estar gordos.

Lobos occipitais. Localizados no fundo do cérebro, os lobos occipitais são responsáveis pela visão e pelo processamento visual.

Cerebelo (CB). Localizado na parte posterior baixa do cérebro, o cerebelo está envolvido com a coordenação física, do pensamento e a velocidade de processamento. Há grandes conexões entre o CPF e o cerebelo, razão pela qual muitos cientistas acreditam que o cerebelo também esteja associado com o discernimento e com o controle dos impulsos. Quando há problemas no cerebelo, as pessoas tendem a ter problemas de coordenação física, um processamento lento e problemas de aprendizagem. O álcool intoxica imediatamente essa parte do cérebro. Aprimorar o cerebelo através dos exercícios de coordenação pode melhorar o córtex pré-frontal e também ajudar a melhorar o discernimento e o corpo.

RESUMO DO SISTEMA CEREBRAL

- Córtex pré-frontal – discernimento, previsão, planejamento e controle de impulsos.
- Córtex cingulado anterior – mudança da atenção.
- Sistema límbico profundo – estabelece o tom emocional; envolvido com os humores e os vínculos.
- Gânglios basais – integra pensamentos, sentimentos e movimentos; responsável pelo prazer.
- Lobos temporais – memória, estabilidade do humor e questões de temperamento; "categoria o quê".
- Lobos parietais – processamento sensorial e sentido de direção; "categoria onde".
- Lobos occipitais – visão e processamento visual.
- Cerebelo – coordenação motora, coordenação do pensamento, velocidade de processamento e discernimento.

PRINCÍPIO N° 7

Muitas coisas machucam o cérebro e tornam mais difícil obter e manter o corpo que você sempre desejou ter.
Muitas coisas ajudam o cérebro e tornam mais fácil obter e manter o corpo que você ama.

Você pode se surpreender ao descobrir que as atividades e os comportamentos comuns de nosso cotidiano são, frequentemente, uma fonte de drenagem cerebral, o que torna mais desafiador ter o corpo que você adora. Eis alguns hábitos comuns que podem lesar o cérebro e o corpo. Muitos desses comportamentos e atividades serão mencionados novamente nas soluções apresentadas ao longo deste livro. Eles são tão vitais para a saúde de seu cérebro e de seu corpo que vale a pena repeti-las.

Traumatismo físico. Lesões graves, traumatismos cranianos e até traumatismos leves podem afetar todos os aspectos de sua saúde e do seu bem-estar.

Drogas. Maconha, cocaína, êxtase, metanfetaminas, inalantes e heroína diminuem sensivelmente a função cerebral. As drogas ilegais não são as únicas culpadas. O abuso de medicamentos, tais como di-hidrocodeína, oxicodona e benzodiazepina, também pode lesar o cérebro. O abuso de medicamentos pode fazer você se sentir melhor no curto prazo, mas no longo prazo ele pode ser um desastre para você, sua aparência e seu cérebro. As drogas podem aumentar ou diminuir drasticamente o apetite, causando ganho ou perda de peso; minar sua motivação e energia e provocar problemas na pele, nos dentes e nos cabelos. Visite www.youtube.com para ver fotografias antes e depois de pessoas que tomam metanfetaminas. As imagens vão horrorizá-lo.

Álcool. Você não precisa ser um bebedor exagerado para danificar seu cérebro. Até mesmo quantidades moderadas de álcool podem afetar a função cerebral. Estudos mostram que as pessoas que bebem todos os dias têm cérebros menores do que os que não bebem. Quando se trata de cérebro, tamanho é documento! O excesso de bebida alcoólica diminui a atividade no CPF, a área responsável por raciocinar, prever e planejar. Essa é a razão por que as pessoas tomam decisões estúpidas após beberem um pouco demais – como comer um hambúrguer às 3 horas da manhã quando se está tentando perder peso; fazer sexo sem proteção com alguém que acaba de encontrar em um bar ou dirigir quando se bebeu demais.

Obesidade. A gordura armazena substâncias tóxicas. Quanto mais gordura você tem no corpo, pior para seu cérebro. A obesidade duplica o risco de se desenvolver o mal de Alzheimer e foi associada à diminuição de tecido cerebral.

Desequilíbrio hormonal. Foi sugerido que desequilíbrios na tireoide, no estrogênio, na progesterona, na testosterona, no DHEA, ou no cortisol causam problemas no cérebro e no corpo.

Subnutrição. Seu corpo renova todas as células várias vezes por ano. Essas células novas utilizam todos os alimentos que você consome; por isso, literalmente, você é o que come. Se ingerir muita comida de baixo valor nutritivo, terá um cérebro de baixo valor nutritivo e um corpo de baixo valor nutritivo. Como veremos ao longo deste livro, os níveis baixos de vitaminas, sobretudo a vitamina D, os sais minerais e os ácidos graxos ômega-3 também são nocivos para os tecidos cerebrais e para o corpo.

Inflamação crônica no corpo. Uma inflamação crônica no corpo reduz o fluxo sanguíneo para o cérebro e para o coração; e acredita-se agora que essa seja a principal causa de muitas doenças, inclusive o diabetes, as doenças cardíacas, a obesidade e o mal de Alzheimer.

Baixo fluxo sanguíneo. O fluxo sanguíneo é importante porque ele carrega oxigênio, açúcar, vitaminas e nutrientes para o cérebro, além de eliminar as toxinas. Tudo que diminui o fluxo sanguíneo em um órgão, tal como a nicotina, a cafeína em excesso, ou a falta de exercícios, o envelhece precocemente. Isso é mais verdadeiro ainda quando se trata de seu cérebro.

Estresse crônico. Casamentos difíceis, empregos exigentes e problemas financeiros, todos causam estresse crônico. Quando você se sente constantemente estressado, seu cérebro instrui seu corpo para produzir quantidades maiores do hormônio cortisol. Em níveis elevados, o cortisol aumenta o apetite e a ânsia por açúcar, engordando-o; aumenta a produção de óleo da pele, tornando-o mais propenso a ter espinhas; aumenta a tensão muscular e a dor crônica; causa hipertensão arterial e aumenta o risco de desenvolver várias doenças graves.

Privação do sono. Dormir menos de seis horas por noite diminui a função geral do cérebro e faz com que ele libere hormônios que aumentam o apetite e a ânsia por lanchinhos com alto teor de açúcar, como balas, bolos e biscoitos. As pessoas que não dormem o suficiente tendem a ingerir mais calorias e a ganhar peso. Evitar dormir também envelhece precocemente a pele e provoca olheiras escuras e bolsas sob os olhos.

Fumar. O fumo restringe o fluxo sanguíneo para o cérebro e para todos os órgãos do corpo, inclusive a pele. A maioria das pessoas pode identificar um fumante pela aparência mais envelhecida da pele dele. Posso lhe dizer que o cérebro do fumante também tem essa aparência. O fumo está relacionado a problemas graves de saúde e cerebrais.

Cafeína em excesso. Tomar café, chá, refrigerantes ou bebidas energéticas com cafeína demais restringe o fluxo sanguíneo para o cérebro, desidrata-o – como também o corpo e a pele – e o faz pensar que não precisa dormir, o que é muito ruim para o cérebro e para o corpo.

Televisão em excesso. Ver televisão demais pode prejudicar seu cérebro e seu corpo. Essa atividade realizada em excesso foi associada ao DDA em crianças e ao mal de Alzheimer em adultos. Ver mais de duas horas de televisão por dia também aumenta significativamente o risco de obesidade.

Jogos eletrônicos violentos. Jogar jogos eletrônicos violentos leva a um aumento da taxa de problemas relacionados à violência e à aprendizagem. Nas imagens cerebrais, vemos que os jogos eletrônicos funcionam na mesma área que a cocaína; e crianças e adultos tendem a ficar viciados neles como em uma droga. Passar mais de duas horas por dia jogando jogos eletrônicos aumenta o risco de engordar.

Desidratação. Seu corpo consiste em 70 por cento de água e seu cérebro, de 80 por cento. Se você não bebe água suficiente, reduz a função cerebral e também pode ficar com uma pele mais fina e com mais marcas de expressão e rugas.

Falta de exercício. Quando você não se exercita, diminui o fluxo sanguíneo para o cérebro, o corpo e os genitais. Já está bastante comprovado que a falta de exercícios físicos pode afetar negativamente o peso e a saúde de uma forma geral e também pode diminuir o desempenho sexual.

Pensamento negativo. Realizamos estudos que mostram que nos concentrarmos em coisas que não gostamos diminui a atividade cerebral, acelera os batimentos cardíacos, aumenta a pressão arterial e afeta negativamente muitos sistemas do corpo. O pensamento negativo também pode sabotar os esforços para perder peso, começar um programa de exercícios físicos ou parar de fumar.

Envio excessivo de mensagens de texto e permanência excessiva nas redes sociais da internet. Os neurocientistas mostraram que passar muito tempo enviando mensagens de texto e permanecer por longos períodos conectado às redes sociais leva a problemas de concentração e pode causar dificuldades de comunicação face a face. Diminui também o tempo disponível para atividades físicas, tornando-o mais propenso a engordar e a ter problemas de saúde de uma maneira geral.

Desenvolvi um curso para o ensino médio sobre a ciência prática do cérebro para ensinar aos adolescentes a adorarem e cuidarem de seus cérebros. Ele está sendo usado em 40 estados dos Estados Unidos e em sete países. Toda vez que falamos sobre as coisas que lesam o cérebro, algum estudante sarcástico levanta a voz e diz: "Como vou me divertir se preciso evitar todas essas coisas?" Nossa resposta é simples. Quem se diverte mais – a pessoa que tem um cérebro bom ou a que tem um cérebro ruim? Não importa a idade, a pessoa que se diverte mais é a que tem um cérebro saudável.

O sujeito com o cérebro bom consegue continuar a dieta e o plano de exercícios que o mantêm em forma e saudável e lhe dão bastante energia para jogar golfe com os clientes em potencial ou dançar com a mulher dele. O sujeito com o cérebro ruim pode comer demais, o que leva a uma expansão da cintura, ao diabetes tipo 2 e a uma redução do prazer na vida. Quem está se divertindo mais? A mulher com o cérebro saudável tende a dormir bem e a acordar se sentindo e parecendo renovada, o que lhe dá mais confiança em seu relacionamento e a mantém alerta no trabalho. A mulher com função cerebral mais baixa deixa de dormir o suficiente, o que a faz se sentir cansada, afeta seu desempenho no trabalho e impede que ela obtenha uma promoção. Isso também a faz parecer cansada, o que diminui sua autoestima e provoca o afastamento de seu par romântico. Quem está se divertindo mais?

Tenho boas notícias para você! Após anos de análise de tomografias de cérebros e de tratar pacientes descobri que há muitas coisas simples que se pode fazer diariamente para estimular as funções do cérebro. Essas receitas diárias também podem ser a chave para um corpo melhor. O restante do livro contém muitas ideias para ampliar a função cerebral. Eis apenas algumas que você já pode começar a fazer.

Proteja seu cérebro. Esteja consciente do quanto ele é precioso para você e para seus entes queridos.

Coma bem. Nutrir-se bem é essencial para a boa função cerebral e para melhorar o corpo. Uma dieta saudável inclui proteínas magras, frutas, legumes e verduras, nozes e gorduras saudáveis, como azeite de oliva. Estudos mostram que seu cérebro funciona melhor se você come nove porções de frutas, legumes e verduras por dia.

Tome vitaminas, sais minerais e óleo de pescado diariamente. Uma vez que a maioria de nós não obtém todos os nutrientes necessários dos alimentos que comemos, recomendo que todo mundo tome suplementos de multivitaminas e sais minerais diariamente. Incentivo também a tomar suplementos de óleo de pescado todos os dias, o que pode diminuir inflamações, estimular o fluxo sanguíneo para o cérebro e ajudar a combater a depressão, a qual está associada à obesidade, assim como a muitos outros problemas de saúde.

Faça exercício físico. Quando se trata do cérebro, o exercício age como a fonte da juventude. Ele estimula o fluxo sanguíneo, aumenta a quantidade de oxigênio usada pelo cérebro e melhora a resposta cerebral ao estresse. É o que há de mais importante a fazer para manter o cérebro saudável e uma das melhores maneiras de transformar a forma física e melhorar o humor, o nível de energia, o desempenho sexual e a saúde de forma geral.

Durma o suficiente. Dormir pelo menos sete horas por noite ajuda a manter o cérebro funcionando em níveis ótimos, o apetite sob controle e a pele com uma aparência mais jovem.

Medite. A meditação ativa a parte mais contemplativa do cérebro, assim você pode tomar decisões mais acertadas e inteligentes.

Relaxe. Aprender como contra-atacar o estresse e acalmar o corpo ajuda o cérebro a funcionar com mais eficiência, melhora o humor, reduz a pressão arterial e protege contra doenças.

Pratique a gratidão. Quando você se concentra no que ama, o cérebro trabalha melhor, você fica mais coordenado e se sente bem. Escreva cinco coisas pelas quais é agradecido todos os dias. Em apenas três semanas você perceberá uma diferença significativamente positiva em seu nível de felicidade.

Faça mais sexo. O sexo seguro, e sobretudo o sexo em um relacionamento amoroso e estável, é um bom remédio para o cérebro e para o corpo, ajudando-o a reduzir o estresse, a aumentar a imunidade e a viver mais tempo e mais intensamente.

Equilibre os hormônios. Os hormônios, tais como o estrogênio e a testosterona, exercem um papel fundamental na manutenção da saúde e da vitalidade do cérebro e do corpo.

Trate os distúrbios mentais. Um vínculo forte entre os distúrbios mentais e as doenças físicas já está bem comprovado. O tratamento das doenças mentais melhora a função cerebral, a saúde e o bem-estar em geral.

Como você pode ver, seu estilo de vida melhora ou piora seu cérebro e seu corpo. Todos os dias você precisa se perguntar que cérebro e que corpo deseja ter. Você deseja ter um cérebro insalubre que o faz lutar contra problemas de peso, mau humor e problemas de saúde? Ou deseja um cérebro saudável que o faz parecer e se sentir bem? A escolha é sua.

PRÍNCIPIO Nº 8

As imagens cerebrais fornecem um ótimo insight
na cura do cérebro e, assim, você pode ter um corpo melhor.

Em minha clínica trabalho com muitos casais. Rob e sua mulher vieram me consultar porque não estavam se dando bem. Como a maioria dos homens, ele achava que estava bem e que sua mulher só precisava relaxar e ser mais tolerante. No entanto, quando examinei o cérebro de 56 anos dele (Imagem 1.5), parecia que tinha 80. Surpreso, perguntei-lhe o que ele estava fazendo para danificar seu cérebro.

– Nada – ele disse.

– Mesmo? – respondi. – Quanto você bebe?

– Não muito. – (Em minha experiência como psiquiatra aprendi que sempre que recebo a resposta "não muito" sempre preciso fazer a pergunta seguinte.)

– Quanto significa "não muito"?

– Ah, talvez três ou quatro drinques por dia.

– Todos os dias?

– Sim, todos os dias. Mas isso nunca é problema. Nunca fico bêbado.

Seu cérebro me disse que isso era um grande problema. Apavorado com sua tomografia, ele seguiu minhas orientações para evitar o álcool. E mais, desenvolveu a inveja do cérebro e quis um cérebro melhor; então se inscreveu em nosso programa do cérebro saudável. Quatro meses depois, fiz outra tomografia nele, que pareceu muito melhor. Nessa época, seu relacionamento com a mulher estava mais forte do que nunca, e ele se sentia como se tivesse 30 anos a menos.

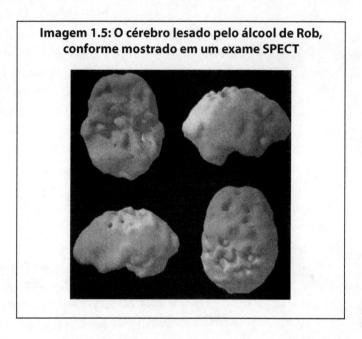

Imagem 1.5: O cérebro lesado pelo álcool de Rob, conforme mostrado em um exame SPECT

As imagens cerebrais me ajudaram a compreender o que estava preocupando Rob. Elas também nos ensinaram que quando seu cérebro parece velho, frequentemente seu corpo também. Se você diminuiu o fluxo sanguíneo para o cérebro, é possível que o tenha diminuído na pele, tornando-a opaca e enrugada. Provavelmente, também há diminuição do fluxo sanguíneo para os órgãos, tornando-os menos funcionais, e para os genitais, dificultando a função sexual e o prazer.

A tomografia do cérebro também nos ajuda a detectar problemas dentro de sistemas específicos. Por exemplo, se sua atividade CPF está reduzida, é possível que você seja mais impulsivo. Ter uma atividade CCA alta significa que, provavelmente, você será mais compulsivo. Quando seus gânglios da base estão hiperativos, você pode ficar ansioso e comer para se acalmar. Com tanta atividade no sistema límbico profundo, você pode ficar triste e deprimido e comer para curar essa

> **PASSO PARA AÇÃO**
> Lembre-se de que um cérebro bonito está diretamente relacionado com um corpo bonito. Então, se você deseja ter um corpo melhor, pergunte-se: o que preciso fazer para ter um cérebro bonito?

tristeza. Se você tem baixa atividade cerebelar, a velocidade de processamento é reduzida e você terá problemas para organizar e seguir seu planejamento de saúde.

Com a ajuda das imagens aprendemos que problemas de saúde, tais como obesidade, depressão, ansiedade e vícios, não são distúrbios únicos ou simples e que um único plano de tratamento não serve para todo mundo. As imagens nos ajudam a entender os pacientes individualmente para que possamos desenvolver planos de tratamento especificamente elaborados para cada um. Dependendo da situação individual, seu cérebro pode precisar ser estimulado ou acalmado. Se nunca examinarmos o cérebro, como saberemos a melhor forma de tratá-lo?

Isso significa que você precisa fazer uma tomografia do cérebro para transformá-lo e transformar seu corpo? Não! Meus livros foram traduzidos para mais de 30 línguas, e sei que nem todo mundo pode fazer uma tomografia do cérebro. Essa é a razão por que desenvolvi uma série de listas de verificação para ajudá-lo a prever áreas de força e de fraqueza em seu cérebro. Os sistemas cerebrais simplificados da Amen Clinics podem ser encontrados no Apêndice B e uma versão ampliada do teste encontra-se em www.amenclinics.com/cybcyb. Esses questionários são a segunda melhor coisa, sendo a primeira a tomografia do cérebro, e eles ajudaram centenas de milhares de pessoas a direcionar com mais eficácia seus tratamentos. Claro, você deve sempre falar com seu médico antes de começar um programa de tratamento.

PRINCÍPIO N° 9

Uma única receita não serve para todos – somos únicos,
e você precisa entender como o seu cérebro funciona.

Por que um médico NUNCA daria a um paciente o diagnóstico de dor no peito? Porque ela é um sintoma. Seria um diagnóstico muito amplo, e há causas demais envolvidas para que esse seja considerado um diagnóstico ou uma entidade simples. O que pode causar dor no peito? Muitos problemas, os quais podem afetar desde o topo da cabeça até a bacia, tais como tristeza, ataques de pânico, hipertireoidismo, pneumonia, câncer de pulmão, gases tóxicos, ataque cardíaco, arritmia cardíaca, ferimentos nas costelas, indigestão, esofagite com refluxo gástrico, pedras na vesícula, doença no fígado, doença renal e câncer do pâncreas. A dor no peito tem muitas causas diferentes possíveis e muitos tratamentos possíveis.

Da mesma forma, o que causa a obesidade? Novamente, muitos problemas diferentes, tais como uma dieta de baixa qualidade, falta de exercícios físicos, mau funcionamento da tireoide, tumores na glândula pituitária, determinadas formas de depressão e alguns medicamentos. A obesidade pode ser provocada pela baixa atividade cerebral, que faz as pessoas comerem impulsivamente, ou pela atividade aumentada do cérebro em geral, o que torna as pessoas comedoras vorazes e ansiosas. A obesidade pode ser causada pela hiperatividade do córtex cingulado anterior aumentada (o tipo de comilança compulsiva), pela atividade límbica incrementada (o tipo de comilança emocional) ou por uma combinação desses com ainda outros problemas. Há muitos tipos diferentes de obesidade.

Como a dor no peito se relaciona com a obesidade, os problemas na pele, a energia baixa ou a depressão? Todos esses problemas são apenas sintomas, não causas. Como tais, muitos médicos e pacientes os veem como transtornos únicos ou simples. Por verem tais problemas de uma forma simplista, eles frequentemente têm a ideia de que um único tratamento serve para todos aqueles com um determinado transtorno. Da perspectiva das imagens cerebrais, essa atitude simplesmente não faz sentido, uma vez que não existe um único tipo de obesidade, de resposta ao estresse, de ansiedade ou depressão. Saber qual é o seu tipo específico é fundamental para obter a ajuda correta, seja para melhorar seu humor, seu poder de concentração, seu peso ou sua saúde em geral.

PRINCÍPIO Nº 10

Sim, você pode transformar seu cérebro e seu corpo!

Esta é uma das descobertas mais empolgantes da medicina. Ao estipular intervenções específicas e uma mudança no estilo de vida, você pode melhorar seu cérebro e seu corpo. Trabalhar para aprimorar seu cérebro pode ser a resposta se você passou a vida com dificuldade para seguir dietas, nunca conseguiu manter uma rotina de exercícios físicos, tenta parar de fumar há anos ou deseja melhorar sua saúde de maneira geral.

Pense em Becca, a obesa impulsiva mencionada na introdução deste livro. Com atividade baixa no córtex pré-frontal, ela não conseguia controlar os impulsos para comer. Foi somente quando o tratamento ajudou a curar seu cérebro que ela finalmente conseguiu permanecer em uma dieta saudável para o cérebro, e isso permitiu que eliminasse 36 quilos.

Em minha clínica tenho visto isso acontecer muitas vezes. Quando estimulo o córtex pré-frontal de uma pessoa, ela se torna mais atenciosa, con-

> ## PASSO PARA AÇÃO
> Para obter o corpo que deseja, você precisa acreditar em sua capacidade para transformar seu cérebro.

fiável, perseverante e mais capaz de seguir um planejamento de saúde. O mesmo acontece quando otimizamos outras áreas do cérebro. Quando acalmamos o CCA de alguém, essa pessoa fica menos preocupada, menos negativa e mais feliz e dorme melhor, o que ajuda a obter o corpo que ama. Estabilizar os lobos temporais melhora a memória em situações de estresse, o que ajuda a pessoa a lembrar o que precisa fazer para atingir seus objetivos. Acalmar os gânglios da base faz a pessoa ficar mais relaxada e feliz, com menos dores de cabeça e problemas digestivos. Incentivar o funcionamento do cerebelo ajuda a aprender mais, a torna mais propensa a permanecer em um programa de saúde para o cérebro e melhora seu desempenho atlético – sim, pode até melhorar a média de saques ou a percentagem de cestas.

A Solução Cérebro-corpo

Usurpadores do cérebro	Aprimoradores do cérebro
Ignorar a saúde de seu cérebro	Inveja do cérebro
Lesões cerebrais	Proteção do cérebro
Abuso de álcool ou drogas	Multivitaminas
Cafeína em excesso	Óleo de pescado
Fumo	Respirar profundamente
Estresse em excesso	Prática de relaxamento
Pensamento negativo	Gratidão
Dieta de baixa qualidade	Dieta saudável
Falta de sono, pouco sono	Sono saudável e tranquilo
Falta de exercício físico	Exercícios físicos
Toxinas ambientais	Ambiente limpo
Televisão em excesso	Novas aprendizagens
Jogos eletrônicos, telefones celulares, envio de mensagem de texto, tempo demais no computador	Meditação
Desidratação	Hidratação
Desequilíbrio hormonal	Equilíbrio hormonal
Transtornos mentais não tratados	Saúde mental

PARTE DOIS

TRANSFORME SEU CÉREBRO, TRANSFORME SEU PESO

2

A SOLUÇÃO DA ÂNSIA

USE O CÉREBRO PARA AUMENTAR SUA FORÇA DE VONTADE E ACALMAR AS COMPULSÕES QUE O IMPEDEM DE ATINGIR SEUS OBJETIVOS

Da ânsia nasce a tristeza, da ânsia nasce o temor.
Para aquele que se livrou da ânsia, não existe dor
– então, por que temer?

– BUDA

Comportei-me bem o dia todo. Tomei uma vitamina de proteína com frutas de manhã; comi uma salada de espinafre com peru, mirtilos e nozes no almoço; um pimentão vermelho doce e pedaços de maçã com um pouco de manteiga de amêndoas à tarde. Tudo parecia correto em minha relação com a comida até ir ao jogo de basquete dos Los Angeles Lakers. Sei como comer quando estou fora de casa. Porém, naquela noite, meu irmão comprou uma imensa maçã caramelada com amendoins. Encontro-me agora totalmente concentrado, não no jogo, mas na pegajosa guloseima.

Nosso avô fazia balas, e algumas de minhas melhores lembranças são de quando eu era um garotinho e ficava em pé em cima de um banco perto do fogão ao lado dele fazendo, e depois, claro, comendo as balas. Os doces sempre foram um alimento emocional para mim. Fui batizado com o nome de meu avô, e ele foi meu melhor amigo na infância. No entanto, sei o quanto cansado e confuso uma dose de açúcar pode me deixar 20 ou 30 minutos mais tarde.

Não obstante, ainda estou totalmente focado na maçã caramelada de meu irmão. Tento não olhar para ela, mas a compulsão para olhar, do tipo que você sente quando está perto de uma mulher bonita, me empurra nessa direção. As memórias do gosto doce tentam dominar meu cérebro. A dopamina, a substância química que motiva o cérebro e causa prazer, me empurra para uma área em meu cérebro chamada núcleo acumbente, localizada nos gânglios da base, que me leva a pedir um pedaço, ou que vá tudo pro inferno, simplesmente levantar e comprar uma maçã só para mim. Meu córtex pré-frontal, o freio do cérebro, se opõe, resiste. Comer bem no início daquele dia me deixou com um nível bom de açúcar no sangue, o que ajuda a me proteger dos desejos incontroláveis. "Volto já", digo a meu irmão, e faço uma caminhada curta para reiniciar meu cérebro, deixando meu irmão acabar de comer a maçã, e voltando a me concentrar no jogo.

Venho de uma família que não apenas faz balas, mas também é composta de exímios cozinheiros e de pessoas com excesso de peso. Meu irmão, que adoro, está, pelo menos, 45 qiulos acima do peso. Meu avô, também acima do peso, teve um ataque cardíaco aos 60 anos. Se não estivesse determinado a cuidar de meu cérebro, comer bem e me exercitar, estaria, certamente, acima do peso também. Sou grato à minha formação em neurociência porque ela me mostrou como controlar minha compulsão.

Neste capítulo compartilharei com você o que aprendi sobre como ter força de vontade para controlar as ânsias e continuar no caminho para atingir o objetivo de ter um cérebro saudável e um corpo cheio de vida.

OS CIRCUITOS DE CONTROLE

Entender os circuitos cerebrais de força de vontade e autocontrole é um passo importante para controlar o cérebro e o corpo. Há centros no cérebro que são responsáveis pela concentração, discernimento e controle de impulsos (o córtex pré-frontal, no terço frontal do cérebro). Há também um centro de prazer e motivação, chamado núcleo acumbente, o qual faz parte dos gânglios da base – grandes estruturas localizadas nas profundidades no cérebro. O núcleo acumbente fornece a paixão e a motivação – um dos principais definidores do comportamento. Além disso, o cérebro tem centros de memória emocional que ativam o comportamento.

De acordo com meu amigo Mark Laaser, o Ph.D. especialista em vícios, "o modelo de excitação" nos centros de memória emocional é a base de muitos comportamentos que escapam ao nosso controle. É importante entender onde você estava e que idade tinha quando teve sua primeira experiência prazerosa ou excitante, tal como estar em pé perto do fogão fazendo balas com meu avô quando eu tinha 4 anos. Essa experiência intensa e emocionalmente prazerosa muitas vezes estabelece as raízes neurais para vícios posteriores, mesmo se a experiência aconteceu tão cedo quanto os 2 ou 3 anos de idade. A primeira experiência fica retida no cérebro e, à medida que você envelhece, busca repeti-la, porque foi dessa forma que você teve a experiência inicial de excitação ou prazer, como a primeira vez em que provou doces, fez sexo, se apaixonou, ou usou cocaína. Entender o que provoca comer, fumar ou beber para dar conta de questões emocionais pode ser muito útil para interromper os vícios.

É também preciso mencionar quatro neurotransmissores importantes aqui.

1. A dopamina é frequentemente considerada a substância química do cérebro responsável pelo prazer, pela motivação e pelos impulsos. A cocaína e os estimulantes, como o metilfenidato, aumentam a dopamina no cérebro. Esta é frequentemente associada ao "destaque", ou à importância relativa de algo. No momento em que vi a maçã caramelada, ela ficou muito mais destacada ou adquiriu mais importância em minha mente.
2. A serotonina é considerada a substância química da felicidade, da despreocupação e da flexibilidade. A maioria dos antidepressivos atuais age sobre esse neurotransmissor. Quando os níveis de serotonina estão baixos, as pessoas tendem a sofrer de ansiedade, depressão e pensamentos obsessivos.
3. O ácido gama-aminobutírico (GABA) é um neurotransmissor inibidor que acalma ou ajuda a relaxar o cérebro.
4. As endorfinas são as substâncias químicas naturais que causam prazer e diminuem a dor.

A força e a fraqueza relativas de cada uma dessas áreas cerebrais e cada um desses neurotransmissores, em certa medida, determinam o nível de controle que temos sobre nós mesmos e se somos capazes de continuar com nossos planos, mesmo perto de maçãs carameladas com amendoins em um jogo dos Lakers. Eles todos funcionam juntos, harmoniosamente, para nos dar um controle perfeito sobre nossa vida. Quando estão desequilibrados, o barulho pode ser muito irritante.

AS ÁREAS DO CÉREBRO ENVOLVIDAS COM A ÂNSIA E A FORÇA DE VONTADE

- Córtex pré-frontal (CPF) – concentração, discernimento e controle de impulsos
- Gânglios basais (núcleo acumbente) – centros de prazer e motivação
- Sistema límbico profundo (centros de memória emocional) – disparadores de comportamento

SUBSTÂNCIAS QUÍMICAS CEREBRAIS ENVOLVIDAS COM A ÂNSIA E A FORÇA DE VONTADE

- Dopamina – motivação, destaque, impulsos e estimulação
- Serotonina – felicidade, despreocupação e tranquilidade
- Ácido gama-aminobutírico (GABA) – inibição, calma, relaxamento
- Endorfinas – prazer e propriedades analgésicas

Em um cérebro saudável existem bom discernimento e controle emocional realizados por um córtex pré-frontal (CPF) competente, mas também muita emoção e impulso oriundos do sistema límbico profundo para manter o foco e atingir os objetivos. A Figura 2.1 mostra um circuito de autocontrole saudável. Níveis saudáveis de dopamina podem conduzir à paixão, sobretudo no contexto de um nível bom de atividade no CPF, que age como as rédeas ou o freio para você não perder o controle. Níveis baixos de dopamina estão associados a determinados problemas que usurpam a motivação, tais como a doença de Parkinson, algumas formas de depressão e o DDA. Os vícios ocorrem quando os circuitos do impulso se impõem e assumem o controle do cérebro.

Quando essas substâncias químicas e as áreas do cérebro estão em equilíbrio, conseguimos nos concentrar e orientar para nossos objetivos, além de ter controle sobre nossas ânsias. Podemos, então, nos afastar das maçãs carameladas, dos bolos de chocolate, do saco de batatas fritas e da vasta gama de outras escolhas insalubres. Quando essas substâncias químicas e o cérebro estão com problemas (Figura 2.2), frequentemente saímos dos trilhos e podemos causar sérios danos a nós mesmos.

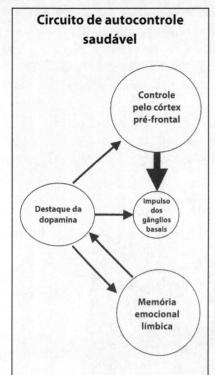 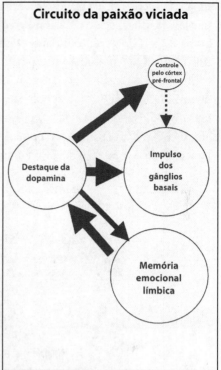

No circuito de autocontrole saudável o córtex pré-frontal (CPF) é forte e há um bom equilíbrio entre a dopamina química e os gânglios da base (GB) e os circuitos límbicos ou emocionais no cérebro. No circuito viciado o CPF é fraco e, por isso, tem pouco controle sobre as paixões desenfreadas que acionam os comportamentos. O vício realmente muda o cérebro de uma forma negativa, tornando mais difícil frear os comportamentos prejudiciais. No cérebro não viciado o CPF está constantemente avaliando o valor das informações recebidas, e se a resposta planejada é apropriada, aplicando os freios ou o controle inibidor, conforme necessário. No cérebro viciado esse circuito de controle fica prejudicado por causa do abuso de drogas, da DDA, da privação do sono ou de uma lesão cerebral, perdendo muito de seu poder inibidor sobre os circuitos que orientam a resposta para os estímulos considerados destacados.

Por exemplo, a atividade baixa no CPF causada por um ferimento na cabeça, falta de sono, uso persistente de drogas ou álcool ou DDA herdado, torna mais provável que você tenha dificuldade para controlar impulsos e para se autossupervisionar com eficiência. Muito embora o objetivo seja parar de beber, diminuir a quantidade de cigarros ou manter um peso saudável, você não tem força de vontade (ou o poder do CPF) para dizer não regularmente.

Certa vez, tratei uma mulher de 42 anos que desistiu de seis programas de tratamento para parar de beber. Seu controle sobre os impulsos era quase nulo. Ela não podia receber uma receita de qualquer remédio porque tomava todos eles de uma só vez. Quando perguntei inicialmente se ela alguma vez sofrera uma lesão cerebral, ela respondeu que não. Porém, quando insisti, ela lembrou que levara um coice de um cavalo na cabeça quando tinha 10 anos. Sua tomografia SPECT mostrou um dano grave ao CPF (Imagem 2.1). Ela quase não tinha supervisor na cabeça. O comediante Dudley Moore disse uma vez: "O melhor dispositivo de segurança de um carro é um retrovisor com um policial dentro." O CPF age como o policial em sua cabeça, e quando ele apresenta esse nível de dano a maioria das pessoas está com sérios problemas. Se eu não abordasse o CPF danificado, ela nunca ficaria bem. Prescrever uma medicação para aprimorar a função do CPF foi muito útil para ela.

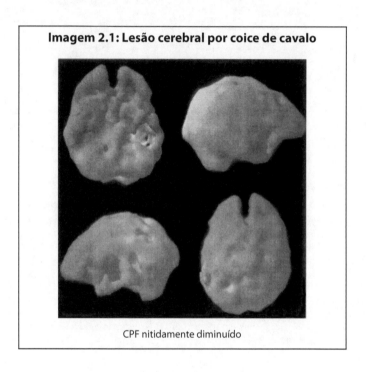

Imagem 2.1: Lesão cerebral por coice de cavalo

CPF nitidamente diminuído

Se você sofreu um trauma emocional ou está sob muito estresse, os níveis das substâncias químicas de bem-estar, tais como a serotonina e o ácido gama-aminobutírico, podem estar baixos, e seu cérebro emocional ou límbico pode se tornar excessivamente ativo, fazendo-o sentir tristeza. Isso o faz comer ou beber na tentativa de acalmar o cérebro límbico. Os pesquisadores do MIT demonstraram que os carboidratos simples, tais como biscoitos ou balas, aumentam os níveis de serotonina. Involuntariamente, muitas pessoas usam essas substâncias como forma de medicar esses sentimentos negativos subjacentes. No entanto, assim como acontece com o uso da cocaína, com o passar do tempo essas substâncias perdem a eficácia, e as pessoas passam a ter comportamentos correspondentes nem tanto para obter as sensações boas ou elevadas, mas na tentativa de evitar os terríveis sintomas de abstinência.

Da mesma forma, se você experimentou prazer abundante, usou cocaína ou ingeriu muita comida extremamente prazerosa, seu cérebro pode ter sido exposto a um excesso de dopamina. Com o passar do tempo, ele deixa de reagir a essa substância, sendo necessária uma quantidade cada vez maior dela para obter a mesma resposta prazerosa. Equilibrar as substâncias químicas e os sistemas cerebrais é fundamental para manter a concentração e o controle sobre suas ânsias.

Tudo que diminui a atividade cerebral, sobretudo a do córtex pré-frontal, diminui a racionalidade e o autocontrole. Ferimentos na cabeça são as causas mais óbvias. Proteja seu cérebro. A falta de sono está associada a uma diminuição da atividade cerebral em geral. Procure dormir pelo menos sete horas por noite (ver Capítulo 10, "A solução do sono").

RECUPERANDO O CONTROLE – EQUILIBRE OS SISTEMAS CEREBRAIS

1. Estimule o córtex pré-frontal
Para controlar a força de vontade e as ânsias é fundamental fortalecer o CPF. Para fazê-lo:

- Trate quaisquer problemas no CPF que possam existir, tais como DDA, exposição a substâncias tóxicas ou traumatismo craniano. (Ver Capítulo 15, "A solução do cérebro saudável".)
- Durma bem – sete horas, pelo menos; mais é melhor – para manter o fluxo sanguíneo adequado no CPF.
- Mantenha um nível saudável de açúcar fazendo refeições pequenas e frequentes. Em um artigo de 2007, escrito por Matthew Gailliot e Roy Baumeister, os autores mostram a natureza crucial dos níveis de açúcar no sangue e do autocontrole. Eles escreveram que os fracassos do autocontrole têm mais chances de ocorrer quando o nível de açúcar no sangue está baixo. Níveis baixos de açúcar no sangue podem fazê-lo se sentir faminto, irritado ou ansioso – tudo isso o torna mais propenso a fazer escolhas ruins. Muitos comportamentos do cotidiano podem causar quedas nos níveis de açúcar no sangue, inclusive ingerir álcool, pular refeições e fazer lanches ou tomar bebidas açucaradas, o que causa um

pique inicial no nível de açúcar no sangue e, 30 minutos depois, uma queda brusca.

Manter níveis de glicose equilibrados durante o dia inteiro melhora seu autocontrole. Vários estudos examinaram a relação entre a glicose e parar de fumar, e a maioria deles descobriu que níveis de glicose saudáveis aumentam a probabilidade de parar de fumar. Lidar com o estresse exige autocontrole porque demanda que a pessoa faça um esforço concentrado para controlar a atenção, os pensamentos e as emoções. As pessoas que têm níveis saudáveis de açúcar no sangue são, portanto, capazes de administrar o estresse de forma mais eficaz. Nivelar o açúcar do sangue ingerindo carboidratos complexos, proteínas magras e gorduras saudáveis reduz significativamente as ânsias.

- Exercite-se para aumentar o fluxo sanguíneo para o cérebro. O tênis de mesa é uma ótima opção. Um estudo japonês mostrou que dez minutos de tênis de mesa aumentam a atividade do CPF.
- Pratique meditação – vários estudos descobriram que ela estimula a atividade e o fluxo sanguíneo para o CPF.
- Crie objetivos focados e escreva-os. O CPF é responsável pelo planejamento e pela previsão. Ele precisa de orientações claras. Peço a meus pacientes que façam um exercício chamado "Página milagrosa" (PAM) porque ele faz uma diferença dramática na vida dos que o praticam. Eis os passos: em uma folha de papel, escreva os objetivos específicos que traçou para sua vida, incluindo os relacionados à sua saúde, aos seus relacionamentos, ao seu trabalho e a dinheiro. Há uma razão para sua PAM incluir mais do que apenas seus objetivos físicos. Como você aprenderá ao longo deste livro, os relacionamentos, a carreira e a situação financeira – e o estresse que eles provocam – afetam o corpo e a força de vontade.

Faça esse exercício com calma. Mantenha o papel com você para que possa anotar ideias e objetivos à medida que eles surjam. Após completar seu rascunho inicial, coloque-o em algum lugar em que tenha certeza que o verá todos os dias, tais como a geladeira, o espelho do banheiro ou a sua mesa de trabalho. Dessa forma, todos os dias, concentre-se no que é importante para você. Quando você foca no que deseja, fica muito mais fácil ter o comportamento apropriado para fazer seu desejo se tornar realidade. Pergunte-se todos os dias: "Meu comportamento hoje está me dando o que desejo?" Sua mente é poderosa e faz acontecer o que ela vê. Concentre-se e medite sobre o que deseja. Você descobrirá que sua força de vontade aumenta dramaticamente. Eis um exemplo.

PÁGINA MILAGROSA DE TAMARA
O que desejo para a minha vida?

RELACIONAMENTOS – estar ligado aos que amo.

Cônjuge/Cara-metade: manter um relacionamento amoroso íntimo, afável, atencioso e amoroso com meu marido. Desejo que ele saiba o quanto gosto dele.

Família: ser uma presença firme, carinhosa, positiva e confiável na vida de meus filhos. Desejo ajudá-los a se tornarem pessoas felizes e responsáveis. Continuar a manter contato íntimo com meus pais, fornecer apoio e amor.

Amigos: reservar tempo para manter e cultivar o relacionamento com meus irmãos.

TRABALHO – ser eficiente ao máximo no trabalho e, ao mesmo tempo, manter uma vida equilibrada. Especificamente, com relação às minhas atividades profissionais, focar em dar andamento a meus projetos atuais, fazer atividades visando obter novos clientes e ajudar a comunidade fazendo algum trabalho beneficente todos os meses. Eu me concentrarei em meus objetivos no trabalho e não ficarei distraída com o que não estiver diretamente relacionado com os meus objetivos.

DINHEIRO – ser responsável, atenciosa e ajudar a aumentar nossos recursos financeiros.

Curto prazo: ficar atenta para a forma como meu dinheiro é gasto, garantir que ele esteja diretamente relacionado com as minhas necessidades e com os meus objetivos e os de minha família.

Longo prazo: economizar 10 por cento de tudo que ganho. Pagar a mim e à minha família antes de qualquer outro. Guardarei esse dinheiro todos os meses em um plano de pensão para a minha aposentadoria.

SAÚDE – ser a pessoa mais saudável que puder.

Peso: perder 13 quilos para que o índice de massa corporal (IMC) esteja no nível normal.

Condicionamento físico: fazer exercícios por pelo menos 30 minutos por dia, três vezes na semana, e começar a fazer aulas de arte marcial. Prometo não sofrer nenhum ferimento na cabeça.

Nutrição: tomar café da manhã todos os dias para não ficar muito faminta até o almoço. Preparar uma marmita, pelo menos três dias na semana, para não ficar tentada a ir a uma lanchonete perto do trabalho. Eliminar os refrigerantes dietéticos e reduzir a quantidade de açúcar que como. Tomar multivitaminas e óleo de pescado todos os dias.

Saúde física: diminuir a pressão arterial e os níveis de colesterol.

Saúde emocional: meditar dez minutos todos os dias para ajudar a acalmar o estresse.

MINHA PÁGINA MILAGROSA
O que desejo para a minha vida?

RELACIONAMENTOS
    Cônjuge/Cara-metade   _____

    _____

    Família   _____

    _____

    Amigos   _____

    _____

TRABALHO   _____

    _____

DINHEIRO
    Curto prazo   _____
    Longo prazo   _____

SAÚDE
    Peso   _____

    _____

    Condicionamento físico   _____

    _____

    Nutrição   _____

    _____

    Saúde física   _____

    _____

    Saúde emocional   _____

    _____

De forma semelhante, ter um conjunto de regras claramente escritas também ajuda a estimular o córtex pré-frontal.

Por exemplo, uma de minhas regras é não comer maionese. Gosto de maionese, mas não o suficiente para que valha a pena ingerir as calorias contidas nela. Eis um exemplo de algumas regras úteis.

- Trato meu corpo com respeito.
- Leio minha "Página milagrosa" todos os dias.
- Procuro formas de otimizar minha nutrição.
- Tomo café da manhã todos os dias.
- Como frequentemente durante o dia para não ficar faminto ou com nível baixo de açúcar no sangue.
- Durmo de sete a oito horas por noite sempre que possível.
- Faço exercícios físicos três a quatro vezes por semana.
- Não enveneno meu corpo com toxinas, como a nicotina, ou minha mente com pensamentos negativos persistentes.
- Se quebro uma regra, não fico matutando sobre isso a ponto de desistir do resto delas. Serei afável e misericordioso.

Não mais do que 12 regras. Certa vez, tive um paciente com transtorno obsessivo-compulsivo que inventou 180 regras.

A força de vontade é como um músculo. Quanto mais você a usa, mais forte ela fica. Essa é a razão por que os bons cuidados parentais são essenciais para ajudar as crianças a desenvolverem o autocontrole. Se cedêssemos sempre que nossa filha de 6 anos pedisse alguma coisa, criaríamos uma criança mimada e exigente. Ao dizer não, a ensino a ser capaz de dizer não para si mesma. Para desenvolver a força de vontade você precisa fazer a mesma coisa. Pratique dizer não para o que é ruim para você e, ao longo do tempo, você achará mais fácil fazê-lo.

A potenciação de longo prazo (PLP) é um conceito muito importante. Quando as conexões das células nervosas se fortalecem, dizemos que a potência delas aumentou.

> **PASSO PARA AÇÃO**
> Para melhorar sua força de vontade você precisa praticá-la.

Sempre que aprendemos algo novo nossos cérebros fazem novas conexões. A princípio essas conexões são fracas, razão pela qual não nos lembramos de coisas novas a menos que as pratiquemos ao longo do tempo. Praticar um comportamento, tal como dizer não à maçã caramelada, de fato fortalece os circuitos de força de vontade do cérebro. A PLP ocorre quando os circuitos de células nervosas estão fortalecidos, são praticados e os comportamentos se tornam quase automáticos. Sempre que você cede à maçã caramelada, sua força de vontade é enfraquecida, e é mais provável que você acabe sem nenhuma. Você precisa praticar a força de vontade, e seu cérebro facilitará para você.

2. Equilibre os centros de prazer e acalme a ansiedade

Conforme mencionado, os gânglios basais são estruturas grandes localizadas nas profundezas do cérebro. Eles são responsáveis pela sensação de prazer e pela motivação. Quando os gânglios basais estão saudáveis, sentimos felicidade e ficamos motivados. Ao trabalharmos com afinco excessivo, podemos ficar ansiosos ou ostensivamente compulsivos. Quando o nível de atividade dos gânglios basais é baixo, podemos nos sentir deprimidos ou desmotivados. Eis algumas formas de equilibrar os centros de prazer.

- Seja cuidadoso com o excesso de tecnologia. Em seu livro *Thrilled to Death* o Dr. Archibald Hart sugere que a evolução da tecnologia em nossa sociedade está desgastando os centros de prazer de nossos cérebros. Acredito que isso esteja exercendo um efeito muito negativo em nossos relacionamentos e corpos. Com a enxurrada de jogos eletrônicos, mensagens de texto, telefones celulares, Facebook e Twitter, assim como os relacionamentos, a pornografia e os jogos online, nossos centros de prazer estão sendo desgastados. Muito em breve não conseguiremos sentir mais nada. Como mencionei acima, os centros de prazer das estruturas profundas do cérebro operam sobre a substância química chamada dopamina, que é a mesma que a cocaína estimula e uma das principais em circulação quando um novo amor aparece. Sempre que um pouquinho de dopamina é liberado, sentimos prazer. Se a dopamina é liberada com muita frequência, ou em excesso, nos tornamos dessensibilizados para ela, e será preciso cada vez mais excitação para obtermos a mesma resposta. Cada vez mais vejo pessoas entrando em meu consultório reclamando de que seu companheiro ou filhos estão viciados em novas tecnologias.

  Christina e Harold enfrentavam problemas sérios em seu relacio-

---

PASSO PARA AÇÃO

Trabalhe para manter os centros de prazer saudáveis. Seja cuidadoso com as atividades extremamente excitantes, limite os jogos eletrônicos e pare de usar o computador CONSTANTEMENTE.

namento. Christina desejava passar mais tempo com Harold, mas ele passava horas grudado nos jogos eletrônicos. Ele ficou zangado quando ela pediu para ele jogar menos; e quando lhe disse para parar de implicância, ela saiu de casa. Em seguida, Harold ficou deprimido e veio nos procurar. Esse casal apresentou o mesmo tipo de comportamento que vejo em muitos outros tipos de vício – ela não desejava partir, mas não sabia mais o que fazer.

A sociedade disponibiliza uma quantidade imensa de tecnologia para a população e não há quase nenhum estudo sobre como isso afeta os cérebros em desenvolvimento ou nossas famílias. Precisamos ser mais cuidadosos. Pare já. Em um estudo patrocinado pela Hewlett-Packard constatou-se que as pessoas viciadas em telefones celulares ou computadores perderam dez pontos no QI ao longo de um ano. Encontre fontes naturais de prazer, tais como a natureza, uma boa conversa e o contato visual longo e amoroso.

- Use técnicas de relaxamento para ajudar a equilibrar e acalmar essa parte do cérebro.
- Envolva-se com atividades significativas que o motivem sem o deixar superexcitado.
- Tome suplementos para acalmar a ansiedade e equilibrar os centros de prazer. Entre eles, a vitamina B6, o magnésio e a acetilcisteína (rDCI). Ver Apêndice C, "A solução dos suplementos", para obter mais informações.

3. Acalme os centros emocionais de seu cérebro e elimine seus ativadores
O estresse emocional e a depressão diminuem a força de vontade. Se você tiver questões emocionais não resolvidas, é essencial entendê-las e trabalhá-las, caso contrário, elas controlarão seu cérebro. Eis seis dicas para ajudá-lo a controlar as suas.

- Fale sobre o que o preocupa com alguém mais próximo ou com um terapeuta. Falar sobre as questões pode ajudá-lo a tirá-las da cabeça. Se houve um trauma no passado, uma das psicoterapias que frequentemente recomendo é a chamada dessensibilização e reprocessamento do movimento ocular (DRMO). É rápida e muito poderosa. Você pode aprender sobre ela em www.emdria.org.
- Quando estiver preocupado, escreva um diário em vez de comer, beber ou acender um cigarro. Estudos mostram que colocar no papel os pensamentos e sentimentos que o incomodam pode ter um efeito curativo.

- Escreva cinco coisas pelas quais está agradecido todos os dias. Nossas pesquisas sugerem que o foco na gratidão ajuda a acalmar as áreas emocionais ou as do sistema límbico profundo do cérebro e a fortalecer os centros de discernimento.
- Exercício físico. O exercício físico não apenas estimula a atividade do CPF, ele também acalma o cérebro límbico ao aumentar a serotonina, a substância química do bem-estar.
- Corrija os PENAs, ou pensamentos negativos automáticos (ver Capítulo 13, "A solução dos PENAs"). Você não precisa acreditar em todo pensamento que passa por sua cabeça. Sempre que se sentir triste, raivoso ou nervoso, escreva os pensamentos que o estão perturbando e responda a eles.
- Tente tomar o suplemento S-Adenosilmetionina para ajudá-lo a acalmar essa área do cérebro e estimular o CPF. Ver Apêndice C, "A solução dos suplementos", para obter mais informações.

RECUPERANDO O CONTROLE – EQUILIBRE A QUÍMICA DE SEU CÉREBRO

Além do equilíbrio do sistema cerebral, também é importante equilibrar as substâncias químicas que controlam o comportamento.

1. Dopamina

A dopamina é a substância química da motivação, do destaque, do impulso e da estimulação. Ela é a substância química que a cocaína e o metilfenidato estimulam no cérebro. Níveis baixos de dopamina estão associados à falta de motivação e energia, à concentração deficiente, a dificuldades para controlar impulsos, a algumas formas de depressão, à doença de Parkinson e ao DDA. Você pode aumentar os níveis de dopamina:

- fazendo exercícios físicos intensos
- comendo refeições com alto teor proteico
- trabalhando em um emprego ou em uma organização que seja motivante ou muito significativa
- sendo cuidadoso com comportamentos que buscam excitação, que podem esgotar os centros de prazer, eliminar a dopamina e fazê-lo se sentir entorpecido ou incapaz de sentir prazer

- tomar suplementos naturais, como o S-Adenosilmetionina e a tirosina. Ver Apêndice C, "A solução dos suplementos", para obter mais informações.

2. Serotonina

A serotonina é a substância química que dá a sensação de paz, felicidade e flexibilidade. Quando está baixa, as pessoas sofrem de algumas formas de depressão, juntamente com ansiedade, pensamentos obsessivos (tais como o da maçã caramelada) ou comportamentos compulsivos. Você pode aumentar a serotonina:

- fazendo exercícios físicos, os quais permitem que o triptofano, uma molécula relativamente pequena que é precursora da serotonina, tenha maior acesso ao cérebro
- praticar a força de vontade. Ceder aos comportamentos obsessivos os solidifica no cérebro e estabelece trilhas nervosas para torná-las mais automáticas. Praticar a força de vontade provoca de fato o efeito oposto, modifica o cérebro, da mesma forma que os medicamentos com serotonina, tais como o Prozac
- tomar suplementos, tais como o 5-hidroxitriptofano (5-HTP), o triptofano, o inositol ou a erva-de-são-joão. Comprovações científicas confiáveis apoiam o benefício do 5-HTP para ajudar pessoas a perder peso. O inositol é uma substância química encontrada no cérebro que, afirmam, ajuda os neurônios a usarem a serotonina mais eficientemente. A erva-de-são-joão vem das flores da planta da erva e parece aumentar a serotonina disponível no cérebro. Ver o Apêndice C, "A solução dos suplementos", para obter mais informações.

3. GABA

O GABA, ou o ácido gama-aminobutírico, é um aminoácido que ajuda a regular a excitabilidade do cérebro e a acalmar os disparos excessivos nele. O GABA e seus motivadores, tais como o anticonvulsivo gabapentina e a tianina (encontrada no chá verde), inibem os disparos excessivos dos neurônios, o que resulta em uma sensação de calma e mais autocontrole. Níveis baixos de GABA foram associados a muitos transtornos psiquiátricos, inclusive à ansiedade e a algumas formas de depressão. Em vez de comer em excesso, beber ou usar drogas para acalmar sua ansiedade, formas naturais para aumentar o GABA podem ajudar. Frequentemente recomendo suplementos com GABA.

- Glicina também é um neurotransmissor inibidor, o que significa que ela acalma a atividade cerebral. É uma proteína importante do cérebro, e estudos recentes demonstraram sua eficácia no tratamento do transtorno obsessivo-compulsivo e na diminuição da dor.

- Tianina, um dos componentes do chá verde, também estimula o GABA, ajudando, ao mesmo tempo, a concentração e a agilidade mental.

4. Endorfinas

As endorfinas são substâncias químicas ligadas à sensação de prazer e à eliminação da dor. São as substâncias naturais do corpo parecidas com a morfina ou a heroína. Essas substâncias estão muito envolvidas com o vício e a perda de controle. As formas naturais de aumentar as endorfinas incluem:

- exercício físico, explicação para algumas pessoas sentirem um "barato" de corredor quando se exercitam intensamente
- acupuntura, eficaz em várias síndromes da dor. Seu efeito positivo como analgésico pode ser bloqueado pelo uso de medicamentos bloqueadores de endorfinas, tais como a naltrexona
- hipnose, que provou ser útil nas síndromes da dor

A solução das ânsias envolve equilibrar as áreas do cérebro e a química do prazer e do controle. Ela envolve usar o CPF como um mestre controlador e assegurar que haja um freio nos centros do prazer e da emoção para ajudá-los a orientar você na direção que deseja ir.

A solução da ânsia

Usurpadores da força de vontade	Estimuladores da força de vontade
Qualquer problema cerebral	Saúde cerebral
Trauma cerebral	Foco na proteção do cérebro
Falta de sono	Sono adequado (pelo menos sete horas)
Nível baixo de açúcar no sangue	Refeições pequenas e frequentes com pelo menos alguma proteína para manter o nível de açúcar saudável no sangue
Dieta de baixa qualidade	Dieta enriquecida
Álcool	Abstinência de álcool
Transtorno de deficit de atenção e hiperatividade	Bem concentrado, escrever objetivos (ver Página milagrosa, página 44)

Algumas formas de depressão	Escrever em um diário quando estiver triste ou ansioso
Ansiedade	Meditação para relaxar e estimular o CPF
Pensamentos negativos	Eliminação dos PENAs (pensamentos negativos automáticos)
Foco em problemas e medos	Prática da gratidão
Maus hábitos, ceder	Prática da força de vontade
Prazer em demasia	Cuidado com o prazer ou a tecnologia em excesso
Formas artificiais de prazer	Fontes naturais de prazer
Comportamentos negativos ou sem sentido	Envolvimento em atividades positivas e significativas
Isolamento social	Apoio social
Negação dos problemas	Tratamento com eficácia de qualquer problema cerebral
Falta de exercício físico	Exercícios físicos
Negação dos sentimentos	Entendimento dos disparadores emocionais
	Diminuição das ânsias com B6, magnésio e rDCI
	Aumento da dopamina (tirosina, fenilalanina, S-Adenosilmetionina)
	Aumento da serotonina (5-HTP, triptofano, inositol, erva-de-são-joão)
	Aumento do GABA (GABA, glicina, tianina)
	Aumento de endorfinas (exercícios físicos, acupuntura e hipnose)

3

A SOLUÇÃO DO PESO

USE O CÉREBRO PARA ATINGIR O PESO IDEAL

Sou o que comi... e estou apavorado.

– BILL COSBY

Rebecca, 44 anos, não conseguia parar de comer, sobretudo à noite. Ela passava o dia inteiro pensando em comida. Os pensamentos a assombravam, muito embora não desejasse tê-los. Ao longo de oito anos ela ganhou cerca de 5 quilos por ano e estava 36 quilos acima do peso, apesar de ter tentado várias dietas e frequentado diversas clínicas de emagrecimento. Odiava a aparência que tinha e nutria extrema repugnância por si mesma. A dieta de Atkins – de alto teor proteico e pouco carboidrato – a deixou nervosa e sensível. Comprimidos para emagrecer a deixaram ansiosa. Ela se sentia como se precisasse de um copo – ou dois ou três – de bebida alcoólica à noite para acalmar suas preocupações, mas as calorias extras certamente não estavam ajudando a lidar com seu problema de peso. Ela veio à nossa clínica porque começava a ter problemas conjugais, em parte porque o marido estava preocupado com o peso dela, mas também porque ela não conseguia esquecer mágoas, era incessantemente rancorosa e preocupada.

Rick, 37 anos, aumentava de peso todos os anos. Tinha 1,80 m de altura e 115 quilos. Por ser um vendedor extremamente bem-sucedido em uma grande companhia de bebidas alcoólicas da Costa Oeste, ele viajava muito e ia a muitos jantares especiais e eventos esportivos. Sua mulher começou a reclamar do peso dele, o que o deixava zangado. "Por que ela simplesmente não me ama do jeito que eu sou?", pensou, muito embora ela tivesse casado com ele quando ele pesava 35 quilos a menos, há uma década. Na infância e na adolescência, Rick tivera problemas de concentração e para controlar a impulsividade. Nem tinha terminado o primeiro ano da faculdade e conseguiu um emprego na indústria de bebidas alcoólicas, que ele adorava. Rick trouxe o filho à nossa clínica por causa de problemas na escola, muito parecidos com os que Rick também tivera. Após ver o quanto o filho melhorara com o tratamento, Rick decidiu pedir uma avaliação pessoal também.

Cherrie, 52 anos, fora bulímica na adolescência e a verdade oculta para ela era que ainda tinha episódios de gula excessiva e de forçar o vômito, sobretudo durante períodos de estresse. Há muito tempo, Cherrie estava 13 quilos acima do peso e odiava sua aparência. Ela não se despia na frente do marido e percebeu que frequentemente brigava com ele para não ter que fazer sexo ou ser vista nua. Seus pensamentos eram extremamente negativos, e ela hesitava entre ser obsessiva com o trabalho e com os afazeres domésticos e ficar sobrecarregada e desorganizada. Cherrie cresceu em um lar de alcoólatras e tinha problemas para falar sobre seus sentimentos e sua confiança nos outros.

Ela tentara vários programas de dieta, sem sucesso, até a moda do programa fenfluramina-fentermina da década de 1990. Seguindo esse programa, uma combinação de medicamentos que aumentava os neurotransmissores serotonina (fenfluramina) e dopamina (fertermina), Cherrie foi surpreendentemente bem-sucedida, perdendo os indesejáveis quilos e se sentindo mais estável do ponto de vista emocional do que já fora antes. Quando o medicamento foi retirado do mercado porque se descobriu que a fenfluramina estava associada a uma doença mortal chamada hipertensão pulmonar, Cherrie teve uma recaída e voltou à montanha-russa emocional e a fracassar em perder peso e não engordar novamente. Cherrie veio nos consultar a conselho da irmã, cuja depressão tratávamos.

Jerry, 62 anos, estava frustrado com seus problemas de peso. Quando criança, teve uma boa forma física, era atlético, enérgico e adorava pegar sol. Foi criado no sul da Califórnia e aproveitou muito a praia, o surfe e o vôlei. Aos 30 anos, ainda em boa forma, conseguiu um novo emprego, no noroeste, como supervisor da Boeing. Adorava o trabalho, a nova responsabilidade e o salário, mas, com o tempo, percebeu que, sobretudo no inverno, o humor e a energia deterioravam e ele começava a ganhar peso apesar de tentar se exercitar. Ao longo do tempo, mantinha mais o peso que ganhava no inverno do que o que atingia no verão. O ganho e a perda de peso eram como um ioiô que estava perdendo a força. Ele também reclamava de muitas outras dores. Jerry procurou nossa clínica no noroeste para entender seus humores e seu peso.

Conie, 28 anos, parecia estar constantemente comendo. Mastigava no caminho para o trabalho, no trabalho, no caminho para casa e até tarde da noite. Descobriu que quando tentava ficar sem comer por algumas horas se sentia ansiosa e nervosa. Muitas vezes, tinha uma sensação de apreensão e estava frequentemente esperando algo ruim acontecer. Diversas vezes ela reclamou de intestino irritável, músculos doloridos e dores de cabeça. A maconha a ajudou a se acalmar na faculdade, mas também lhe dava "larica", ou seja, o desejo de comer doces, então ela a usava apenas esporadicamente. O peso continuou a subir; quando atingiu 75 quilos em seu 1,60 m, sabia que algo precisava ser feito. Ela veio à nossa clínica porque a família reclamara de seu nível de ansiedade e irritabilidade.

Camille, 64, não conseguia manter o peso. Dois anos antes de nos procurar passou por um divórcio difícil, e no ano anterior, a mãe dela morrera. Camille perdera 10 quilos nessa época e agora nenhuma de suas roupas lhe servia. Ela sentia como se todo o seu sistema estivesse hiperacelarado. Tinha problemas para dormir; os pensamentos pareciam andar a mil por hora; tinha diarreia; e tanto os batimentos cardíacos quanto a pressão arterial estavam elevados. Ela veio à nossa clínica para a ajudarmos a acalmar a mente e o corpo e ganhar algum peso.

UM ÚNICO MODELO *NÃO* SERVE PARA TODOS

Rebecca, Rick, Cherrie, Jerry, Connie e Camille lutavam contra seus pesos. No entanto, todos tinham quadros clínicos e padrões cerebrais muito diferentes.

Rebecca era uma gulosa compulsiva. Ela não conseguia parar de pensar em comida. O exame SPECT de seu cérebro mostrou atividade demais na parte anterior do cérebro (em uma área chamada córtex cingulado anterior), provavelmente devido a níveis baixos do neurotransmissor serotonina. Em um programa sensato de perda de peso associado à ingestão de 5-HTP, para elevar os níveis de serotonina de seu cérebro, ela perdeu peso; se sentiu mais feliz; ficou mais relaxada e passou a se entender melhor com o marido.

Rick era um guloso impulsivo. Ele também tinha problemas em controlar seu comportamento. A tomografia de seu cérebro mostrou atividade muito reduzida no córtex pré-frontal, provavelmente devido a níveis baixos de dopamina; por isso, ele tinha problemas em controlar seu comportamento. Assim como o filho, ele foi diagnosticado com DDA. No tratamento para aumentar os níveis de dopamina, ele se sentiu mais concentrado e com melhor controle sobre seus impulsos. Durante o primeiro ano, perdeu 15 quilos e passou a se entender melhor com a mulher e com o filho.

Cherrie era uma gulosa impulsiva-compulsiva. Cherrie tinha característi-cas tanto de impulsividade (bulimia) quanto de compulsividade (manifestada pelos pensamentos negativos repetitivos e pelo comportamento rígido). O exa-me SPECT de seu cérebro mostrou áreas do córtex pré-frontal tanto hiperati-vas quanto hipoativas, provavelmente devido a níveis baixos de serotonina e dopamina. Em minhas pesquisas descobri que esse padrão é comum em filhos e netos de alcoólatras. No tratamento para elevar tanto os níveis de serotonina quanto os de dopamina ela se sentiu muito mais equilibrada do ponto de vista emocional e perdeu peso sistematicamente.

Jerry sofria de distúrbio afetivo sazonal (DAS) ou de gula emocional. Ele passara a ter problemas de humor e para controlar o peso após mudar para um local onde havia pouca luz solar. Sofria de distúrbio afetivo sazonal, o qual foi associado a níveis baixos de vitamina D, e o estudo SPECT de seu cérebro mos-trou uma atividade aumentada no cérebro emocional ou límbico e uma atividade reduzida no CPF. Por meio de uma combinação de vitamina D, terapia de luz forte e S-Adenosilmetionina, ele melhorou muito; passou a sentir menos dor e, em dois anos, voltou ao peso que tinha antes de se mudar para aquele lugar.

Connie era uma gulosa ansiosa. Ela se automedicava com comida para tra-tar a ansiedade oculta. O estudo SPECT de seu cérebro mostrou atividade in-crementada nos gânglios basais, uma área frequentemente associada à ansieda-de. Ao acalmar a ansiedade com técnicas de relaxamento e uma combinação de B6, magnésio e GABA, ela parou de comer constantemente, sentindo-se mais relaxada e no controle de suas emoções e comportamentos. Perdeu 9 quilos no ano seguinte e percebeu um aumento em sua energia.

Camille tinha uma sobrecarga de adrenalina. Isso a fazia definhar. O es-tresse intenso crônico provocado pelo divórcio e pela perda recente da mãe re-colocou o cérebro e o corpo em um estado de hiperatividade. O estudo SPECT de seu cérebro mostrou uma atividade geral aumentada nos centros profundos do órgão, um padrão SPECT que denominamos diamante por causa da hipe-ratividade das diferentes estruturas que vemos. Durante os tratamentos para acalmar o cérebro dela – que incluíram uma forma de psicoterapia chamada DRMO para pessoas que foram emocionalmente traumatizadas, mais fosfatidilserina, B6, magnésio e GABA –, ela conseguiu dormir, acalmar a mente e voltar ao peso normal.

POR QUE A MAIORIA DAS ABORDAGENS DE CONTROLE DE PESO NÃO FUNCIONA?

Os comprimidos, clínicas, livros, programas e livros de receita para perder peso podem ser encontrados em todos os lugares. Por que há tantas abordagens diferentes à perda e ao controle de peso? Por que elas, em geral, apresentam resultados tão ruins? Por que as pessoas estão sempre buscando a próxima novidade e o próximo milagre? O problema com toda a noção de controle de peso é que um tratamento, um programa ou um método é anunciado como uma solução para todos. Com base em nosso trabalho com imagens cerebrais de dezenas de milhares de pacientes, afirmamos que a premissa para a maioria dos programas de controle de peso que promove um único caminho ou uma única receita é ridícula. Primeiro, você precisa conhecer seu cérebro e, depois, direcionar as intervenções de uma forma adequada às suas necessidades específicas.

Se você examinar as descrições abaixo e responder ao questionário simplificado do Apêndice B e à versão online ampliada em www.amenclinics.com/cybcyb, você terá uma ideia de como seu cérebro funciona e que necessidades específicas pode ter. Em seguida, com base em suas respostas, poderá direcionar melhor as intervenções de tratamento. Naturalmente, você deve fazer isso juntamente com seu médico.

RESUMO DA AMEN CLINICS: SEIS TIPOS DE QUESTÕES RELACIONADAS AO CONTROLE DE PESO

Tipo 1: O guloso compulsivo

Pessoas com essa compulsão têm problemas para desviar a atenção e tendem a ficar presos em pensamentos sobre comida ou comportamentos alimentares compulsivos. Também podem ficar ansiosas ou presas a pensamentos depressivos. O mecanismo básico desse tipo é que elas tendem a ficar presas a um curso de ação e a ter dificuldades em ver opções, desejando ter tudo feito à sua maneira. Lutam com a inflexibilidade cognitiva. Esse tipo também está associado à preocupação, ao rancor e a problemas com comportamento oposicionista ou argumentativo. A síndrome da alimentação noturna – tendência a se empanturrar à noite e a não ter fome cedo no dia seguinte –, em geral, atende a esse padrão.

O resultado mais comum do SPECT cerebral desse tipo é a atividade do córtex cingulado anterior aumentado, que é mais comumente causado por níveis baixos de serotonina no cérebro. Dietas de alto teor proteico, comprimidos para emagrecer e estimulantes, tais como o metilfenidato, em geral, pioram esse tipo. As intervenções para aumentar a serotonina no cérebro são, muitas vezes, as mais úteis. Do ponto de vista dos suplementos (ver Apêndice C), a 5-HTP, o triptofano, a erva-de-são-joão e a vitamina inositol do complexo B são úteis, como também são as substâncias que aumentam a serotonina, tais como a fluoxetina, a sertralina e o escitalopram. Na verdade, está cientificamente provado que o 5-HTP ajuda a perder peso, e em minha experiência descobri que ele funciona melhor nesse tipo.

PASSO PARA AÇÃO

Intervenções comportamentais que elevam os níveis de serotonina para ajudar os gulosos compulsivos:

- Exercite-se para permitir que mais triptofano, um precursor da serotonina, chegue ao cérebro.
- Se tiver um pensamento negativo ou orientado para comer mais de três vezes, levante-se e vá fazer algo que o distraia.
- Faça uma lista de dez coisas que você pode fazer para se distrair em vez de comer.
- Pessoas desse tipo sempre se saem melhor se tiverem opções, e não obrigações. Não lhes diga onde eles vão comer ou o que comerão; dê-lhes opções.
- Evite se opor automaticamente aos outros, ou dizer não, até para você mesmo.
- Se você tem dificuldade para dormir, tente tomar um copo de leite quente com uma colher de extrato de baunilha e algumas gotas de estévia.

Tipo 2: O guloso impulsivo

Pessoas desse tipo lutam contra a impulsividade e têm dificuldade para controlar o comportamento, muito embora quase todo dia tenham a intenção de comer bem. "Vou começar uma dieta amanhã" é seu mantra comum. Esse tipo é o resultado de uma carência de atividade do córtex pré-frontal. O CPF age como o supervisor do cérebro. Ele ajuda as funções executivas, tais como o intervalo de atenção, a previdência, o controle de impulsos, a organização, a motivação e o planejamento. Quando o CPF está hipoativo, as pessoas reclamam de ficarem desatentas, distraídas, enfadadas, impulsivas e terem dificuldades para cumprir tarefas. Esse tipo apresenta frequentemente DDA, que está associado a questões de longo prazo de intervalo de atenção curto, distração, desorganização, inquietação e impulsividade.

Uma pesquisa publicada em julho de 2008 na edição de *Pediatrics* revelou que crianças e adolescentes com DDA, que não tomam medicação, correm uma vez e meia mais risco de estar acima do peso do que os que não apresentam DDA. Esses indivíduos têm mais propensão a serem gulosos impulsivos. Por outro lado, os que estão tomando medicação para o DDA mostram uma vez e seis décimos mais chances de ficarem abaixo do peso se comparados com os que não apresentam DDA, o que é um efeito colateral do medicamento, o qual diminui o apetite.

Os gulosos impulsivos também podem resultar de alguma forma de exposição tóxica, um acidente de quase afogamento, uma lesão cerebral na parte posterior do cérebro ou uma infecção cerebral, tal como a síndrome da fadiga crônica (FSC). O resultado mais comum encontrado no SPECT cerebral desse tipo é a atividade diminuída no CPF, a qual está mais frequentemente associada a níveis baixos de dopamina no cérebro. As dietas ricas em carboidratos e os medicamentos que aumentam a serotonina, tais como os que contêm os princípios ativos fluoxetina, sertralina e escitalopram, ou os suplementos, tais como o 5-HTP, em geral, pioram esse tipo. As intervenções para aumentar a dopamina no cérebro são, muitas vezes, as mais úteis. Do ponto de vista dos suplementos, o chá verde e a rodiola são úteis, como também são os medicamentos com estimulantes, tais como a fentermina, anfetamina e metilfenidato, que são muito usados no tratamento de DDA.

PASSO PARA AÇÃO

Intervenções comportamentais para aumentar a dopamina e ajudar os gulosos impulsivos:

- Exercício físico, que ajuda a aumentar o fluxo sanguíneo e a dopamina no cérebro – sobretudo fazer uma atividade física que você adora.
- Foco claro – faça uma lista de objetivos para atingir o peso que deseja e ter saúde e coloque-a onde possa vê-la todos os dias.
- Supervisão externa – alguém em que você confia acompanhando-o com regularidade para ajudá-lo a permanecer focado.
- Evitar dizer sim impulsivamente para ofertas de mais comida ou bebida e praticar dizer "Não, obrigado, estou satisfeito".

Tipo 3: O guloso impulsivo-compulsivo

Pessoas com esse tipo têm uma combinação de características impulsivas e compulsivas. Os exames SPECT do cérebro tendem a mostrar atividade baixa no córtex pré-frontal (associado com a impulsividade, provavelmente devido aos níveis baixos de dopamina) e a atividade alta do córtex cingulado anterior (associado com a compulsividade e com os níveis baixos de serotonina). Esse padrão é comum nos filhos e netos de alcoólatras. Pessoas com esse tipo misto tendem a se sair muito bem do ponto de vista emocional e comportamental com uma combinação de fenfluramina e fentermina, a qual aumenta a dopamina e a serotonina no cérebro.

Em geral, usar apenas intervenções de serotonina ou a dopamina piora o problema. Por exemplo, usar um medicamento ou suplemento com serotonina ajuda a acalmar a compulsão, mas piora a impulsividade. Usar um medicamento ou suplemento vitamínico com dopamina ajuda a diminuir a impulsividade, mas aumenta os comportamentos compulsivos. Os tratamentos para aumentar a dopamina e a serotonina ao mesmo tempo, com uma combinação de suplementos, tais como o chá verde e o 5-HTP, ou medicamentos, tais como os que contêm fluoxetina e metilfenidato, funcionaram melhor segundo minha experiência.

PASSO PARA AÇÃO

Intervenções comportamentais para incrementar a serotonina e a dopamina e ajudar os gulosos impulsivos-compulsivos:

- Exercícios físicos.
- Estabelecer objetivos.
- Evitar se opor automaticamente aos outros, ou dizer não, inclusive para si mesmo.
- Evitar dizer sim impulsivamente.
- Ter opções.
- Distrair-se se estiver com um único pensamento na mente.

Tipo 4: Os gulosos DAS ou emocionais

Pessoas com esse tipo frequentemente comem para medicar sentimentos ocultos de tédio, solidão ou depressão. Seus sintomas podem abranger de tristeza invernal a tristeza suave crônica (distimia), a depressões mais sérias. Outros sintomas podem incluir uma perda de interesse pelas atividades geralmente prazerosas; diminuição da libido; surtos de choro; sentimentos de culpa, impotência, desesperança ou sensação de inutilidade; mudanças do padrão do sono e do apetite; níveis baixos de energia; pensamentos suicidas e baixa autoestima. Os resultados do SPECT relacionados a esse tipo mostram uma atividade acentuadamente aumentada nas áreas límbicas profundas do cérebro e uma atividade diminuída do CPF.

A ocorrência desse tipo no inverno, em geral, é mais observada em climas meridionais, onde frequentemente há deficiência de luz solar e níveis baixos de vitamina D. Os níveis baixos de vitamina D estão associados à depressão, problemas de memória, obesidade, doença cardíaca e baixa imunidade. Recentemente, há um aumento nas deficiências de vitamina D mesmo em estados setentrionais e ocidentais no verão. Há duas razões para isso: as pessoas estão usando mais filtro solar do que nunca, então não estão se expondo ao sol mesmo quando ao ar livre e estão passando mais tempo dentro de casa, nos computadores, ou assistindo à televisão. Alguns pesquisadores acreditam que quase a metade da população norte-americana sofre de deficiência de vitamina D. Testo todos os meus pacientes para detectar esse problema solicitando o exame de 25-hidroxi vitamina D. Para tratar os gulosos DAS ou emocionais, verifique os níveis de vitamina D e corrija-os, quando estiverem baixos, tomando suplementos. A terapia da luz clara pode ser útil para corrigir essa deficiência, ajudar os estados de humor e para perder peso.

Há comprovações de que a terapia da luz clara também pode aumentar a eficácia da atividade física para a perda de peso. Em estudos, ela reduziu significativamente os episódios de empanturramento nas pessoas com bulimia e é um tratamento eficaz para o DAS. As pesquisas também descobriam que ela é mais eficiente do que os medicamentos que contêm fluoxetina para esses pacientes. Usar a terapia da luz clara no ambiente profissional tem sido eficaz na melhora do humor, da energia, da agilidade e da produtividade.

PASSO PARA AÇÃO

Intervenções comportamentais para melhorar o humor e ajudar os gulosos DAS ou emocionais:

- Exercícios físicos para aumentar o fluxo sanguíneo e multiplicar os neurotransmissores no cérebro.
- Acabar com os PENAs (pensamentos negativos automáticos) que usurpam sua felicidade.
- Fazer uma lista de cinco coisas pelas quais você está agradecido todos os dias (foi comprovado que isso aumenta o nível de felicidade em apenas três semanas).
- Voluntariar-se para ajudar os outros, o que ajuda a ser mais extrovertido e ficar menos focado em seus próprios problemas.
- Cercar-se de cheiros bons, tais como lavanda.
- Experimentar tomar melatonina para ajudar a dormir.
- Trabalhar para melhorar seus relacionamentos.

Da mesma forma, verifique seus níveis de DHEA. O DHEA é um hormônio mestre que foi encontrado em baixa quantidade em muitas pessoas com depressão e obesidade. Está cientificamente comprovado que os suplementos com DHEA ajudam determinados pacientes a perder peso. Outro tratamento útil para gulosos emocionais é o suplemento natural com S-Adenosilmetionina, em dosagens de 400 a 1.600 mg. Cuidado com o S-Adenosilmetionina se você já teve um episódio de mania. Tome-o pela manhã uma vez que ele possui propriedades energizantes que podem interferir no sono. Gosto de medicações com S-Adenosilmetionina (SAMe) para esse tipo, as quais já provaram ter propriedades que auxiliam a reduzir o peso.

Tipo 5: O guloso ansioso
Pessoas com esse tipo tendem a usar a comida para medicar sentimentos ocultos de ansiedade, tensão, nervosismo e medo. Elas tendem a se sentir desconfortáveis na própria pele. Podem ficar tomadas de sentimentos de pânico, medo e insegurança e sofrer de sintomas físicos de ansiedade, tais como tensão muscular, roer as unhas, dores de cabeça, dor abdominal, palpitações cardíacas, falta de ar e músculos doloridos. É como se tivessem uma sobrecarga de tensão e emoção. As pessoas com esse tipo tendem a prever o pior e a olhar para o futuro com medo. Podem ser excessivamente envergonhadas, facilmente assustadas e congelar em situações emocionalmente complexas. Os resultados dos SPECTs desse tipo mostram uma atividade aumentada dos gânglios basais, que é comumente causada por níveis baixos do neurotransmissor calmante GABA.

As intervenções para aumentar o GABA, usando B6, magnésio e GABA são, em geral, as mais úteis. Do ponto de vista da medicação, existem evidências fortes de que os anticonvulsivos que possuem a substância ativa topiramato auxiliam a perda de peso e, em minha experiência, ela é especialmente proveitosa para esse tipo. As terapias relaxantes também podem ser úteis para acalmar essa parte do cérebro.

PASSO PARA AÇÃO

Intervenções comportamentais para aumentar o GABA e acalmar o cérebro para ajudar os gulosos ansiosos:

- Exercícios físicos.
- Tentar exercícios de relaxamento, tais como:
  - meditação
  - orações
  - hipnose
  - exercícios de respiração diafragmática profunda
  - técnicas de aquecimento das mãos
- Eliminar os PENAs relacionados à ansiedade.
- Para dormir, tentar a auto-hipnose, kava kava ou raiz valeriana.

Tipo 6: O anoréxico carregado de adrenalina

Para a maioria das pessoas o estresse em excesso leva ao ganho de peso. Porém, algumas pessoas têm problemas em manter um peso corporal saudável quando estão estressadas. O estresse provoca a entrada em um estado emocional sobrecarregado, e elas começam a definhar. Em geral, os pensamentos dessas pessoas são frequentemente acelerados, elas tendem a ter dificuldade para dormir, podem ter diarreia e, muitas vezes, reclamam de problemas de memória. Os estudos SPECT de seus cérebros mostram atividade aumentada em geral, sobretudo nos centros profundos do cérebro, semelhante ao que vemos no transtorno por estresse pós-traumático ou TEPT.

Os tratamentos para acalmar o cérebro são, em geral, os mais úteis, inclusive o DRMO (dessensibilização e reprocessamento através dos movimentos oculares – ver www.emdria.org para obter mais informações a respeito), hipnose e terapia cognitiva. Os suplementos que contêm fosfatidilserina (PS), B6, magnésio e GABA também ajudam a acalmar o estresse. Não uso remédio algum atualmente para ajudar as pessoas a ganhar peso. Qualquer medicamento que eu possa prescrever dependerá de outros fatores que podem estar contribuindo para o estresse atual.

PASSO PARA AÇÃO

Intervenções comportamentais – as mesmas recomendadas para os gulosos ansiosos – que aumentam o GABA e acalmam o cérebro para ajudar os anoréxicos com sobrecarga de adrenalina:

- Exercícios físicos.
- Tentar exercícios de relaxamento, tais como:
  - meditação
  - orações
  - hipnose
  - exercícios de respiração diafragmática profunda
  - técnicas de aquecimento das mãos
- Eliminar os PENAs relacionados à ansiedade.
- Para dormir, tentar a auto-hipnose, kava kava (*Piper methysticum*), ou raiz valeriana.

Conhecer seu tipo de cérebro é essencial para a solução do peso e para obter a ajuda correta. Para qualquer solução do peso ser eficaz ela deve ser centrada no seu tipo de cérebro, nos seus problemas e em suas necessidades específicas. Qualquer programa que lhe dê uma abordagem do tipo "solução universal" está destinada ao fracasso.

Você é mais de um tipo?

Ser mais de um tipo é comum e simplesmente significa que você pode precisar de uma combinação de intervenções. O Tipo 3, Guloso impulsivo-compulsivo, é, na verdade, uma combinação do Tipo 1, Guloso compulsivo, e do Tipo 2, Guloso impulsivo. É comum ter o Tipo 1 misturado com o Tipo 4, Guloso DAS ou emocional, ou com o Tipo 5, Guloso ansioso. Nesses casos, podemos misturar 5-HTP para o Tipo 1 com S-Adenosilmetionina para o Tipo 4 ou GABA com Tipo 5. Repito, é sempre aconselhável discutir essas opções com seu médico. Se ele, ou ela, não conhecer muito sobre os tratamentos naturais, consulte um naturopata ou um médico especializado em medicina integrativa ou em tratamentos naturais.

O PESO CONTINUA SENDO UM PROBLEMA CRESCENTE

Nossos maus hábitos alimentares estão nos transformando em uma das gerações mais gordas do planeta. Mais da metade das mulheres nos Estados Unidos possui uma cintura que mede mais de 90 centímetros, enquanto que a da metade de seus correspondentes masculinos mede mais de 100 centímetros. A obesidade está se tornando uma epidemia com um impacto devastador em nossa saúde e em nossos cérebros. Pesquisas realizadas entre 2005 e 2006 indicam que um terço dos homens adultos e mais de 35 por cento das mulheres adultas nos Estados Unidos estão obesos. Aproximadamente 6 milhões de pessoas são consideradas obesos mórbidos, o que é definido como estar, pelo menos, 45 quilos acima do peso ideal. A obesidade é determinada pelo índice de massa corporal (IMC) da pessoa, que é o resultado da divisão do peso pela altura.

Categorias de índice de massa corporal (IMC)

- Magreza: < 18,5
- Saudável: 18,5 a 24,9

- Sobrepeso: 25 a 29,9
- Obeso: 30 ou mais
- Obesidade mórbida: 40 ou mais

Fontes: Organização Mundial de Saúde e American Society for Metabolic & Bariatric Surgery

Eis os passos para calcular seu IMC: dividir a massa pelo quadrado de sua altura, onde a massa está em quilogramas e a altura, em metros.

IMC = massa ÷ (altura x altura)

Por exemplo: se você tem 72 kg de massa e mede 1,70 m de altura, teremos:

IMC = 72 ÷ (1,70 x 1,70) = 24,91 kg/m2 (saudável)

Ou, se você pesa 120 kg e mede 1,70m, o cálculo de seu IMC é:

120 ÷ (1,70 x 1,70) = 41,5 (obesidade mórbida)

A obesidade mórbida está associada a mais de 30 distúrbios e doenças, inclusive o diabetes tipo 2, as doenças cardíacas e a hipertensão, assim como problemas no cérebro, tais como derrames, dores de cabeça crônicas, apneia e mal de Alzheimer. Essas doenças podem destruir a vida de uma pessoa. O diabetes é uma doença que ocorre quando os níveis de açúcar no sangue não estão certos. Um nível de açúcar elevado faz com que pequenos vasos sanguíneos se fragilizem e rompam, o que pode levar a consequências terríveis. Tenho um amigo que é diabético e, devido a essa doença perdeu a visão e teve as duas pernas amputadas. Se você tem um problema de saúde, tal como diabetes ou doença cardíaca, é ainda mais importante comer corretamente para evitar ou adiar seu avanço. A obesidade também está associada às hospitalizações significativamente prolongadas devido a distúrbios semelhantes a essas doenças. Em última análise, a obesidade aumenta muito o risco de morte. Uma revisão de vários estudos de longo prazo sobre obesidade e longevidade descobriu que o risco de morte aumenta à medida que o peso está acima da normalidade.

As pessoas obesas ou acima do peso também possuem cérebros menores do que as magras, de acordo com uma nova pesquisa divulgada no periódico *Human Brain Mapping*. Os cientistas usaram tomografias do cérebro para determinar a quantidade de tecido cerebral existente em 94 pessoas acima de 70 anos. Eles descobriram que os indivíduos obesos tinham 8 por cento a menos de tecido cerebral e que seus cérebros pareciam 16 anos mais velhos do que os de pessoas com peso normal. Os que estavam acima do peso tinham 4 por cento menos tecido cerebral, e o cérebro delas aparentava ter oito anos a mais.

A perda de tecido ocorreu em várias áreas importantes do cérebro. Nas pessoas obesas, as perdas afetaram os lobos frontais, o córtex cingulado anterior, o hipocampo, os lobos temporais e os gânglios basais. Na população acima do peso, perdas cerebrais ocorreram nos gânglios basais, na *corona radiata* (massa branca que acelera a comunicação entre áreas diferentes do cérebro) e no lobo parietal. No todo, a perda do tecido cerebral aumenta bastante o risco de desenvolver o mal de Alzheimer, demência e outros distúrbios cerebrais em pessoas acima do peso e obesas.

Se você precisa de mais provas de que ganhar peso é ruim para a saúde de seu cérebro, pesquisadores da University of Pittsburgh usaram imagens para examinar os efeitos do aumento do IMC em 48 mulheres, de outra forma saudáveis, no período pós-menopausa. Eles descobriram que aquelas cujo IMC aumentou após a menopausa estavam mais propensas a apresentar uma redução na massa cinzenta.

O que é pior ainda é que nossos filhos estão ficando acima do peso ou obesos de modo alarmante. Estudos mostram que uma porcentagem assustadora de 34 por cento de crianças e adolescentes estão atualmente acima do peso ou correm o risco de ficar acima do peso, e mais de 16 por cento de indivíduos entre 2 e 19 anos estão obesos. Entre os mais jovens, a obesidade está subindo de forma muito acelerada, o que expõe nossas crianças e adolescentes a um risco maior de contrair diversas doenças e distúrbios que afetam negativamente a função cerebral.

Se você estiver acima do peso ou adora alguém que esteja, é importante pensar nisso como algo que ameaça a vida. A atitude mental aqui é fundamental. Provocar alguma ansiedade, ou provocar um alarme cerebral, é muitas vezes essencial para que as pessoas tomem as providências necessárias para se tornarem saudáveis. Acredito que também seja importante tratar a obesidade como uma doença crônica, porque ela é. E precisamos pensar em continuar com dietas saudáveis durante a vida inteira, não apenas por poucos meses para entrar no vestido de noiva ou no terno para aquela ocasião especial.

Quando se trata do cérebro, tamanho é documento. Um cérebro menor significa função cerebral reduzida, o que pode afetar todos os aspectos de sua vida – seus relacionamentos, sua carreira e seu humor.

GORDURA É MAIS DO QUE SIMPLESMENTE GORDURA

Lembro-me do primeiro dia de laboratório de dissecação anatômica na faculdade de medicina como se fosse hoje. Alguns de meus colegas tinham estômago fraco e tiveram que correr para o banheiro. Mesmo antes de vomitar, havia um cheiro na sala diferente de tudo que a maioria de nós experimentara. Alguns alunos ficavam nervosos. Eu estava animado e fascinado. Anatomia e neuroanatomia eram minhas matérias favoritas. Irma foi a mulher que doou o cadáver para que meus colegas e eu pudéssemos nos tornar médicos qualificados. Irma e eu passamos muitas horas juntos. Lembro, quando cortei sua carne, de como fiquei impressionado ao ver o amarelo brilhoso da camada oleosa de gordura por baixo da pele. Não fazia a menor ideia de que a gordura era algo mais do que, bem, gordura. Desde aquele dia, no inverno de 1978, a gordura adquiriu um sentido completamente novo para mim. A gordura do corpo não é apenas um reservatório de energia, ela é uma fábrica ativa de produção de hormônios e de armazenagem de toxinas e, definitivamente, mais gordura não é bom.

A gordura produz o hormônio leptina, que, em geral, desativa o apetite. Infelizmente, quando as pessoas estão acima do peso, o cérebro se torna menos sensível à leptina e ele perde o efeito positivo de frear a ânsia de comer. As células de gordura também produzem o hormônio adiponectina, que também ajuda a diminuir o apetite e aumenta a queima de gorduras. À medida que os depósitos de gordura aumentam, os níveis de adiponectina caem e o processo de queima de gordura como combustível, na verdade, se torna menos eficiente. Além disso, as células adiposas produzem as substâncias químicas do sistema imunológico denominadas citocinas, o que aumenta o risco de doenças cardiovasculares, resistência à insulina, aumento de açúcar no sangue e o desenvolvimento de diabetes e inflamações crônicas de nível baixo.

As inflamações estão no cerne de muitas doenças crônicas. O nível de gordura do corpo, sobretudo a gordura abdominal, também está diretamente relacionado a uma taxa mais elevada do colesterol total e do LDL (colesterol ruim), e a uma taxa mais baixa do HDL (o colesterol bom). Juntos, a resistência à insulina, o nível de açúcar alto no sangue, o excesso de gordura abdominal, o colesterol desfavorável, os níveis altos de triglicerídeos e a hipertensão arterial constituem a síndrome metabólica, um fator de risco imenso para doenças cardíacas, derrame, depressão e mal de Alzheimer.

Recentemente, descobriu-se que a gordura armazena substâncias tóxicas; assim sendo, quanto mais gordura no corpo, mais toxinas ele terá. Quanto mais gordura animal você comer, mais toxinas acumulará também. Além disso, a gordura tende a aumentar a quantidade de estrogênio no corpo, sobretudo nos homens. As células adiposas armazenam estrogênio. Elas contêm uma enzima que converte vários outros hormônios esteroides em estrogênio. O estrogênio aumentado dificulta a perda de peso. Ele se vincula a um receptor na superfície das células adiposas, o que promove o crescimento e a divisão das células adiposas, sobretudo nas nádegas e nas coxas.

TREZE COISAS QUE TODOS NÓS DEVEMOS FAZER PARA MANTER O PESO SAUDÁVEL

1. Saber qual é (são) o(s) seu(s) tipo(s).
2. Fazer um exame médico completo, focando nos níveis saudáveis de vitamina D, DHEA e tireoide.
3. Saber o IMC e as necessidades calóricas diárias.
4. Saber o número aproximado de calorias que você consome por dia mantendo um diário sobre alimentação e um registro de calorias e trabalhar para obter "uma ingestão calórica de alta qualidade e um gasto energético de alta qualidade".
5. Exercitar-se quatro ou cinco vezes por semana, começando com caminhadas rápidas e treinamento com pesos leves.
6. Otimizar os níveis hormonais.
7. Dormir bem.
8. Usar técnicas simples de gestão de estresse.
9. Parar de acreditar em todo pensamento negativo que passa pela cabeça.
10. Usar hipnose para ajudar a se manter magro.
11. Tomar suplementos para manter o cérebro saudável.
12. Usar os conselhos deste livro, mantendo o cérebro jovem e ativo para perder 5 quilos.
13. Controlar o peso e não deixar que outras pessoas o engordem.

1. Saber qual é (são) o(s) seu(s) tipo(s). Com base em mais de 55 mil tomografias que fizemos na Amen Clinics, fica claro que nem todo mundo com os mesmos problemas, tais como obesidade ou depressão, tem o mesmo padrão de funcionamento cerebral. As descrições anteriores e o questionário do Apêndice B ou em www.amenclinics.com/cybcyb o ajudarão a saber qual é o seu tipo ou tipos.

2. Fazer um exame médico completo. Não do tipo cinco minutos, mas um exame em que você passa tempo falando com seu médico sobre sua saúde. Os problemas de saúde, tais como estar tomando uma determinada medicação ou ter níveis de hormônios da tireoide baixos ou anormais, falta de vitamina D, DHEA, ou testosterona desequilibrada, ou estar deprimido ou ansioso, podem sabotar seriamente qualquer tentativa de perder, manter ou chegar ao peso ideal.

3. Saber seu IMC e suas necessidades calóricas diárias. Isto é fundamental. O princípio básico da perda ou ganho de peso está no equilíbrio da energia. A fórmula do IMC foi apresentada anteriormente. A fórmula Harris Benedict é comumente usada para ajudar as pessoas a entenderem a quantidade aproximada de calorias diárias que elas precisam para manter seu peso atual. Esse é um número-chave para você entender porque ele servirá como guia para ajudá-lo a perder ou ganhar peso.

Para descobrir suas necessidades calóricas básicas em repouso, ou seja, sua taxa metabólica basal (MB), preencha esta equação com os dados a seu respeito:

Mulheres: MB = 655,1 + [(9,5 x 96 (kg)) + 1,8 x 1,55 (cm)) – (4,6 x 31 (anos))]

Homens: MB = 66,4 + [(13,7 x peso (kg)) + (5 x altura (cm)) – (6,7 x idade(anos))]

Pegue esse número e multiplique-o pelo número apropriado abaixo.

1,2 – se você for sedentário (pouco ou nenhum exercício físico)

1,375 – se você é pouco ativo (exercícios/esportes leves, 1 a 3 vezes por semana)

1,55 – se você é moderadamente ativo (exercícios/esportes moderados, 3 a 5 vezes por semana)

1,75 – se você é muito ativo (exercícios/esportes vigorosos, 6 a 7 vezes por semana)

1,9 – se você é extremamente ativo (exercícios/esportes muito vigorosos e exerce profissão que exige o uso do corpo ou faz treinamento de força duas vezes por dia)

O total é o número de calorias diárias necessárias para você manter o peso atual. Coloque esse número onde você possa vê-lo. Ele vai lhe ajudar a manter controle sobre sua saúde.

4. Saber o número aproximado de calorias que você consome por dia mantendo um diário sobre alimentação e registro de calorias e traba-

lhar para obter uma "ingestão calórica de alta qualidade e um gasto energético de alta qualidade". As pessoas mentem sistematicamente para si mesmas sobre sua alimentação. Elas subestimam o número de calorias que comem e subsequentemente, por ignorância

> ## PASSO PARA AÇÃO
> Lembre-se de que são as pequenas decisões que você toma todos os dias com relação à comida que muitas vezes determinam se você está gordo ou não.

ou negação, arruínam o cérebro e o corpo. Não estou sugerindo que você passe o resto da vida contando caloria, mas sim que use o cérebro para se educar com relação às calorias, ao tipo de alimentação que consome e para o que coloca para dentro do corpo e, em seguida, controle-os.

O estado de Nova York aprovou recentemente uma lei obrigando os restaurantes a colocarem o número de calorias dos alimentos em seu cardápio. Adoro isso! Por quê? Porque permite que as pessoas sejam consumidoras informadas; que usem seus cérebros atentos em vez de pedir impulsivamente algo porque parece bom quando o nível de açúcar no sangue e a força de vontade estão baixos. Por exemplo, quando você vê as calorias e a gordura de uma salada Caesar, percebe que ela não é uma escolha saudável. Ou, quando pensa em comer algo feito com farinha que tenha 750 calorias. Minha necessidade de ingestão calórica diária para manter meu peso atual é aproximadamente 2.100 calorias. Se como algo com aquela quantidade de calorias por dia, esse alimento preencherá mais de 33 por cento de minhas necessidades calóricas com quase nenhum valor nutritivo. O simples fato de saber sobre esse número, me leva a pegar uma banana.

Da mesma forma, conhecer o conteúdo calórico do que você come pode ajudá-lo a fazer pequenos ajustes que farão uma grande diferença. Pense em uma xícara média de café com leite e chocolate. Se for feita com leite integral e creme batido, ela terá 700 calorias! Se tomar uma xícara pequena da mesma bebida com leite desnatado e sem creme, ela terá apenas 320 calorias, menos da metade.

Para realmente saber sua ingestão de calorias sem tropeçar, mantenha um diário sobre alimentação onde possa anotar absolutamente tudo que colocar na boca. Pegue uma balança pequena e pese suas porções de comida. Posso lhe garantir que sua ideia de porção quase certamente variará substancialmente da que o produtor do alimento coloca no rótulo. Alguns de vocês podem estar pensando que isso envolve trabalho demais. No entanto, garanto que vale a pena o esforço.

Em nosso curso para a escola de ensino médio "Torne ótimo seu cérebro bom" temos uma aula sobre nutrição. Ensinamos aos estudantes que eles ganham peso quando ingerem mais calorias do que queimam.

Ingestão calórica x gasto calórico
Ingestão calórica = o que você come
Gasto calórico = frequência/intensidade de exercícios físicos

Em média, os adolescentes queimam aproximadamente 2.500 calorias por dia, enquanto, em média, as adolescentes queimam cerca de 2 mil calorias diariamente. Se comer mais calorias do que queima, você ganha peso. Se comer menos calorias do que queima, você perde peso. As calorias são a chave.

450 gramas = 3.500 calorias (cal)
450 gramas de ganho de peso = comer 3.500 cal mais do que queima
450 gramas de perda de peso = comer 3.500 cal menos do que queima
Por exemplo, se você come 500 calorias extras por dia (aproximadamente
    um cheeseburguer), ganhará 450 gramas de peso por semana.

Você precisa saber aproximadamente quantas calorias ingere regularmente, de outra forma, elas podem escapar totalmente ao seu controle.

Você não pode transformar o que desconhece.

Em um dos exercícios de laboratório para o curso da escola de ensino médio, fazemos os alunos anotarem os alimentos que sempre pedem nas lanchonetes fast food favoritas e, depois, irem no site www.chowbaby.com para descobrir o valor nutritivo dessas refeições. A maioria deles fica chocada com o que colocam para dentro do corpo. Quando meu genro Jesse fez esse exercício (ele me ajudou a desenvolver o curso e mostrou em sua tese de mestrado que essa prática é extremamente eficaz para ajudar os adolescentes a desenvolverem atitudes pró-sociais), ele descobriu que, apenas no almoço, estava comendo quase 100 por cento da quantidade de calorias necessárias diariamente. Saber isso o motivou a fazer ajustes simples que o ajudaram a permanecer dentro das calorias estipuladas e a manter um peso saudável.

Você ouve os médicos falarem com frequência sobre "ingestão calórica" *versus* "gasto calórico". Para ter um cérebro saudável você deve aprimorar significativamente esse conceito e pensar em "ingestão calórica de alta qualidade" *versus* "gasto energético de alta qualidade". Por exemplo, ingerir 300 calorias de balas ou 730 de uma torta salgada não é o mesmo que 500 calorias em uma porção de salmão acompanhada de legumes grelhados e batatas. Considero as balas e a torta salgada antinutrição, enquanto que o salmão, os legumes e as batatas são altamente nutritivos. Da mesma forma, o "gasto calórico" pode derivar da ingestão de suplementos, tais como a cafeína ou *ephedra*, para acelerar o metabolismo, aumentar os hormônios do estresse, a ansiedade e a insônia, ou podem ser resultante de exercícios de coordenação que queimam calorias e aumentam a função cerebral. Objetive fazer uma "ingestão calórica de alta qualidade" e um "gasto energético de alta qualidade"!

5. Exercitar-se quatro ou cinco vezes por semana. Um dos melhores exercícios físicos é andar rápido. Ande como se estivesse atrasado, com explosões periódicas de um minuto de caminhada ou corrida. Alguns estudos demonstraram que o exercício pode ser tão eficaz quanto os medicamentos antidepressivos. O efeito colateral usual do exercício é o aumento da energia e a obtenção de um corpo mais saudável. Ver o Capítulo 5, "A solução do exercício", para obter mais informações a respeito. Exercícios de coordenação, tais como a dança ou o tênis de mesa, são ótimos para o cérebro e para o corpo.

6. Otimizar os níveis hormonais. Muito mais informações sobre esse tópico podem ser encontradas no Capítulo 7, "A solução hormonal". Por hora vamos examinar os três hormônios essenciais relacionados ao controle de peso: insulina, leptina e grelina.

A insulina é produzida pelo pâncreas e é considerada um hormônio de armazenamento. Ela é estimulada principalmente em resposta a um aumento de açúcar no sangue. Sua função é retirar nutrientes da corrente sanguínea e armazená-los nas células do corpo. A insulina aumenta a absorção da glicose pelo fígado e músculos para armazenagem na forma de uma substância denominada glicogênio; ela também ajuda a armazenar o excesso de glicose em células adiposas. Por ser um hormônio de armazenagem e não um hormônio mobilizador, a insulina também faz com que o organismo deixe de mobilizar e de usar a gordura como fonte energética. Insulina em excesso bloqueia a queima das células adiposas. Para manter o peso saudável e queimar gordura adequadamente, é importante manter a insulina apropriadamente equilibrada.

PASSO PARA AÇÃO

Quatro dicas para manter os níveis de insulina equilibrados:

- Faça pequenas refeições frequentes ao longo do dia em vez de poucas refeições grandes. Estas tendem a provocar uma resposta maior da insulina.
- Controle sua ingestão de carboidratos. Quanto mais carboidratos ingerir em uma refeição, maior a resposta da insulina.
- Dê maior ênfase aos carboidratos de baixa densidade e menos aos de alta densidade. Os carboidratos de baixa densidade, tais como brócolis, couve-flor, feijões verdes e cenouras, têm mais fibras e menos carboidratos do que os de alta densidade, tais como os pães, as massas, o arroz e os cereais.
- Os agentes equilibradores da glicose – tais como cromo, ácido alfa-lipoico, canela e gengibre – podem ajudar. O cromo é um micronutriente (significa que o corpo humano não precisa muito dele) que aumenta a ação da insulina e é responsável pelo metabolismo dos carboidratos, das gorduras e das proteínas. O ácido alfa-lipoico é um antioxidante que pode baixar os níveis de glicose no sangue.

PASSO PARA AÇÃO

Formas de aumentar os níveis de leptina sem causar resistência a ela:
- Melhore seus hábitos de sono.
- Evite excesso de açúcar e gorduras ruins.
- Exercite-se regularmente.
- Tome suplementos, tais como melatonina e ácidos graxos ômega-3.

A leptina é um hormônio produzido pelas células adiposas que diz ao corpo que ele está satisfeito. Quanto maior o número de células adiposas no corpo, mais leptina você tende a ter. A leptina funciona sobre o hipotálamo reduzindo o apetite quando os depósitos de gordura estão altos. Quando os depósitos de gordura estão baixos, tais como após uma dieta, os níveis de leptina ficam reduzidos, o que causa um aumento de apetite e a sabotagem da perda de peso. A leptina foi descrita como um hormônio anti-inanição porque os níveis baixos dele levam ao aumento da fome. No passado, a leptina foi descrita como um hormônio antiobesidade, mas os pesquisadores desde então descobriram que as pessoas obesas, que produzem grandes quantidades de leptina, são frequentemente resistentes ao efeito dela de uma forma semelhante às pessoas resistentes à insulina. A resistência à leptina pode também resultar em gula, uma vez que o hipotálamo se torna insensível ao seu efeito, logo você nunca sabe quando está satisfeito. A falta de sono também diminui os níveis de leptina, o que é interessante porque muitas pessoas que estão acima do peso sofrem de apneia, um distúrbio em que a pessoa ronca ruidosamente, para de respirar frequentemente durante o sono e fica habitualmente cansada durante o dia. É provável que a falta de oxigênio causada pela apneia esteja relacionada à diminuição dos níveis de leptina. A falta de sono também atrapalha a produção de melatonina, o que também pode baixar os níveis de leptina.

A grelina é um hormônio produzido pelo estômago que informa

> ## PASSO PARA AÇÃO
> Estimule a secreção de PYY3-36 em seu estômago e ajude a manter a fome sob controle; coma com o acrônimo CRON (calorias restritas, mas ótima nutrição) em mente. Por exemplo, comer uma salada de 500 calorias de espinafre e salmão fará você se sentir satisfeito por mais tempo do que um rocambole de canela de 700 calorias.

ao cérebro que você está satisfeito. Penso na grelina como os demônios que o forçam a comer. Em um estudo, quando as pessoas receberam injeções de grelina e depois lhes foi oferecido um banquete, elas comeram 30 por cento a mais do que normalmente o fariam! Acredita-se que uma das razões principais para as pessoas tenderem a ganhar peso após uma dieta é que os níveis de grelina aumentam durante a dieta. O resultado é fome descontrolada e a subsequente gula. Reduzir a grelina naturalmente, mantendo os demônios afastados, é essencial para manter o peso saudável. A substância peptídeo YY3-36 ou PYY3-36, que também é produzida no estômago, atenua os efeitos da grelina. A PYY3-36 é aumentada por pequenas refeições frequentes.

> ## PASSO PARA AÇÃO
> Preste atenção ao Capítulo 13, "A solução dos PENAs", para exterminar os PENAs que usurpam a felicidade e aumentam o tamanho da cintura.

7. Dormir bem. Para todos os tipos de cérebro, ser desprovido de sono, em última análise, o engordará e o tornará menos inteligente. Ver Capítulo 10 para obter mais informações.

8. Usar técnicas simples de gestão de estresse. O estresse crônico e constante perturba todo o corpo – do peso ao sistema imunológico e à memória. Ver Capítulo 11 para obter mais informações.

9. Parar de acreditar em todo pensamento negativo que passa pela sua cabeça. Em geral, as pessoas com dificuldade para controlar o peso são infestadas por muitos PENAs. Ver Capítulo 13 para obter mais informações. Para muitos, esses padrões de pensamentos negativos são as principais fontes de preocupação, estresse, depressão e ansiedade, os quais, frequentemente, contribuem para a gula ou a alimentação irregular.

Um ex-jogador profissional que veio nos consultar como parte de um estudo de imagem cerebral que conduzo com atletas aposentados da liga de futebol americana tinha 1,90 m de altura e lutava com um peso de 165 quilos. Quando perguntei sobre isso, ele disse: "Não tenho controle quando se trata de comida." Perguntei: "Isso é mesmo verdade?" Ele respondeu: "Não, não é verdade." Eu comentei: "Ao dizer ou pensar isso, que não tem controle algum sobre a comida, você se concede autorização para não ter controle sobre a comida e comer sempre que desejar."

Fui jantar recentemente com um amigo que estava com obesidade mórbida e ele pediu um prato grande de salgadinhos cobertos de queijo. Sua mulher estava tentando fazê-lo começar uma dieta saudável, mas ele disse: "Não gosto de comida de coelho." Respondi perguntando a ele o que queria dizer com isso. Ele falou, "Você sabe, todos esses legumes, verduras e frutas." Falei então que sua maneira de pensar estava lhe concedendo autorização para comer qualquer coisa que desejasse e que isso iria matá-lo. "Não gosto de pagar impostos", disse, "mas o faço porque sei que há consequências se não o fizer." Preste atenção a seus pensamentos. Eles podem ajudá-lo a se manter no caminho certo para atingir seus objetivos ou permitir que você fracasse.

10. Usar hipnose para ajudar a se manter magro. Quando estagiava na Walter Reed Army Medical Center em Washington, D.C., um de meus professores favoritos era o famoso psicólogo Harold Wain. Ele era presidente da American Society for Clinical Hypnosis e chefe de nosso Consultation-Liaison Service, o grupo de psicólogos e psiquiatras que ajudavam os pacientes com problemas psiquiátricos nas enfermarias de psiquiatria. Harold era um professor maravilhoso. Quando usava hipnose para auxiliar a perda de peso, ele ajudava pacientes a usarem o tempo para apreciar a comida e a bebida. Ele conseguia descrever o ato de tomar uma xícara de café de modo tão sedutor que fazia seus pacientes em transe pensarem em obter tanto prazer disso como se estivessem fazendo sexo. Ele enfatizava que as pessoas deviam inalar bem o aroma da comida e aproveitar bem cada porção. Ao usar uma técnica hipnótica simples e descritiva, ele conseguia fazer as pessoas desacelerarem; se sentirem satisfeitas mais rápido e, de fato, começarem a desfrutar da energia que colocavam em seus corpos.

Eu mesmo tenho usado hipnose em minha clínica com pacientes há 30 anos. Para usá-la com eficácia para a perda de peso é preciso usá-la em combinação com um programa responsável de gestão de peso. Há também provas científicas significativas que sugerem que a hipnose pode ser de grande ajuda para a perda de peso. Uma resenha científica que comparou uma série de estudos sobre perda de peso com e sem o uso da hipnose revelou que acrescentar esse método ajudou significativamente a perder peso. A média de perda de peso após o tratamento era de 3 quilos sem hipnose e de 5 com ela, quase o dobro. Em um período posterior, o significado da perda de peso era de 3 quilos sem hipnose e 7 quilos com hipnose. Os benefícios da hipnose aumentavam ao longo do tempo.

A hipnose pode ajudar as pessoas a aprender comportamentos alimentares positivos e a criar padrões de alimentação saudáveis no longo prazo. Algumas sugestões hipnóticas comuns que dou aos pacientes incluem "sinta-se satisfeito mais rápido... coma mais devagar... saboreie e desfrute cada garfada de sua comida... visualize-se em seu peso e corpo ideais... veja os comportamentos que precisa ter para obter o corpo que deseja".

Além disso, descobriu-se que a hipnose é útil para diminuir o estresse, a ansiedade, a insônia, a dor e os padrões de pensamento negativos – distúrbios que aumentam o potencial para ganhar peso. Os estudos de imagens cerebrais também mostram que a hipnose aumenta o fluxo total de sangue para o cérebro, o que, como você verá adiante, auxilia a manter o cérebro jovem e pode ajudá-lo a queimar mais calorias.

11. Tomar suplementos para manter o cérebro saudável. Tomar suplementos pode fazer uma grande diferença em seus esforços para atingir o peso ideal. A todos os meus pacientes recomendo tomar um suplemento de multivitaminas e minerais diariamente. Estudos relatam que eles ajudam a prevenir doenças crônicas. Além disso, as pessoas com questões de controle de peso frequentemente não têm uma dieta saudável e têm deficiências de vitaminas e sais minerais.

Recomendo também o óleo de pescado. Níveis elevados de ácidos graxos ômega-3 no sangue, provenientes de peixes e de óleo de peixe, foram associados recentemente a uma incidência mais baixa de obesidade. Resultados de pesquisas relatados no *British Journal of Nutrition* indicam que as pessoas obesas e as com excesso de peso apresentam níveis de ácidos graxos ômega-3 mais baixos do que as que têm peso saudável.

Um número considerável de estudos já apoiou os benefícios dos ácidos graxos ômega-3 para a saúde do coração, da pele, dos olhos, das juntas, do cérebro e do humor. Nesse estudo específico os pesquisadores recrutaram 124 pessoas com pesos variados; 21 foram classificadas com peso saudável, de acordo com o índice de massa corporal (IMC); 40 foram classificadas acima do peso e 63, obesas. As pessoas que consumiram suplementos com ômega-3 foram excluídas do estudo. Amostras de sangue foram tiradas após os sujeitos ficarem em jejum por pelo menos dez horas. Os pesquisadores reportaram uma relação inversa entre os níveis totais de ômega-3 no sangue e o IMC, o tamanho da cintura dos sujeitos e a circunferência dos quadris. Os pesquisadores sugeriram que uma dieta rica em ácidos graxos ômega-3 ou suplementos ômega-3 pode desempenhar importante papel na prevenção do ganho de peso e melhorar a perda de peso quando usada em combinação com um programa de perda de peso estruturado.

Os resultados de estudos com animais sugeriram que o ômega-3 pode aumentar a produção de calor por meio da queima de energia (termogênese). Outro estudo sugeriu que o ômega-3 exerce importante papel no incremento da sensação de satisfação após as refeições e pode ajudar a regular os níveis dos hormônios da fome, como a grelina e a leptina, que causam um impacto no apetite.

Além disso, recomendo um suplemento antigula contendo picolinato de cromo, acetilcisteína, L-glutamina, vitamina D e DHEA se os níveis estiverem baixos. (Ver mais sobre esses suplementos no Apêndice C, "A solução dos suplementos", e em nosso site: www.amenclinics.com.) Então, dependendo do tipo de cérebro, escolha os suplementos, se necessários ou desejáveis, que melhor se adequam ao seu tipo. Consulte a tabela no fim deste capítulo.

Somente penso em recomendar medicação ou cirurgia para perder peso se nada mais funcionar. As pessoas que têm problemas leves ou moderados com relação ao controle de peso são frequentemente capazes de lidar com o problema usando meios naturais, mas às vezes a medicação – sobretudo a destinada ao seu tipo, ou até mesmo a cirurgia – pode ser necessária para salvar sua vida. Os remédios para cada tipo estão listados na tabela resumida dos seis tipos de questões com relação ao controle de peso, no fim deste capítulo. A obesidade é um problema que ameaça a vida e, às vezes, é necessário lançar mão de meios para salvar vidas. Meu amigo Anthony Davis, um jogador de futebol americano aclamado da USC, fez uma cirurgia bariátrica com grande sucesso.

Há vários tratamentos novos para perder peso sendo estudados atualmente. Por exemplo, os cientistas estão trabalhando no desenvolvimento de medicamentos que agem sobre a gordura abdominal. Outra técnica avançada envolve a cirurgia do cérebro para tratar a obesidade. Chamada de estimulação cerebral profunda, ela gera eletricidade para áreas específicas do cérebro e provou ser bem-sucedida na eliminação ou redução de tremores e tiques em pessoas com epilepsia, mal de Parkinson e outros distúrbios neurológicos. Foi também considerada útil no tratamento da depressão resistente e do transtorno obsessivo-compulsivo.

12. Usando os conselhos deste livro, mantenha o cérebro jovem e ativo para perder 5 quilos. O cérebro usa de 20 a 30 por cento das calorias consumidas por dia. Ele é o maior consumidor de energia do corpo. Com base em dezenas de milhares de tomografias de cérebros que passaram pela Amen Clinics, vimos que o cérebro se torna muito menos ativo com a idade. Na Imagem 3.1 é possível ver que a atividade máxima atingida pelo CPF ocorre aproximadamente aos 10 anos de idade e, em seguida, se torna cada vez menos ativo. Isso acontece, em parte, porque as células nervosas estão envolvidas pela mielina, uma substância gordurosa que as ajuda a funcionar com mais eficiência, e porque as conexões cerebrais que não estão sendo usadas são podadas. Porém, isso também ocorre porque, com a idade, há uma diminuição geral do fluxo sanguíneo no cérebro, o que contribui para o envelhecimento. Essa descoberta também foi reportada por outros pesquisadores e pode ser uma das razões para as pessoas precisarem de menos calorias com a idade.

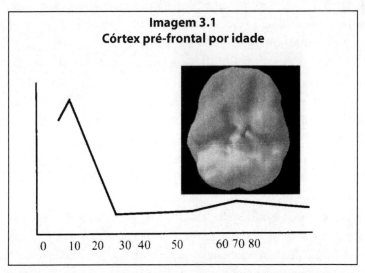

Este gráfico mostra um aumento de atividade no córtex pré-frontal no início da vida, mas uma diminuição surpreendente da atividade ao longo da vida após os 10 anos.

Uma maneira de perder 5 quilos é manter o cérebro jovem, saudável e sempre desafiado. Ao incentivar um padrão de atividade juvenil e aprender coisas novas continuamente, você manterá o cérebro ativo, o que o ajudará a lidar melhor com seu peso. Assim, aprender um idioma ou um instrumento musical, jogar bridge ou aprender um passo novo de dança, tudo isso contribui para manter o cérebro jovem.

13. Controlar o peso e não deixar que outras pessoas o engordem. Tenho ascendência libanesa. Como em muitas culturas, as reuniões familiares dos libaneses são frequentemente centradas e focadas em comida – em geral, comidas saborosas e extremamente calóricas, tais como baklava, biscoitos amanteigados e arroz frito em manteiga e coberto por tomates, feijões-verdes e carneiro. Demasiadas vezes pessoas amáveis e bem-intencionadas sabotam seus esforços para manter um peso saudável. "Coma isto... coma aquilo... isto é maravilhoso, você precisa experimentar um pedacinho... você está tão magro, coma mais... aqui, pega mais ou teremos que jogar tudo fora." A falta de foco, a ansiedade e o desejo de agradar os outros permitem que essas pessoas contribuam para seu fracasso inicial.

Vejo essas interações por toda parte. Estávamos em uma lanchonete para almoçar em umas férias recentes e a loja não tinha uns brinquedinhos, que acompanhavam as refeições infantis, para dar a meu filho de 5 anos. O funcionário me perguntou se ele poderia substituir o brinquedo por um biscoito. Falei: "Não. Vamos trocar por uma maçã."

Certa vez, eu estava em uma loja com uma amiga que me perguntou se eu desejava um sorvete. Respondi: "Não."

Ela perguntou então: "Tem certeza?"

"Absoluta", respondi.

Quando ela voltou, trouxe uma casquinha para mim.

"Que parte do *não* você não entendeu?"

"O sorvete estava em oferta. Eu ganhei dois por 5 dólares", ela disse inocentemente.

"Joga fora ou dá o outro para uma pessoa pobre", respondi com um sorriso. "Tenho de ter controle sobre o que entra em meu corpo."

Ela não acreditou que eu não aceitaria, mas nunca mais desrespeitou meus desejos com relação à comida.

As outras pessoas, em casa, em festas, ou em restaurantes, frequentemente sabotam nossos esforços para ter saúde. A maior parte das vezes o comportamento é inocente. Outras vezes, é porque elas se sentem desconfortáveis por estar acima do peso e gostariam que você se juntasse a elas. Se você deseja ser saudável, é fundamental manter controle. Eis cinco maneiras de lidar com pessoas que, inconscientemente ou não, tentam fazer você engordar.

1. Foque em seus objetivos de saúde. Antes de ir a um restaurante, festa ou reunião familiar, saiba aproximadamente o número de calorias que deseja consumir.
2. Pratique dizer não, a princípio gentilmente: "Não, obrigada, estou satisfeito."
3. Se a outra pessoa insistir, acrescente um pouco mais de detalhes: "Não, obrigado. Estou fazendo um programa especial e ele está realmente funcionando comigo."
4. Se a outra pessoa continuar insistindo, pause, olhe para ela nos olhos e sorria. Diga algo como: "Por que você quer que eu coma mais do que desejo?" Isso, em geral, atrai a atenção dela. Recentemente, estive na casa de uma amiga que era muito insistente. Ela me perguntou seis vezes se eu queria algo mais para comer. Quando finalmente sorri e perguntei: "Por que você deseja que eu coma mais do que quero comer?" ela respondeu: "Desculpe, só queria ajudar." Ela então percebeu que não estava ajudando, mas me irritando, e parou.
5. Seja persistente. Treinamos as outras pessoas a lidar conosco. Quando simplesmente cedemos às ofertas de comida – para que elas possam se sentir úteis ou importantes, ou para não ficarmos ansiosos –, as treinamos para invadir nossa saúde. Quando mostramos firmeza e somos gentis, a maioria delas capta a mensagem e respeita nossos desejos. Além disso, isso pode lhe dar oportunidade para falar sobre as informações interessantes e novas que você aprendeu neste livro.

A GORDURA É CONTAGIOSA?

Um estudo publicado no *New England Journal of Medicine* mostra que uma das associações mais fortes na disseminação da obesidade é com quem você passa o tempo. Não se trata de um novo vírus que foi descoberto, mas as influências sociais e comportamentais de seus amigos. O estudo foi conduzido usando informações obtidas de mais de 12 mil pessoas que participaram em um estudo sobre o coração em múltiplas gerações e que durou de 1971 a 2003. O trabalho mostrou que se um sujeito tinha um amigo que se tornou obeso, ele tinha 57 por cento mais de chances de também se tornar obeso. Essa porcentagem subia para 171 se ambos se considerassem amigos íntimos. A amizade era aparentemente a correlação mais forte, e não importava a distância geográfica entre eles. A distância não tinha influência significativa sobre os resultados. A influência de irmãos também foi considerada alta, com taxa de 40 por cento a mais de chances de se tornar obeso se o outro irmão fosse obeso.

O estudo enfatiza o efeito das redes sociais sobre as questões de saúde e levanta um ponto importante: nossa saúde é extremamente influenciada por muitos fatores, dos quais um dos mais importantes são os modelos exemplares ao nosso redor. Com quem você passa o tempo importa para a saúde de seu cérebro e de seu corpo. Aparentemente, essa influência importante é uma estrada de mão dupla, uma vez que os autores do estudo também afirmaram que o mesmo efeito de rede ocorreu entre amigos que *perdiam* peso. Amigos que são conscientes com relação à saúde melhoram a própria saúde e a de seus amigos também. Ao levar as informações deste livro a sério, você pode influenciar toda a sua rede de amigos e de familiares.

Se você exercer um papel de liderança no caminho para uma saúde melhor em seu círculo de amigos, eles também poderão se beneficiar. O autor do estudo disse: "As pessoas estão ligadas, assim como a saúde delas."

TABELA RESUMIDA DOS SEIS TIPOS DE QUESTÕES COM RELAÇÃO AO CONTROLE DE PESO				
		Resultados do cérebro/ Neurotransmissor		
Tipo	Sintoma	Problema	Suplementos	Medicações
1: Gulosos compulsivos	Foco excessivo em comida, preocupações, dificuldade para esquecer mágoas antigas	Aumento de CA (cingulado anterior)/ serotonina baixa	5-HTP, erva-de-são-joão e inositol	ISRSs, tais como Prozac, Zoloft ou Lexapro
2: Gulosos impulsivos	Impulsivo, enfadado, facilmente distraído	CPF baixo (córtex pré-frontal)/ dopamina baixa	Chá verde, rodiola, *withania somnifera*	Fentermina ou estimulantes, tais como Adderall ou Ritalin

3: Gulosos compulsivos-impulsivos	Combinação dos tipos 1 e 2	CA alta com CPF baixo / serotonina e dopamina baixas	5-HTP, mais chá verde e rodiola	ISRS mais fentermina ou estimulante
4: Gulosos DAS ou emocionais	Tristeza ou estado de ânimo baixo, deprimido durante o inverno, tem ânsia por carboidratos, perde interesse, dorme muito, tem pouca energia	Atividade límbica alta/ CPF baixo; verificar os níveis de vitamina D e DHEA	S-adenosil-metionina, vitamina D ou DHEA, se necessário	Wellbutrin
5: Gulosos ansiosos	É ansioso, tenso, nervoso; prevê o pior; come para se acalmar	Gânglios basais altos/ níveis de GABA baixos	GABA, B6 e magnésio	Topamax
6. Gulosos anoréxicos carregados de adrenalina	Estresse alto, sistema sobrecarregado, dificuldade para dormir, diarreia, pensamentos rápidos	Atividade geral aumentada no cérebro emocional/ GABA baixo e hormônios do estresse altos	GABA, B6, magnésio e fosfatidilserina (PS)	Depende de outras necessidades

A solução do peso

Aumentadores de peso

Alimentação desregrada

Nível baixo de vitamina D

Comer compulsivamente

Comer para curar problemas emocionais

Comer ansiosamente

Sobrecarga de adrenalina

Redutores de peso

Calorias restritas e muito nutritivas

Nível adequado de vitamina D

Técnicas de parar o pensamento

Encontrar formas mais saudáveis de ser feliz

Relaxamento profundo

Lidar com as questões emocionais

Apenas uma única dieta experimentada	Preparar um plano específico para seu tipo de pessoa
Tireoide baixa	Tireoide ótima
Ignorância/mentir para si mesmo sobre calorias ingeridas	Conhecimento e honestidade
Nível baixo de açúcar no sangue, o que leva à impulsividade	Teor uniforme de açúcar no sangue
Insônia ou pouco sono	Sono adequado, pelo menos sete horas por noite
Pensamentos negativos, i.e., "Não tenho controle"	Pensamento honesto e otimista, i.e., "Tenho controle"
Cérebro preguiçoso	Cérebro ativo
Falta de exercício	Atividade física pelo menos quatro ou cinco vezes por semana
Não estar consciente do conteúdo calórico	Contagem de calorias
Desequilíbrio hormonal	Equilíbrio hormonal
Estresse crônico	Técnicas de controle do estresse

Ver www.amenclinics.com/cybcyb para ler "100 Ways to Leave Your Blubber".

4

A SOLUÇÃO DA NUTRIÇÃO

ALIMENTE O CÉREBRO PARA PARECER E
SE SENTIR MAIS JOVEM

Deixe a comida ser seu remédio e o remédio ser sua comida.

– HIPÓCRATES

Enquanto escrevia este livro, vi um programa na televisão sobre o ala dos Los Angeles Lakers, Lamar Odom, que tem paixão por doces, consumindo até 80 dólares de balas por semana. Por ser o proprietário de uma cadeira cativa para os jogos dos Lakers, sofri durante anos por causa do desempenho instável de Odom na quadra. Decidi escrever um artigo em meu blog, que acabou sendo divulgado pelo *Los Angeles Times*, o qual, subsequentemente, causou uma explosão de controvérsias durante as partidas finais do campeonato da NBA de 2009. Eis um trecho do artigo.

LAMAR ODOM DOS LAKERS: LOUCURA
POR DOCES E DESEMPENHO INSTÁVEL

Sou torcedor aficionado do Los Angeles Lakers desde criança. Estou muito animado porque o time está nas finais da NBA pelo segundo ano consecutivo. O que não me deixou animado foi um programa ao qual assisti recentemente sobre a estrela dos Lakers, Lamar Odom e seu vício imenso... em balas. Nesse programa, o centroavante de 2m de altura devorou imensas quantidades de doces.

Odom tem sido uma gigantesca fonte de frustração para os torcedores do Lakers. Ele é incrivelmente talentoso, mas muitas vezes age como um alienado durante os jogos. Uma vez, ele cobrava um lateral quando pisou na quadra antes de jogar a bola, fazendo com que o outro time ganhasse a cobrança de lateral. Durante o último jogo do Lakers, em casa, contra os Denver Nuggets, Kobe Bryant deu um passe para ele, mas a bola bateu em seu ombro porque ele não estava concentrado, nem prestando atenção. Nas mesas-redondas, Odom é constantemente criticado porque ninguém sabe se ele jogará bem ou não. Ele é capaz de jogar muito bem e valer cada centavo de seu salário de 14 milhões de dólares anuais ou ele pode agir como se "deixasse a desejar".

Odom confessou que não conseguia se controlar quando se tratava de doces e sempre mantinha um estoque de jujubas, balas, chocolates, biscoitos recheados e muito mais à mão. Ele come doces no café da manhã, durante o dia e à noite e diz inclusive que, às vezes, acorda no meio da noite e faz um lanchinho açucarado e depois volta a dormir.

Essa é uma péssima notícia para o Lakers. Há décadas digo a meus pacientes que o açúcar age como uma droga no cérebro. Sua ingestão causa um pico no nível de açúcar no sangue seguido por um desabamento, o que o faz se sentir cansado, irritado, confuso e estúpido. Comer açúcar demais prejudica as funções cognitivas, o que pode explicar por que Odom nem sempre toma as decisões mais inteligentes na quadra.

O consumo excessivo de açúcar também causa inflamações, que podem fazer as juntas doerem e retardar a recuperação de lesões, o que é, definitivamente, algo ruim para um atleta profissional. Ele também está relacionado com dores de cabeça, mudanças no humor e ganho de peso. O ganho de peso não constitui problema para Odom agora, mas é para a maioria das pessoas que não joga basquetebol durante muitas horas todos os dias.

Como torcedor e médico, me preocupa que nossas organizações esportivas e jogadores profissionais não estejam preocupados com a saúde cerebral, o que inclui a nutrição. Meu conselho a Odom e a todos os viciados em açúcar é que controlem o consumo dele. Você se sentirá muito melhor e seu cérebro funcionará melhor também.

Depois que meu artigo saiu, fui entrevistado pela rádio ESPN, e os repórteres mostraram parte de minha entrevista para Odom. Como a maioria dos viciados, ele negou que tivesse problema e disse que comera balas no café da manhã durante os jogos cinco, seis e sete da última rodada das finais contra o Denver Nuggets e jogara bem. O problema com esse comentário, no entanto, foi que não houve sétimo jogo algum. O Lakers ganhou o campeonato em seis jogos. Fizeram perguntas também ao técnico do Lakers, Phil Jackson, sobre os meus comentários; ele disse que sabe que as balas tornam as crianças mais problemáticas e que, quando se tem filhos, "Halloween é a pior noite do ano". Se Odom deseja ser um atleta de primeira linha, com desempenho consistente, ele precisa adotar uma dieta saudável para o cérebro. Se você deseja ter um corpo melhor, também precisa ter uma.

Neste capítulo, fornecerei os ingredientes de que você precisa para comer corretamente para seu corpo, cérebro e tipo de cérebro. Aqui você descobrirá cinco verdades sobre as comidas que come e aprenderá 11 regras para a nutrição saudável do cérebro.

CINCO VERDADES SOBRE
AS COMIDAS QUE VOCÊ COME

1. Você é o que come.
Você é, literalmente, o que come. Durante a vida, o corpo cria e renova continuamente as células, inclusive as do cérebro. As células da pele se renovam a cada 30 dias! A comida alimenta o crescimento e a regeneração das células. O que você consome diariamente afeta diretamente a saúde do cérebro e do corpo, sendo a nutrição apropriada a chave. Sempre digo que se você tem uma dieta fast food, terá um cérebro fast food e um corpo acima do peso. Para ser o melhor possível, obtenha uma excelente nutrição dos alimentos que coloca na boca.

2. A comida é uma droga.
É provável que você tenha observado como os alimentos que come afetam seu humor e seu nível de energia. Ou talvez tenha notado que toda vez que seu filho lancha balas ou biscoitos ele começa a subir pelas paredes. Ou que, quando seu chefe se empanturra de café, fica impaciente e exigente. Isso ocorre porque a comida é uma droga.

A comida pode fazê-lo se sentir pior. Se você engolir três pães doces no café da manhã, se sentirá confuso, desorientado e burro cerca de meia hora depois.

A comida pode fazê-lo ficar sonolento. Você nunca percebeu que, após se empanturrar em um lauto almoço você sente vontade de tirar uma soneca?

A comida pode fazê-lo se sentir o maior. Comer as comidas certas lhe dá uma boa energia que dura o dia inteiro e o ajuda a se concentrar mais.

3. A dieta influencia tudo em sua vida.

A comida faz muito mais do que simplesmente aliviar o incômodo da fome. Ela afeta todos os aspectos de sua saúde física e de seu bem-estar.

Sua saúde geral. Tenha maus hábitos alimentares e sua saúde sofrerá. Alimente-se de comidas nutritivas ao longo do dia e terá um sistema imunológico mais forte.

Sua capacidade para pensar rápido e claramente. Comidas benéficas ao cérebro aceleram a agudeza mental para ajudá-lo a permanecer focado em seus objetivos.

Seu nível de energia. A comida consumida determina se nos sentimos violentos ou letárgicos.

Seu desempenho físico e atlético. Bons alimentos o estimulam a praticar atividade física, enquanto alimentos ruins destroem sua energia.

Seu peso. Seus hábitos alimentares afetam diretamente o tamanho de seu corpo.

Sua aparência. As pessoas com dietas saudáveis tendem a parecer mais saudáveis.

4. Estamos recebendo as mensagens erradas sobre comida.

Na sociedade, somos bombardeados com mensagens ruins sobre comida. Os comerciais de televisão, os cartazes e as propagandas no rádio estão constantemente nos incentivando a adotar maus hábitos alimentares. Os restaurantes e redes de fast food treinam os funcionários para vender porções maiores como forma de aumentar as vendas e, consequentemente, expandir nossas cinturas. Eis algumas táticas furtivas que os vendedores de comida usam para tentar fazê-lo comer e beber mais:

> Você deseja o tamanho gigante por apenas mais 39 centavos?
> Você deseja batatas fritas para acompanhar sua refeição?

Você deseja pão primeiro? (Isso o torna mais faminto e aí você come mais!)

Você deseja uma entrada?

Você deseja outra bebida?

Você deseja uma bebida maior? Vale mais a pena!

Você deseja sobremesa? Está incluída na refeição!

Reposições gratuitas – você precisa continuar bebendo para valer a pena!

Happy hour – você pode beber mais por menos!

Bufê de preço fixo – você precisa continuar comendo para justificar o que pagou!

Muitas vezes, pais, avós e professores são igualmente culpados por enviarem mensagens erradas sobre alimentação. Por vezes, dizemos às crianças: "Se você se comportar, vai ganhar um doce quando chegar em casa." Claro, essa estratégia pode fazer o Joãozinho ficar quietinho na sala de aula, na igreja ou enquanto você está conversando ao telefone, mas há um problema nisso. Usar a nutrição ruim como recompensa pelo bom comportamento ensina as crianças a se recompensarem mais tarde na vida com comida que não é boa para elas.

5. Quem tem a pior dieta?

Os adolescentes e os adultos jovens têm, frequentemente, as piores dietas. Os pais acham que têm pouca influência sobre os filhos adolescentes, então simplesmente desistem e os deixam comer o que querem, sempre que desejam. Os hábitos que os jovens desenvolvem durante essa época podem ser difíceis de mudar mais tarde, e eles podem ter grande impacto sobre o desenvolvimento de seu cérebro. Em função de o cérebro ainda estar passando por um intenso desenvolvimento até a idade de 25 anos, os alimentos que os adolescentes comem tanto podem aprimorar quanto inibir seu desenvolvimento. Se os jovens desejam ter o melhor cérebro possível, precisam adotar a melhor dieta possível.

No outro extremo do espectro da vida, muitas vezes, as pessoas mais velhas também têm maus hábitos alimentares. Por exemplo, quando o marido idoso ou a mulher idosa morre, o esposo sobrevivente pode não ficar tão motivado a comer corretamente quando janta sozinho. Um esposo que preparou refeições saudáveis durante todo o casamento pode não desejar ter o mesmo trabalho para cozinhar para uma pessoa só. Ele, ou ela, pode passar a comer refeições prontas ou rápidas que estiverem à mão. Essa é uma tendência que precisa ser revertida.

Regras para a nutrição saudável
do corpo e do cérebro

1. Beba muita água, algum chá verde e não ingira muitas calorias.
2. Vigie as calorias.
3. Aumente as gorduras boas e diminua as gorduras más.
4. Aumente os carboidratos bons e diminua os carboidratos maus.
5. Jogue fora os adoçantes artificiais e os substitua por quantidades pequenas de adoçantes naturais.
6. Limite o consumo de cafeína.
7. Coma alimentos bons para o cérebro.
8. Reduza o consumo de sal e aumente a ingestão de potássio.
9. Planeje seus lanches.
10. Tome suplementos multivitamínicos/de sais minerais e óleo de pescado diariamente.
11. Reconheça quando você ou alguém com quem você se preocupa tem alergias alimentares ocultas.

1. Beba muita água, algum chá verde e não ingira muitas calorias.
Considerando-se que o corpo é constituído por 70 por cento de água e o cérebro por 80 por cento, uma hidratação apropriada é a primeira regra para uma boa nutrição. Até mesmo a menor desidratação aumenta os hormônios do estresse no corpo. Quando isso acontece, você fica irritado, e também não pensa. Ao longo do tempo, níveis aumentados de hormônios do estresse são associados a problemas de memória e obesidade. (Ver Capítulo 11, "A solução do estresse", para obter mais informações sobre os hormônios do estresse e como eles afetam o corpo.) A desidratação também faz sua pele parecer mais velha e mais enrugada.

Certa vez, fiz um SPECT em um fisiculturista famoso. O exame dele parecia o de um viciado em drogas, mas ele negava isso veementemente. Então, descobri que ele se desidratava muito antes de ser fotografado para parecer mais magro nas fotografias, e ele ia ser fotografado no dia seguinte ao exame. Na semana seguinte, quando ele estava adequadamente hidratado, seu cérebro parecia muito melhor (ver Imagens 4.1 e 4.2).

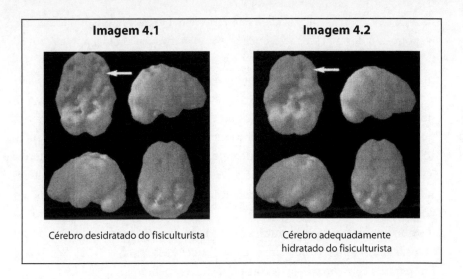

Imagem 4.1	Imagem 4.2
Cérebro desidratado do fisiculturista	Cérebro adequadamente hidratado do fisiculturista

Para ficar adequadamente hidratado, beba muita água todos os dias. A necessidade de cada indivíduo depende de seu peso. Uma regra geral é beber a metade de seu peso dividido por dez em mililitros todos os dias. Portanto, se você tem 68 quilos, deve beber 3,4 litros de água por dia. Observe que nem todos os líquidos são iguais. É melhor beber líquidos que não tenham adoçantes artificiais, açúcar, muita cafeína e álcool. Incentivo meus pacientes também a beberem chá verde sem açúcar ou adoçante, duas ou três vezes por dia. Pesquisadores chineses descobriram que, quando uma pessoa bebia duas ou três xícaras de chá verde por dia, seu DNA parecia mais jovem do que o das que não o faziam. Curiosamente, o DNA da pessoa que tomava multivitaminas também parecia mais jovem. Da mesma forma, cuidado para não beber calorias em excesso. Os pesquisadores sugerem que as pessoas esquecem as calorias que bebem e ficam mais propensas a ganhar peso. Minha bebida favorita é água, misturada com suco de limão e um pouquinho do adoçante natural estévia.

2. **Vigie as calorias.**
A mensagem principal com relação às calorias é que quanto menos se ingere, mais se viverá, segundo muitas pesquisas. Em um novo estudo que acompanhou primatas ao longo de 20 anos, pesquisadores da University of Wisconsin-Madison descobriram que uma dieta nutritiva, porém com calorias reduzidas, atenua o envelhecimento e retarda significativamente o início dos distúrbios relacionados à idade, tais como o câncer, o diabetes, as doenças cardiovasculares e a deterioração cerebral. Durante as duas décadas do estudo,

metade dos animais autorizada a comer livremente sobreviveu, enquanto que 80 por cento dos macacos reso que receberam a mesma comida, porém com 30 por cento a menos de calorias, ainda estão vivos. Em termos de saúde geral dos macacos, os autores assinalam que a dieta restrita leva a uma longevidade maior e a uma qualidade de vida melhor na idade avançada. "Há um grande impacto da restrição calórica no aumento da expectativa de vida se analisamos as mortes por doenças relacionadas ao envelhecimento." A incidência de tumores cancerosos e doenças cardiovasculares em animais com uma dieta restrita era inferior à metade daquela observada em animais que foram autorizados a comer livremente. Curiosamente, embora o diabetes seja comum em macacos que podem comer toda a comida que desejam, ainda não foi possível observá-lo em quaisquer dos animais com dieta restrita. "Até o momento", os pesquisadores relatam, "constatamos a prevenção completa do diabetes." Além disso, a saúde cerebral dos animais com uma dieta restrita também era melhor. Em particular, as regiões do cérebro responsáveis pelo controle motor e pelas funções executivas, tais como a memória operacional e a resolução de problemas, pareciam estar mais bem-preservadas nos animais que consomem menos calorias.

Reduzir o consumo de calorias em geral ajuda a controlar o peso e a diminuir o risco de doenças cardíacas, câncer e derrames provocados pela obesidade (um fator de alto risco para todas essas doenças). Ainda melhor, restringir as calorias faz com que determinados mecanismos no corpo aumentem a produção de fatores de crescimento dos nervos, os quais são benéficos para o cérebro.

Para tirar o maior proveito de sua comida, pense CRON (calorias restritas, mas ótima nutrição). Isso significa se assegurar de que toda caloria que você consome, conta.

Contar calorias também é um dos fatores-chave para a perda de peso duradoura. Muitos programas de dieta hoje descartam o conceito tradicional de redução calórica. Em vez disso, insistem em que você precisa comer uma combinação específica de proteínas, carboidratos e gorduras para perder peso. Não é bem assim, segundo um estudo recente publicado no *New England Journal of Medicine* e conduzido na Harvard School of Public Health e no Brigham and Women's Hospital. Esse estudo descobriu que a redução calórica – não obstante as porcentagens de gorduras, carboidratos ou proteínas em uma dieta – é o que leva à perda de peso. Para esse estudo os pesquisadores recrutaram 811 indivíduos e lhes designaram uma das quatro dietas a seguir:

1. 20% de gordura, 15% de proteína, 65% de carboidratos
2. 20% de gordura, 25% de proteína, 55% de carboidratos
3. 40% de gordura, 15% de proteína, 45% de carboidratos
4. 40% de gordura, 25% de proteína, 35% de carboidratos

Na conclusão dos dois anos de estudo, os quatro grupos atingiram uma perda de peso semelhante, de 4 quilos em média. Não obstante a quantidade de gordura, carboidratos ou proteínas das dietas, os participantes relataram sentir sensações semelhantes de fome e saciedade. Esse estudo reforça o conceito de que a restrição calórica é essencial se há o desejo de perder aqueles quilos extras.

Muitos de meus pacientes me perguntam se é possível comer fast food e vigiar o consumo de calorias. A resposta é sim. Muitas redes de fast food estão incluindo opções mais saudáveis e de baixa caloria em seus cardápios. Para ajudá-lo a fazer escolhas melhores, eis uma tabela de calorias a evitar e opções mais leves a escolher.

PASSO PARA AÇÃO

	SIMPLESMENTE DIGA NÃO!	PEÇA ISTO!
BurgerKing	Cheeseburguer de carne Onion Rings médio Suco de uva	Nuggets (4 pedaços) Torta quente de maçã Água
Total:	**876 calorias**	**364 calorias**
McDonald's	QuarteirãoWrap (com queijo) Batatas fritas grande Coca-Cola grande	Grill Lemon (grelhado) McSalad Shaker Guaraná Kuait Zero
Total:	**1.250 calorias**	**329 calorias**
Bob's	Hambúrguer com bacon Batatas fritas grande Milk-shake de morango grande	Peito de peru Batatas fritas pequena Água
Total:	**2.307 calorias**	**402 calorias**

Diminuir as calorias não significa sacrificar o sabor. Cozinhe com ervas e temperos saudáveis para o cérebro para acentuar o sabor da comida e estimular seu cérebro. Você pode encontrar mais informações sobre temperos a seguir e outros igualmente saudáveis para o cérebro em www.amenclinics.com/cybcyb.

- Foi comprovado que o açafrão-da-índia, encontrado no curry, contém uma substância química que diminui as placas no cérebro responsáveis pela mal de Alzheimer.
- Muitos estudos descobriram que o extrato de açafrão auxilia o tratamento da depressão suave a moderada.
- Foi comprovado cientificamente, nos níveis mais altos de comprovação, que a sálvia estimula a memória.
- Foi comprovado que a canela melhora a memória e o poder de concentração e pode ajudar na prevenção do mal de Alzheimer. Além disso, a canela ajuda a regular o nível de açúcar no sangue.

Restringir a ingestão de calorias não significa morrer de fome. As dietas drásticas e as que limitam severamente a ingestão calórica não fazem nenhum favor ao seu cérebro ou ao seu corpo. A ingestão extremamente baixa de calorias está associada a uma falta de nutrientes, o que pode privar o cérebro e o corpo do combustível de que precisam para atingir um desempenho ótimo. Da mesma forma, as dietas ioiô, nas quais habitualmente se perde e se ganha peso novamente, estão relacionadas a determinados riscos para a saúde, incluindo um nível de colesterol elevado e a pressão arterial alta. Adotar um plano alimentar saudável para o cérebro para a vida inteira é um caminho sensato para eliminar os quilos em excesso para sempre.

3. Aumente as gorduras boas e diminua as gorduras más.

A gordura adquiriu uma péssima reputação. Muitos mitos e concepções errôneas que cercam a gordura na comida levaram muitos de nós a temer a ingestão de qualquer tipo de gordura por ser ruim para a saúde e nos engordar. Isso não é verdade. Na realidade, todos nós precisamos de alguma gordura em nossas dietas.

O cérebro precisa de gordura também. Você sabia que 60 por cento do peso sólido do cérebro é gordura? Então, se alguém alguma vez o chamar de cabeção, agradeça. As centenas de bilhões de células nervosas do cérebro precisam de ácidos graxos essenciais para funcionar. A mielina, uma substância lipídica que envolve as células nervosas e as protege, mantém os neurônios funcionando em níveis ótimos. Qualquer perda de mielina devido a doenças, tais como a esclerose lateral amiotrófica (ELA) e a esclerose múltipla (EM), compromete o sistema nervoso. Claro, colocar muita gordura ruim em seu sistema leva a um aumento do colesterol "ruim", o que pode matá-lo por meio de doenças cardíacas e derrames. Porém, você sabia que níveis muito baixos de colesterol podem matá-lo também? Os níveis baixos de colesterol foram associados à depressão e à violência e, às vezes, até ao homicídio e ao suicídio.

Existem três categorias principais de gordura — gordura ruim (gorduras saturadas), gorduras muito ruins (gorduras trans) e gorduras boas (gorduras insaturadas). As gorduras saturadas contribuem para o endurecimento das artérias e para a formação de placas. As placas são uma matéria pegajosa e grudenta que se acumula nos vasos sanguíneos e pode bloquear o fluxo livre de sangue para o coração e para o cérebro. As gorduras saturadas são encontradas na carne vermelha (como a costela de boi), ovos (sobretudo nas gemas) e laticínios (como a manteiga e o leite integral).

As dietas ricas em gorduras saturadas têm sido associadas aos riscos à saúde no longo prazo, tais como as doenças cardíacas. Um estudo de 2009 com animais, realizado por pesquisadores britânicos, descobriu que as dietas ricas em gorduras também causam problemas mais imediatos. Após consumir uma dieta gordurosa por apenas dez dias, ratos apresentaram perda de memória de curto prazo e menos energia para se exercitar — em outras palavras, eles se tornaram mais burros e preguiçosos. Os pesquisadores compararam o desempenho dos ratos que receberam uma dieta rica em gorduras (55 por cento das calorias eram gorduras) com os que consumiram uma dieta com pouca gordura (7,5 por cento das calorias eram gorduras). Nos ratos com uma dieta rica em gordura, os músculos trabalharam com menos eficiência, o que diminuiu o nível de energia deles, fazendo o coração trabalhar mais intensamente durante o exercício e aumentar de tamanho. Os que comeram alimentos ricos em gordura também demoraram mais para passar por um labirinto e cometeram mais erros do que aqueles que comeram alimentos com pouca gordura. Esse é um dos primeiros estudos a mostrar que não é necessário muito tempo para uma dieta rica em gordura tornar o cérebro e o corpo mais indolentes.

As comprovações científicas também mostram que o consumo de alimentos ricos em gordura de fato altera a química cerebral de uma forma que obriga você a comer excessivamente. Um estudo com animais publicado no *Journal of Clinical Investigation* revelou que comer alimentos ricos em gorduras, tais como milk-shakes ou hambúrgueres, faz com que o cérebro envie mensagens para o corpo instruindo-o a ignorar a sensação de saciedade que, em geral, faz você parar de comer. Nesse estudo específico, o cérebro desligou o sinal de saciedade por até três dias e induziu a um consumo excessivo de alimentos. Uma experiência semelhante revelou que as dietas ricas em gorduras e açúcares alteram os receptores cerebrais em uma área do cérebro que regula a ingestão de comida. O consumo exagerado de alimentos carregados de gordura e açúcar aumentou os níveis dos receptores opioides, os quais estão relacionados às sensações de prazer e euforia. Os pesquisadores sugerem que esse pode ser um dos fatores dos distúrbios da comilança.

As piores gorduras do planeta são chamadas gorduras Frankenstein. Essas gorduras, feitas pelo homem, foram alteradas quimicamente pela adição de hidrogênio e são mais prejudiciais do que as naturais. Nos rótulos dos alimentos, você encontrará essas gorduras listadas entre os ingredientes como óleos "parcialmente hidrogenados" e quantidades listadas como "gorduras trans". A indústria alimentícia usa essas gorduras Frankenstein porque elas ajudam os alimentos – tais como margarina, bolos, biscoitos salgados, biscoitos doces, batatas fritas e pães – a durarem mais na prateleira e a terem um sabor mais estável. Desde 2006 a Food and Drug Administration vem solicitando aos fabricantes que listem as gorduras trans nos rótulos dos alimentos, e muitos deles têm reduzido ou eliminado o uso dessas gorduras assassinas.

As gorduras insaturadas são boas para sua saúde e podem de fato reduzir o colesterol. Há dois tipos de gorduras boas: as monoinsaturadas e as poliinsaturadas. Os alimentos com alto teor de gorduras monoinsaturadas incluem o abacate, o azeite de oliva, o óleo de canola, o óleo de amendoim e as nozes (tais como amêndoa, castanha de caju e pistache). Os alimentos ricos em gorduras poli-insaturadas incluem os óleos de açafroa e de milho e alguns peixes.

As gorduras poli-insaturadas, encontradas no salmão e na cavala, e as monoinsaturadas, encontradas no óleo de canola e no de soja, são ricas em ácidos graxos essenciais, chamados ácidos graxos ômega-3. Eles são chamados de ácidos graxos *essenciais* porque nosso corpo precisa deles. Quando não temos uma quantidade suficiente desses ácidos graxos em nosso sistema, podem ocorrer problemas. Por exemplo, pesquisas descobriram que os níveis de ácido graxo ômega-3 tendem a ser baixos em pessoas com DDA, depressão e mal de Alzheimer; nas que têm dificuldade para pensar e nas que tentam o suicídio.

Estudos mostram que uma dieta rica em ácidos graxos ômega-3 pode ajudar a promover equilíbrio emocional e otimismo, dois fatores que podem reduzir a tendência à gula. Em um estudo dinamarquês que comparou as dietas de mais de 5 mil idosos saudáveis, os resultados mostraram que as pessoas que comiam mais peixe eram capazes de manter a memória durante mais tempo. Pesquisadores holandeses descobriram que o consumo de peixe diminui o risco de demência e derrames. E, segundo um estudo francês, adultos mais velhos que comiam peixe somente uma vez por semana diminuíram significativamente o risco de desenvolver problemas cerebrais, tais como a demência.

Muito embora o corpo precise de ácidos graxos, ele próprio não consegue produzi-los, então é necessário obtê-los através dos alimentos. Obter quantidades adequadas de ácidos graxos ômega-3 de uma dieta não é fácil. Os ácidos graxos tendem a ser escassos em muitos dos alimentos processados e nas refeições fast food que comemos regularmente. Recomendo que as pessoas comam uma ou duas porções de peixe por semana, sobretudo peixes como o salmão, que é rico em ácidos graxos ômega-3. Preste atenção, pois mesmo que você consuma peixe algumas vezes por semana, pode não obter ácidos graxos ômega-3 em quantidade suficiente. Isso ocorre porque grande parte do salmão servido em restaurantes e vendido nos supermercados vem de criadouros e contém menos ácidos graxos importantes do que o salmão pescado em ambiente natural. Para obter maior quantidade de ácidos graxos ômega-3 opte pelo salmão que vive em ambiente natural em vez dos que vêm de criadouros. Por ser tão difícil obter todos os ácidos graxos de sua dieta, recomendo tomar um suplemento de óleo de pescado todo dia. Os adultos deveriam tomar 2 mil a 4 mil miligramas de ômega-3 de alta qualidade por dia (500 a 2 mil miligramas por dia para crianças). A Amen Clinics, Inc. tem sua marca própria que levou anos para ser desenvolvida. Distinguir as gorduras boas das ruins pode ser um pouco confuso, então use a tabela a seguir como um lembrete.

Gorduras boas	*versus*	Gorduras más
Anchova		Bacon
Abacate		Manteiga
Óleo de canola		Queijo (gordura regular)
Óleo de linhaça		Molhos cremosos
Carnes magras (galinha/peru)		Pães doces
Queijos com gordura reduzida		Frituras
Nozes (são as melhores)		Sorvete
Azeite de oliva		Costelas de carneiro
Óleo de amendoim		Margarina
Salmão		Batata frita
Sardinha		Comida processada
Grãos de soja		Bife
Atum		Leite integral

4. Aumente os carboidratos bons e diminua os carboidratos maus.
Algumas das últimas modas em termos de dietas atribuem aos carboidratos má reputação. Contudo, eles são parte necessária de uma dieta saudável, uma vez que fornecem o combustível de que o corpo precisa para realizar atividades físicas. A quantidade de carboidratos necessária em sua dieta depende de seu tipo de cérebro. Como vimos no capítulo anterior, o Tipo 1 Guloso Compulsivo tende a se sentir melhor quando tem mais carboidrato na dieta, enquanto o Tipo 2 Guloso Impulsivo se sai melhor com mais proteína.

Não obstante seu tipo, é importante entender que alguns carboidratos são melhores do que outros. Existem dois tipos básicos de carboidratos: os complexos e os simples. Os carboidratos complexos, que incluem frutas, legumes, grãos, verduras e grãos integrais, estão aprovados. Esses alimentos demoram mais para ser digeridos e são carregados de vitaminas, sais minerais e fibras, que promovem a boa saúde do cérebro e do corpo. Os carboidratos que devem ser evitados são os simples, tais como açúcar comum, bolos, balas, refrigerantes, sucos de frutas, pães doces, pão branco, massas e arroz branco. Os carboidratos simples são rapidamente digeridos, fornecem pouco ou nenhum valor nutritivo e podem provocar doenças e ganho de peso.

Reduza o consumo de açúcar.

Conter a ingestão de alimentos açucarados é um importante passo para melhorar a saúde. O açúcar faz disparar o nível de açúcar no sangue e, 30 minutos depois, o derruba, deixando você se sentindo letárgico e idiota. Como vimos na história de Lamar Odom, no começo deste capítulo, não há dúvida de que o açúcar pode viciar. As calorias vazias do açúcar também podem levar à obesidade e ao excesso de inflamações, o que aumenta o risco de desenvolver o diabetes tipo 2, doenças cardíacas e derrames. Não apenas isso, o açúcar também provoca ataques apopléticos. Em diversos estudos da Johns Hopkins University, quando os neurologistas retiraram completamente os carboidratos simples das crianças, os ataques apopléticos diminuíram surpreendentemente, em alguns estudos em mais da metade.

O açúcar afeta algumas pessoas mais do que outras. Jenny, 26 anos, é um exemplo excelente. Ela lutou com a ansiedade, a depressão e a fadiga por muitos anos. Constantemente ansiava por comer doces e, muitas vezes, sentia dores de cabeça, oscilações no humor e tonteiras ao longo do dia. Quando parou de comer doces feitos com açúcar refinado e abandonou a cafeína e o álcool, os sintomas desapareceram.

O consumo de açúcar tem crescido de forma constante por décadas, sendo que os norte-americanos atualmente consomem uma média de 22,2 colheres de chá (quase a metade de uma xícara) por dia (355 calorias por dia) de açúcares adicionados. A principal fonte de açúcares adicionados na dieta norte-americana são os refrigerantes e outras bebidas cheias de açúcar. Reconhecendo o papel danoso do consumo excessivo de açúcar para nossa saúde, a American Heart Association emitiu uma declaração em 2009 recomendando que os norte-americanos limitassem sua ingestão de açúcares adicionados para não mais do que 100 calorias por dia para as mulheres e 150 calorias por dia para os homens.

Se você deseja cortar a ingestão de açúcar, comece por cortar os refrigerantes e limitar a quantidade de biscoitos, balas e sorvetes que consome. Sei que pode ser difícil. Conforme observado anteriormente, de acordo com o livro *The End of Overeating: Taking Control of the Insatiable American Appetite,* do Dr. David Kessler, as combinações de altos teores de gordura e açúcar encontradas em vários lanches de dar água na boca estimulam o caminho da dopamina no cérebro da mesma forma que as drogas e o álcool. Ele sugere que algumas pessoas podem realmente ficar viciadas em biscoitos com pedaços de chocolate da mesma forma que outras ficam viciadas em cocaína. Kessler e sua equipe de pesquisadores viram essa teoria funcionar em animais também. Em um estudo, eles descobriram que os ratos trabalharão cada vez mais para obter um milk-shake com alto teor de gordura e açúcar e consumirão quantidades maiores dessa bebida se mais açúcar for adicionado a ela.

NOMES PARA AÇÚCARES USADOS NOS RÓTULOS DE ALIMENTOS

Açúcar
Açúcar invertido
Lactose
Maltodextrina
Mel
Maltose
Glicose
Xarope de malte
Galactose
Melaço
Concentrado de suco de fruta
Sorbitol
Suco de frutas
Açúcar demerara
Frutose
Agave
Dextrose
Suco de cana-de-açúcar desidratado
Xarope de milho (ou xarope de milho com alta frutose)
Cristais de suco de cana-de-açúcar, extrato
Açúcar de cana-de-açúcar
Sucanat (abreviação de suco de cana-de-açúcar natural)
Malte

Uma vez que o açúcar é um ingrediente comum em centenas de alimentos processados – até mesmo alimentos que não são doces –, comece a conferir os rótulos dos alimentos. O molho do espaguete, da salada, de tomate, a manteiga de amendoim e os biscoitos salgados muitas vezes contêm alguma forma de açúcar. Se os rótulos simplesmente dissessem "açúcar", seria fácil saber o que cortar de sua dieta, mas eles não dizem. Nos rótulos dos alimentos, os açúcares podem ser listados usando qualquer uma das amplas variedades de nomes (ver caixa na página 109). Essa lista é apenas o início – os fabricantes usam muito mais nomes, então é necessário ficar atento. Quando começar a procurar esses nomes nos rótulos, você perceberá quantas comidas contêm açúcar. Então, notará que um alimento pode não ter açúcar listado como um dos ingredientes principais, mas pode ter três, quatro ou mais tipos diferentes de açúcares incluídos. Somados, o resultado é uma imensa quantidade de açúcar. Fui a uma loja outro dia desses procurando por um lanche saudável e escolhi uma daquelas assim chamadas barras energéticas. A embalagem gritava "nutritiva", mas a lista de ingredientes contava outra história.

LISTA DE INGREDIENTES DA ASSIM CHAMADA BARRA ENERGÉTICA

* granola

    aveia integral triturada

    açúcar (AÇÚCAR!)

    farinha de arroz

    farinha de trigo integral

    soja parcialmente hidrogenada

    e óleos de algodão em rama com

    TBHQ (tert-butilhidroquinona)

    e óleo de girassol ácido cítrico com tocoferol natural (gordura trans)

    farinha de trigo integral

    melaço (AÇÚCAR!)

    bicarbonato de sódio

    lecitina de soja

    corante caramelo (AÇÚCAR!)

    malte (AÇÚCAR!)

    sal

    leite em pó desnatado

* xarope de milho (AÇÚCAR!)

* arroz crocante

    aveia integral triturada

    arroz

    açúcar (AÇÚCAR!)

    sal

    malte (AÇÚCAR!)

* açúcar (AÇÚCAR!)

* sólidos de xarope de milho (AÇÚCAR!)

- glicerina
- xarope de milho com alta frutose (AÇÚCAR!)
- amendoim
- soja parcialmente hidrogenada e/ou óleo de semente de algodão
- sorbitol (AÇÚCAR!)
- carbonato de cálcio
- frutose (AÇÚCAR!)
- mel (AÇÚCAR!)
- sabor natural e artificial
- sal
- melaço (AÇÚCAR!)
- lecitina de soja
- água
- BHT (di-terc-butilmetilfenol)
- ácido cítrico

Algumas formas de açúcares estão listadas em inacreditáveis 14 vezes! Quando se verifica o rótulo inteiro, esse lanche "saudável" não parece mais tão saudável.

Ao olhar para a lista de nomes de açúcar é possível se perguntar sobre os sucos de frutas e os concentrados de suco de frutas. Afinal, as frutas não são um dos carboidratos complexos que fazem bem à saúde? Deixe-me esclarecer isso. Sim, fruta é ótimo, mas o suco de fruta não é. O suco de laranja, por exemplo, tem uma

> **ÍNDICE GLICÊMICO (IG)**
>
> IG alto (70 ou acima)
> IG médio (56-69)
> IG baixo (55 ou menos)]

pequena quantidade de vitamina C, muito açúcar e água. Ele não contém qualquer das fibras que se obtém ao comer a laranja. O suco de laranja é melhor do que uma Coca-Cola Diet, mas não é tão bom quanto comer a laranja.

Conheça o índice glicêmico

Para ajudá-lo a entender como os carboidratos afetam o nível de açúcar no sangue entenda o que significa índice glicêmico (IG). O IG classifica os carboidratos com base em seus efeitos no nível de açúcar do sangue. Os carboidratos com índice glicêmico baixo causam flutuações pequenas no nível de

ÍNDICES GLICÊMICOS DE VÁRIOS ALIMENTOS

Iogurte com pouca gordura	14
Aspargos	15
Brócolis	15
Cerejas	22
Feijão	27
Leite semidesnatado	33
Maçãs	38
Cenouras	39
Espaguete	41
Suco de maçã	41
Uvas	46
Farinha de aveia	49
Pão integral	50
Inhame	51
Suco de laranja	52
Batata-doce	54
Arroz integral	55
Bananas	55
Pipoca	55
Batata frita embalada	56
Pizza de mussarela	60
Sorvete	61
Abacaxi	66
Melancia	72
Cereal	74
Pão branco	75
Batata frita	75
Pães doces	76
Waffles	76
Bolinhos de arroz	77
Cereal de arroz	82
Cornflakes	83
Batata assada	85
Tâmaras	103
Arroz branco	110

Fontes: The Glucose Revolution, Gycem/cindex.com, NutritionData.com, SouthBeachDietPlan.com e Diabetesnet.com.

açúcar do sangue, o que ajuda a manter a energia ao longo do dia. Os carboidratos com alto índice glicêmico fazem o nível de açúcar do sangue decolar e depois desabar. Esse efeito montanha-russa aumenta inicialmente sua energia, mas depois o deixa letárgico e preguiçoso. A chave para ter saúde cerebral é se assegurar de que a maioria dos carboidratos consumidos possui um índice glicêmico baixo.

Ingerir carboidratos com baixo índice glicêmico e que contenham muita fibra é ainda melhor para o cérebro. As fibras dietéticas promovem a saúde e podem reduzir o colesterol, o que estimula um bom fluxo sanguíneo. Fontes boas de alimentos ricos em fibras incluem verduras, frutas, grãos integrais, feijões e legumes. Ao escolher frutas, legumes e verduras, é melhor escolher os que contêm pouco amido e as frutas com pouco açúcar – brócolis em vez de batata e cerejas e morangos em vez de abacaxi. Verifique os índices glicêmicos na tabela de classificação por IG para encontrar alimentos saborosos e com índice glicêmico baixo, mas ricos em fibras, que você deve estocar.

Evite o pão antes das refeições

Por que os restaurantes servem cestas de pães antes de cada refeição gratuitamente? Por que não queijo? Por que não amêndoas ou pedaços de carne ou galinha? A razão é que o pão abre o apetite e o estimula a comer mais. O pão, sobretudo o branco, feito de farinha branca e processada, faz disparar o teor de açúcar no sangue e estimula o neurotransmissor serotonina, responsável pela sensação de bem-estar no cérebro. A serotonina ajuda você a se sentir mais feliz e menos ansioso.

Nos exames SPECT observei que as intervenções da serotonina ajudam a relaxar ou a diminuir a função no CPF. Quando prescrevo antidepressivos ou suplementos que incrementam a serotonina no cérebro, meus pacientes muitas vezes dizem que se sentem melhor, mas que também se sentem menos motivados. Tudo que diminui a função do CPF o tornará mais impulsivo e menos preocupado com relação às consequências no longo prazo. O pão ou os carboidratos simples antes de uma refeição ajudam você a se sentir melhor, mas também mais impulsivo quando o carrinho de sobremesa chegar. Evite o pão, espere pela refeição, e se sentirá mais feliz com o resultado final.

5. Jogue fora os adoçantes artificiais e os substitua por quantidades pequenas de adoçantes naturais.

Adoro coisas doces. Não queria que fosse assim, mas crescer com um avô que eu adorava e que era fabricante de balas me colocou em uma desvantagem evidente. Quando descobri que era essencial vigiar meu peso, fiquei agradecido pelos adoçantes artificiais. Nenhuma caloria! Que legal! Coma quanto quiser, pensei. Os refrigerantes dietéticos se tornaram um companheiro constante para mim e bebi toneladas deles dos 25 aos 35 anos. Depois, aos 35, justamente quando começamos nosso trabalho de imagens cerebrais, descobri que tinha problemas para me levantar quando brincava com meus filhos pequenos, porque minhas juntas doíam. Por ser um escritor, fiquei ainda mais preocupado quando meus dedos e mãos também começaram a doer.

No início, simplesmente atribuí isso tudo à velhice. Aos 35? Depois, à medida que fiquei muito mais interessado em aprender sobre a saúde cerebral, descobri que havia uma grande quantidade de informações sobre os adoçantes artificiais, como o aspartame nos refrigerantes dietéticos, que diziam que eles podem estar associados à artrite, problemas gastrointestinais, dores de cabeça, problemas de memória, neurológicos e uma gama de outras mazelas. Tive uma paciente que me contou que sua artrite e as dores de cabeça sumiram depois que deixou de consumir aspartame. Outra paciente me contou que sua confusão desapareceu quando abandonou os adoçantes artificiais, e ainda outro me disse que foi somente quando parou com os refrigerantes dietéticos que conseguiu perder peso.

Então, parei com o aspartame e em quatro semanas minha artrite desapareceu. Então, apenas para testar, uma vez que os refrigerantes dietéticos haviam tido tão grande participação em minha vida, novamente consumi refrigerante dietético no almoço. Em 20 minutos meus dedos começaram a doer. Foi então que decidi eliminar o aspartame de minha dieta. As outras opções de adoçantes artificiais disponíveis naquela época tinham um gosto amargo para mim ou possivelmente estavam associadas ao câncer.

Em seguida, a sucralose (Splenda) apareceu e me senti como se estivesse no paraíso doce novamente; ela não deixava gosto na boca e eu não sentia minha artrite. Na verdade, fora informado que a sucralose adoçava 600 vezes mais que o açúcar. Colocar açúcar normal no chá ou na limonada era comparativamente insosso. Então, novamente, começaram a surgir relatos de que ela estava associada a problemas de saúde, incluindo o decréscimo das bactérias saudáveis do trato intestinal.

Além dos problemas de saúde relatados, um dos mais significativos relacionados aos adoçantes artificiais é que eles podem aumentar a ânsia por açúcar. As calorias vazias preparam os centros de apetite do cérebro para esperar algo gostoso, e quando nada surge, ele quer mais. Os adoçantes artificiais também dessensibilizam as papilas gustativas e até mesmo as coisas naturalmente doces, tais como uma porção regular de açúcar, não são mais suficientes para satisfazê-lo.

Mudar a sensibilidade das papilas gustativas é evidentemente possível. Se você foi um bebedor de refrigerante dietético como eu, lembra como achava os refrigerantes regulares horrivelmente doces após algum tempo sem tomá-los? Quando abandonar os adoçantes, suas papilas gustativas voltarão novamente à normalidade em poucas semanas.

Meu adoçante natural favorito, a estévia, tem poderes anti-inflamatórios e propriedades capazes de abaixar a pressão arterial, e não tem sido associado a efeitos negativos à saúde. O xilitol e a *agave* são outros adoçantes naturais. Use qualquer um deles moderadamente e você ficará mais bem-servido no longo prazo.

Outra tendência terrivelmente perturbadora são os adoçantes artificiais existentes em chicletes, balas, alimentos empacotados, temperos, vitaminas, medicações, pós nutritivos, barras energéticas, pipoca, pasta de dentes e na água.

> **PASSO PARA AÇÃO**
>
> Leia os rótulos de tudo que você comer! É importante saber o que você está colocando dentro de seu corpo.

ta de dentes e na água. Quanto mais doce – essas companhias sabem disso –, mais viciado você provavelmente ficará. Reaja e não colabore com as indústrias alimentícias que estão contra você.

6. Limite o consumo de cafeína.

A maioria de nós associa a cafeína ao café, mas ela também pode ser encontrada no chá, nos refrigerantes escuros, no chocolate, nas bebidas energéticas e nas pílulas estimulantes. Se seu consumo de cafeína está limitado a uma ou duas xícaras de tamanho normal de café ou duas ou três xícaras de chá por dia, provavelmente não há problema. Porém, qualquer coisa a mais que isso pode causar problemas.

A cafeína restringe o fluxo sanguíneo para o cérebro, e tudo que compromete o fluxo sanguíneo leva ao envelhecimento precoce.

A cafeína desidrata o cérebro (lembre-se, o cérebro é 80 por cento água e precisa de hidratação adequada), o que torna mais difícil pensar rapidamente.

A cafeína interfere no sono, o que é essencial para a boa saúde do cérebro, o controle do apetite e o rejuvenescimento da pele. A cafeína interrompe os padrões de sono porque bloqueia a adenosina, uma substância química que nos diz quando é hora de dormir. Quando essa substância química está bloqueada, tendemos a dormir menos, o que leva à privação do sono. E quando não dormimos o suficiente, definitivamente, sentimos que temos de tomar uma xícara de café para começar bem o dia.

A cafeína pode viciar se tomada em grandes quantidades. Ao tentar acabar com o hábito, você provavelmente experimentará sintomas de abstinência, inclusive fortes dores de cabeça, fadiga e irritabilidade.

A cafeína pode acelerar os batimentos cardíacos e elevar a pressão arterial. Em algumas pessoas, beber cafeína demais leva a uma elevação temporária da pressão arterial e dos batimentos cardíacos.

A cafeína pode deixá-lo nervoso. Consumir mais cafeína do que de costume pode levá-lo a se sentir nervoso e tenso.

A cafeína aumenta a tensão muscular. A ingestão de cafeína foi associada a músculos tensos.

A cafeína pode causar problemas de digestão. Problemas gastrointestinais são comuns se houver consumo excessivo de cafeína.

A cafeína pode elevar os marcadores inflamatórios. Dois estudos mostraram que 200 miligramas de cafeína (o equivalente a duas xícaras de café) aumentam os níveis de homocisteína, um marcador para inflamações e doenças cardíacas.

A cafeína pode interferir na fertilidade. As mulheres grávidas deveriam tomar cuidado com a cafeína, porque ela foi associada a partos prematuros, defeitos congênitos, incapacidade para conceber, bebês abaixo do peso e abortos.

AS MELHORES FRUTAS E OS MELHORES LEGUMES ANTIOXIDANTES

- Açaí
- Mirtilo
- Amora
- *Cranberry*
- Morango
- Espinafre
- Framboesa
- Couve-de-Bruxelas
- Ameixas
- Brócolis
- Nabo
- Abacate
- Laranja
- Uva vermelha
- Pimentão vermelho
- Cereja
- Kiwi

Fonte: U.S. Department of Agriculture

Para ser justo, existe também uma grande quantidade de estudos sugerindo que o café pode ser benéfico para a saúde. Foi mostrado que ele diminui as placas que causam o mal de Alzheimer, reduz o risco da doença de Parkinson, o risco de câncer de cólon e diabetes. Pode haver outras substâncias no café, não apenas cafeína, que realmente sejam benéficas, e as variedades descafeinadas podem lhe trazer os benefícios sem os problemas mencionados anteriormente. Um estudo da Harvard University revelou que os que tomaram café descafeinado também apresentaram um risco menor de desenvolver diabetes, embora fosse a metade daquele provocado pelo café cafeinado. Outro estudo, no entanto, mostrou que a cafeína reduziu a sensibilidade à insulina e aumentou o nível de açúcar no sangue – ambas más notícias para você.

Uma pergunta que você deve se fazer sempre que ler um estudo científico promovendo os benefícios de determinados medicamentos, do álcool ou da cafeína é "Quem financiou a pesquisa?". Um dos departamentos da universidade que defendeu o consumo de café é financiada pela Kraft Foods, o fabricante do café Maxwell House.

7. Coma alimentos bons para o cérebro.

Você ficará feliz de saber que há muitos alimentos deliciosos que são ótimos para o cérebro, seja qual for seu tipo. Os alimentos que contêm grandes quantidades de antioxidantes ajudam o corpo e o cérebro a permanecer jovens. Vários estudos descobriram que a ingestão de alimentos ricos em antioxidantes, os quais incluem muitas frutas, legumes e verduras, reduz significativamente o risco de desenvolver embotamento cognitivo. Como eles funcionam? Os antioxidantes neutralizam a produção dos radicais livres no corpo. Os radicais livres são substâncias químicas que exercem um papel importante na deterioração do cérebro com a idade. O corpo produz radicais livres sempre que uma célula converte oxigênio em energia. Quando produzidos em quantidades normais, os radicais livres ajudam o corpo a se livrar das toxinas nocivas, mantendo-o, dessa forma, saudável. Quando produzido em quantidades tóxicas, os radicais livres danificam o mecanismo celular do corpo, resultando na morte celular e na lesão de tecidos. Esse processo é chamado de estresse oxidativo. Ele é semelhante à ferrugem nos metais, ou à oxidação, quando exposto à umidade do ar. Os antioxidantes agem como os exterminadores de ferrugem do corpo.

Os alimentos ricos em antioxidantes incluem uma gama de frutas e legumes. O mirtilo possui alto teor de antioxidantes, razão pela qual, entre os neurocientistas, adquiriu o apelido de "fruta cerebral". Nos estudos de laboratório, os ratos que comeram mirtilos mostraram mais capacidade para aprender novas habilidades motoras e aumentaram suas defesas contra derrames. Isso não é tudo. Em outro estudo, os ratos que tiveram uma dieta rica em mirtilos perderam gordura abdominal, tiveram o colesterol diminuído e seus níveis de glicose melhoraram. Estudos semelhantes mostraram que ratos que consumiram morangos e espinafre também ganharam proteção significativa.

OS 50 MELHORES ALIMENTOS PARA O CÉREBRO

1. Amêndoas cruas
2. Leite de amêndoa, não adoçado
3. Maçãs
4. Aspargos
5. Abacates
6. Bananas
7. Feijões, preto, grão-de-bico
8. Pimentões amarelos, verdes, vermelhos e laranjas
9. Nabos
10. Amoras
11. Mirtilos
12. Brócolis
13. Couve-de-Bruxelas
14. Cenouras
15. Queijo com gordura reduzida
16. Cerejas
17. Frango, sem pele
18. *Cranberry*
19. Clara de ovo enriquecida com DHA
20. Toronja
21. Arenque
22. Melão
23. Kiwi
24. Limões
25. Lentilhas
26. Lima-da-pérsia
27. Aveia
28. Azeitonas
29. Azeite de oliva
30. Laranjas
31. Pêssegos
32. Ervilhas
33. Ameixas
34. Romãs
35. Framboesas
36. Uvas vermelhas
37. Soja
38. Espinafre
39. Morangos
40. Chá verde
41. Tofu
42. Tomates
43. Atum
44. Peru sem pele
45. Nozes
46. Água
47. Trigo integral
48. Salmão selvagem
49. Inhame e batatas-doces
50. Iogurte, sem açúcar ou adoçante

No que se refere aos antioxidantes, sempre digo para comer o arco-íris. Com isso quero dizer para comer frutas e legumes de várias cores diferentes – comer alimentos azuis (mirtilos), vermelhos (romãs, morangos, framboesas, cerejas, pequenas porções de pimentões vermelhos e tomates), amarelos (abóbora, pimentões amarelos e pequenas porções de banana e pêssegos), alaranjados (laranjas, tangerinas e inhames), roxos (ameixas) e assim por diante. Isso garantirá que você obtenha ampla variedade de antioxidantes para alimentar e proteger seu cérebro.

Equilibre os alimentos que você consome

Seu cérebro precisa de um equilíbrio entre proteínas magras, tais como frango ou peru sem pele, carboidratos complexos e gorduras boas. É uma boa ideia incluir proteínas magras em todas as refeições para equilibrar o nível de açúcar no sangue, sobretudo se você for um Tipo 2 Guloso Impulsivo. Acrescentar proteína magra aos lanches e refeições desacelera a absorção rápida dos carboidratos simples e ajuda a prevenir a confusão mental que tipicamente acontece após o consumo de petiscos açucarados.

Em 2000 dirigi um estudo de cinco meses sobre os efeitos de uma dieta balanceada em cinco universitários que foram diagnosticados com DDA, incluindo meu filho. Cada estudante seguiu a dieta da Zona do Dr. Barry Sears, que defende uma alimentação balanceada com proteínas magras, carboidratos complexos e gorduras boas. Além disso, eles tomaram doses elevadas de óleo de pescado purificado. Para acompanhar o progresso do grupo fizemos exames SPECT antes e depois. Após cinco meses do regime alimentar, todos os alunos se saíram melhor em seus estudos e perderam peso. Os exames do cérebro apresentaram mudanças positivas também, os centros de concentração do cérebro estavam aumentados e as áreas hiperativas responsáveis pelo controle do humor estavam mais calmas. Ficou claro para mim que uma dieta saudável e óleo de pescado ajudam a equilibrar a função cerebral.

OS VINTE PRINCIPAIS ALIMENTOS PARA MEU CÉREBRO

1. _____
2. _____
3. _____
4. _____
5. _____
6. _____
7. _____
8. _____
9. _____
10. _____
11. _____
12. _____
13. _____
14. _____
15. _____
16. _____
17. _____
18. _____
19. _____
20. _____

Use o formulário acima para criar sua lista dos 20 alimentos mais saudáveis para seu cérebro e inclua-os em sua dieta todas as semanas. O simples ato de escrever seus alimentos favoritos vai ajudá-lo a ficar mais consciente do que está consumindo.

8. Reduza o consumo de sal e aumente a ingestão de potássio.
Muitas pessoas acusam erroneamente o sal por engordá-las. O sal em si não provoca aumento de peso, mas causa uma retenção temporária de água no

corpo, o que pode tornar mais difícil fechar as calças. Parte do problema com o sal é que ele é comumente encontrado em grandes quantidades nos alimentos processados muito calóricos, nos alimentos fast food e nas refeições em restaurantes. Portanto, uma dieta que tenha alimentos com um teor extremamente elevado de sal pode fazer você ganhar peso ao longo do tempo.

Observe que sal não é a mesma coisa que sódio. O sal de mesa contém cerca de 40 por cento de sódio. Ele é encontrado naturalmente em muitos alimentos e no corpo humano. O sódio e o potássio são eletrólitos que estão envolvidos em uma variedade de funções corporais. Para terem uma função ótima esses eletrólitos precisam ser equilibrados. Quando estão fora de equilíbrio, com níveis muito mais altos de sódio e mais baixos de potássio, como na maioria dos norte-americanos, eles podem levar ao ganho de peso, à hipertensão, à resistência à insulina e à depressão do sistema imunológico.

Foi comprovado que uma dieta com pouco sal, tal como a Abordagem Dietética para Acabar com a Hipertensão (DASH, na sigla em inglês), é capaz de abaixar a pressão alta em apenas 14 dias, de acordo com inúmeros estudos. Foi também mostrado que ela reduz o risco de derrames e doenças cardíacas. Um estudo descobriu que os participantes que reduziram a ingestão de sal diminuíram o risco de morte causada por doenças cardíacas, dez a 15 anos mais tarde, em 25 por cento. Como um bônus, uma vez que a dieta está baseada no consumo de uma abundância de alimentos excelentes para o cérebro – tais como frutas e legumes, grãos integrais, proteína magra e gorduras saudáveis –, pode haver perda de peso e aumento das funções cerebrais.

PASSO PARA AÇÃO

Atualmente, as orientações de dieta recomendam consumir, pelo menos, 4.700 miligramas por dia de potássio e não mais do que 2.300 miligramas por dia de sódio (aproximadamente uma colher de chá de sal).

Tão importante quanto cortar o sal é aumentar a ingestão de potássio. Um estudo recente descobriu que comer duas vezes mais potássio e sódio pode cortar pela metade o risco de morrer de doença cardíaca. Um estudo publicado no *Journal of the American Medical Association* em 1997 que analisou os resultados de 33 experiências clínicas revelou que indivíduos que tomam suplementos de potássio reduzirem a pressão arterial. Os alimentos ricos em potássio são: banana, espinafre, melão, kiwi, feijão-de-lima, laranja, tomate e todas as carnes.

9. Planeje seus lanches.

Se alguém, alguma vez, lhe disser para evitar lanches ao longo do dia, não ouça! Passar muito tempo sem comer pode provocar um caos nas funções cerebrais e fazer o nível de açúcar no sangue cair demais. O nível baixo de açúcar no sangue está associado a um controle deficiente dos impulsos e à irritabilidade. Ele também causa estresse emocional. Phil tem 56 anos e sofre de ataques de ansiedade. Todas as quartas-feiras à noite Phil janta em um restaurante e todas as quartas-feiras, antes de sair de casa para ir ao restaurante, ele tinha um ataque de ansiedade. Mais tarde foi descoberto que Phil normalmente janta às 18 horas, mas nas quartas-feiras, o jantar não começa antes das 20 horas. Esperar mais duas horas para jantar causava uma queda de açúcar no sangue dele. Quando Phil passou a comer uma maçã como lanche e algumas amêndoas às 18 horas, nas quartas-feiras, seus ataques de ansiedade desapareceram.

Comer aproximadamente a cada três a quatro horas durante o dia pode ajudar a equilibrar o açúcar no sangue. Isso não significa uma licença para se empanturrar o dia inteiro. Quando fizer um lanche, opte por alimentos com baixa caloria e inclua porções equilibradas de proteína, carboidratos complexos e gorduras boas, se possível. Pessoalmente, adoro um lanchinho. Como viajo frequentemente, aprendi a levar comigo lanches saudáveis para o cérebro para comer durante a viagem. De outra forma, sou tentado a comprar barras energéticas nas lojas de conveniência do aeroporto. Um de meus lanches de baixa caloria favorito são frutas secas, sem adição de açúcar ou conservantes, e legumes frescos — acrescento algumas nozes e queijo com pouca gordura para equilibrar os carboidratos das frutas e dos legumes com uma porção pequena de proteína e gordura. No entanto, fique atento quando comprar frutas e legumes secos; muitas marcas acrescentam açúcar, conservantes, ou outros ingredientes, os quais os tornam pouco saudáveis. Leia os rótulos dos alimentos. Procure por marcas que não acrescentam nada.

Eis alguns dos meus lanches de meio de tarde favoritos:

Iogurte de baixa caloria e nozes

Queijo tipo cottage de baixa caloria com fruta e duas amêndoas
ou macadâmias

30g de queijo e a metade de uma xícara de uvas

Peru e maçã com uma macadâmia ou três amêndoas

Ovos recheados com pasta de grão-de-bico (corte o ovo no meio, jogue
fora a gema e recheie com uma colher de sopa de pasta de grão-de-
bico; acrescente pimenta a gosto)

10. Tome suplementos multivitamínicos/de sais minerais e óleo de pescado diariamente.

Noventa e um por cento dos norte-americanos não comem, pelo menos, cinco porções de fruta e legumes por dia, o mínimo necessário para uma boa alimentação. Há anos tenho defendido que todo mundo tome um suplemento multivitamínico diariamente. O *Journal of the American Medical Association* (*JAMA*) concorda comigo. Por 22 anos o AMA foi contra tomar suplementos multivitamínicos, mas mudou de ideia mais tarde. Agora, o AMA recomenda vitaminas diariamente para todo mundo, porque elas ajudam a prevenir doenças crônicas. Muitas pessoas concordam que se você tiver uma dieta balanceada não precisa de um suplemento. Isso é verdade, mas quantos de nós realmente têm uma dieta perfeitamente nutritiva todos os dias?

Além do suplemento multivitamínico/mineral diário, quase sempre receito suplementos de óleo de pescado para meus pacientes também. O óleo de pescado, uma grande fonte de ácidos graxos ômega-3, tem sido foco de muitas pesquisas. Os dois óleos de peixe mais estudados são o ácido eicosapentaenoico (EPA) e o ácido docosa-hexaenoico (DHA). O DHA é um componente vital das membranas celulares, sobretudo do cérebro e da retina. O DHA é importante para o desenvolvimento normal do cérebro nos fetos e nas crianças pequenas e para a manutenção do funcionamento normal do cérebro ao longo da vida. O DHA parece ser um grande fator na fluidez e na flexibilidade das membranas das células e pode ter um papel importante na forma como pensamos e sentimos. Veja Apêndice C, "A solução dos suplementos", para obter mais informações a respeito.

11. Reconheça quando você ou alguém com quem você se preocupa tem alergias alimentares ocultas.

Muitas pessoas sabem que as alergias alimentares podem causar urticária, coceira, eczema, náuseas, diarreia e, em casos graves, choque ou constrição das vias aéreas, o que pode dificultar a respiração e ser fatal. Porém, determinados alimentos e aditivos alimentícios também podem causar problemas emocionais, comportamentais ou de aprendizagem? Pode ter certeza disso. Esses tipos de reação são chamados de alergias alimentares ocultas, e elas podem estar atrapalhando seus esforços para obter um corpo melhor.

Meu paciente Mark tinha DDA e sintomas de ansiedade e depressão. Ele explicou que sempre que comia alimentos com glutamato monossódico (MSG) ficava violento. Para entender por que isso acontecia fizemos dois exames de imagem de seu cérebro – um após evitar qualquer consumo de MSG e outro após ele ter jantado comida chinesa com MSG. O exame com MSG mostrou uma diferença marcante na atividade do lobo temporal esquerdo de Mark, a área associada ao controle do humor. Disse a Mark que ele podia evitar o MSG ou tomar medicação para evitar o problema. Para minha surpresa, ele optou pela medicação. Ele explicou que se perdesse o controle uma vez mais, sua mulher pediria o divórcio e "você nunca sabe quais alimentos contêm MSG. Às vezes, isso está listado no rótulo como condimentos naturais". Se você tiver dificuldade para controlar seus acessos de raiva, evite o MSG.

Embora o caso de Mark seja extremo, a sensibilidade para aditivos alimentares, tais como MSG, adoçantes artificiais, ou corantes, é provavelmente mais comum do que se pensa. No que se refere às alergias alimentares, os culpados mais comuns são os amendoins, o leite, os ovos, a soja, o peixe, os moluscos, nozes de árvores e trigo. Esses oito alimentos respondem por 90 por cento de todas as reações alérgicas alimentares. Outros alimentos comumente associados a alergias incluem o milho, chocolate, chá, café, açúcar, fermentos, frutas cítricas, porco, centeio, carne, tomate e cevada.

> ## PASSO PARA AÇÃO
> Se você suspeita de que sofre de alergia alimentar ou de que é mais sensível a algum alimento, tente uma dieta de eliminação.

Os sintomas físicos que podem sugerir que você tem uma alergia ou sensibilidade alimentar incluem círculos escuros ao redor dos olhos, olhos inchados, dores de cabeça ou enxaquecas, orelhas vermelhas, fadiga, dor nas juntas, problemas nasais crônicos (nariz congestionado ou escorrendo) ou questões gastrointestinais. Os problemas comportamentais que podem ser causados pelos alimentos incluem agressividade, problemas de insônia, falta de concentração e mudanças de padrões da fala (transformando em tagarela ou fala pastosa).

Quando existe uma suspeita de uma alergia ou de sensibilidade alimentar, o médico pode recomendar uma dieta de eliminação. Esse tipo de dieta remove todos os alimentos que comumente causam problemas por um período de uma ou mais semanas. Essas dietas não são fáceis de seguir porque são muito restritivas. Após o período inicial, os possíveis alergênicos são reintroduzidos, um a um. Os alimentos que causam comportamento anormal ou sintomas físicos devem ser permanentemente eliminados da dieta. Trabalhar com um nutricionista pode fazer uma grande diferença.

Eis como uma dieta de eliminação funcionou para uma mulher de 37 anos que reclamava de fadiga, ansiedade e ataques de pânico. Ao iniciar uma dieta de eliminação, todos esses sintomas desapareceram. Após reintroduzir os alimentos em sua dieta, ela descobriu que açúcar, milho, queijo e toranja faziam os sintomas reaparecerem. Assim, se ela evitar esses alimentos, não terá nenhum desses sintomas.

Em um estudo realizado na Holanda em 2008 pesquisadores descobriram que colocar crianças com DDA em uma dieta de eliminação restrita reduzia seus sintomas em mais da metade em 73 por cento delas. Esse é basicamente o mesmo resultado que se obtém ao se receitar medicação para DDA, porém sem qualquer dos efeitos colaterais associados. Em essência, durante o estudo, as crianças podiam comer apenas arroz, peru, carneiro, legumes, frutas, margarina, óleo vegetal, chá, suco de pera e água. No entanto, os resultados foram surpreendentes. Nesse estudo os pesquisadores também descobriram que o humor das crianças e os comportamentos de confronto melhoraram.

Em 2003, um estudo com SPECT foi realizado para determinar se a eliminação dos alimentos problemáticos poderia afetar a função cerebral. O estudo testou o fluxo sanguíneo no cérebro em 30 pessoas com doença celíaca (intolerância ao trigo e a produtos que contêm trigo). Metade delas seguiu uma dieta livre de glúten por quase um ano, enquanto a outra metade não eliminou o glúten de sua dieta. Vinte e quatro indivíduos saudáveis também foram testados como um grupo de controle da pesquisa. Os pesquisadores concluíram que os pacientes com doença celíaca que seguiram a dieta livre de glúten ficaram significativamente menos propensos a experimentar decréscimo do fluxo sanguíneo no cérebro do que aqueles que continuaram a ingerir glúten. Apenas 7 por cento dos pacientes que eliminaram o glúten de suas dietas tiveram um fluxo sanguíneo baixo em pelo menos uma área do cérebro, comparado com 73 por cento daqueles que continuaram a ingerir glúten, os quais mostraram fluxo sanguíneo reduzido em pelo menos uma área do cérebro. Uma vez mais isso mostra que os alimentos que você consome afetam diretamente seu cérebro.

Em minha prática clínica descobri que muitos adultos e muitas crianças com problemas emocionais, de aprendizagem, ou comportamentais, melhoram quando eliminam determinados alimentos ou aditivos alimentares de suas dietas. Em particular, trabalho com muitas crianças autistas ou com síndrome de Asperger. Quando coloco essas crianças em uma dieta livre de glúten (trigo, cevada, centeio, aveia e qualquer produto fabricado com esses grãos) e caseína (proteína do leite e de todos os laticínios), percebo que alguns dos problemas comportamentais diminuem e que sua fala tende a melhorar.

TRATE OS TRANSTORNOS ALIMENTARES NO INÍCIO

Os transtornos alimentares, tais como a anorexia nervosa, a bulimia e a obesidade, são muito comuns. Estima-se que 7 milhões de mulheres e 1 milhão de homens são afetados pela anorexia nervosa e pela bulimia. A obesidade foi discutida em um capítulo anterior. As pessoas com anorexia nervosa se privam de comida, o que causa uma perda de peso extrema. Muito embora possam parecer magras, as pessoas com esse transtorno podem continuar convencidas de que estão gordas demais. As pessoas que sofrem de bulimia se envolvem em um círculo vicioso, empanturram-se e depuram-se, induzindo o próprio vômito ou usando laxantes, diuréticos ou enemas para eliminar o que consumiram. Elas também podem se exercitar excessivamente para queimar as calorias consumidas em uma farra. Esses transtornos podem ter consequências devastadoras para a saúde e para as funções cerebrais. Tratar os transtornos alimentares desde cedo é a chave para a recuperação e para uma vida saudável.

A solução da nutrição

Incentivadores da antinutrição	Incentivadores da nutrição
Nível baixo de açúcar no sangue	Pequenas refeições frequentes com pelo menos alguma proteína para manter o nível de açúcar no sangue em um nível saudável
Desidratação	Hidratação adequada
Comer em excesso	CRON (calorias restritas com ótima nutrição)
Gorduras trans	Gorduras monoinsaturadas
Gorduras saturadas	Gorduras poli-insaturadas
Carboidratos simples	Carboidratos complexos
Açúcar	Alimentos com baixo teor glicêmico
Adoçantes artificiais	Adoçantes naturais
Cafeína em excesso	Cafeína limitada
Calorias vazias	Antioxidantes
Alimentos processados ricos em sal	Frutas e legumes com potássio
Produtos vendidos em máquinas automáticas	Lanches caseiros saudáveis
Comida de baixo valor nutritivo	Multivitaminas e óleo de pescado
Alergênicos alimentares	Dieta de eliminação

Ver www.amenclinics.com/cybcyb para obter uma lista de maneiras de ser um comprador com "cérebro saudável" no supermercado. Além disso, você encontrará muitas receitas de café da manhã, almoço, jantar, sobremesas e lanches para ter um cérebro saudável.

5

A SOLUÇÃO DO EXERCÍCIO

EXERCITE O CORPO PARA FORTALECER O CÉREBRO

Aqueles que pensam que não têm tempo para exercitar o corpo mais cedo ou mais tarde encontrarão tempo para a doença.
– EDWARD STANLEY, EX-PRIMEIRO-MINISTRO DO REINO UNIDO.

A atividade física era uma parte natural da vida cotidiana de nossos ancestrais. Eles caçavam animais para comer, cuidavam de seus jardins, construíam casas e andavam para todos os lugares. Em nosso mundo totalmente moderno, dirigimos para o trabalho, sentamos à mesa do escritório o dia inteiro, dirigimos para casa e nos esparramamos no sofá. Eliminamos quase totalmente o movimento de nosso dia a dia. Essa é uma má notícia para nossos cérebros – para não mencionar nossas barrigas, nádegas e costas.

Se você deseja ter um cérebro e um corpo saudáveis, precisa levantar o traseiro e se movimentar! A atividade física é a coisa mais importante que você pode fazer para aumentar a função cerebral e manter a aparência jovem de seu corpo. Tenha você 6 ou 96 anos, o exercício age como fonte de juventude. Se você só pode adotar uma das soluções deste livro, siga esta.

AS VÁRIAS MANEIRAS DE SE EXERCITAR ESTIMULAM O PODER DE SEU CÉREBRO

O exercício físico age como uma espantosa droga natural no cérebro. Ele melhora a capacidade do coração para bombear sangue para todo o corpo, o que aumenta o fluxo sanguíneo para o cérebro. Isso fornece mais oxigênio, glicose e nutrientes para o cérebro, o que aumenta a função cerebral em geral. As inúmeras maneiras como o exercício físico beneficia o cérebro são verdadeiramente extraordinárias. Eis alguns benefícios que o exercício pode proporcionar ao cérebro e ao corpo.

O exercício estimula o crescimento de células cerebrais novas. O exercício aeróbico que faz o coração bater mais acelerado por períodos prolongados de tempo estimula o fator neurotrópico derivado do cérebro (BDNF) – uma substância química que exerce um papel na formação do tecido nervoso –, ou o crescimento de células cerebrais novas. Quando você se exercita, seu cérebro cria novas células. Pense no BDNF como o fertilizante do cérebro. Quando ele não cria tantas células novas quanto perde, ocorre o envelhecimento.

Pesquisas com ratos de laboratório mostraram que o exercício gera novas células cerebrais nos lobos temporais (envolvidos com a memória) e no córtex pré-frontal (envolvido com o planejamento e o discernimento). Essas células novas sobrevivem por cerca de quatro semanas e, em seguida, morrem, a menos que sejam estimuladas. Se você estimula esses neurônios novos através da interação mental ou social, eles se conectam com outros neurônios e melhoram a aprendizagem. Isso indica que é necessário se exercitar consistentemente para estimular um crescimento contínuo de células novas no cérebro. Isso também explica por que as pessoas que se exercitam em academias e depois vão para a biblioteca são mais inteligentes do que as que apenas se exercitam na academia.

A atividade física aumenta a capacidade cognitiva em todas as idades. Não importa quantos anos você tem, o exercício melhora a memória, a capacidade de pensar com clareza e de planejar. Em seu livro *Spark*, Dr. John Ratey detalha como um programa de educação física revolucionário em uma escola em Naperville, Illinois, transformou o corpo discente em algumas das crianças mais inteligentes da nação. Em 1999, as oitavas séries fizeram um teste internacional padrão chamado TIMSS (Estudo de Tendências Internacionais em Matemática e Ciências), que foca na matemática e nas ciências. Há anos os estudantes norte-americanos se classificam muito atrás dos alunos de outras nações – inclusive do Japão, da Coreia, de Cingapura e da China – nessas duas matérias. As oitavas séries de Naperville romperam com a tendência ficando em primeiro lugar no mundo em ciências e em sexto em matemática. Compare esses resultados com os resultados nacionais dos estudantes norte-americanos da oitava série em ciências e da nona em matemática.

O que há de tão especial no programa de educação física de Naperville? Ele deixa de lado esportes tradicionais em favor de uma atividade aeróbica de alta intensidade – um aquecimento rápido, uma corrida de 1,6 quilômetro e um período de desaceleração. A única regra: os estudantes devem manter uma média de batimentos cardíacos acima de 185 durante a corrida. Essa explosão de atividade está obviamente valendo a pena. Espero que outras escolas no país inteiro prestem atenção e comecem a implementar programas de educação física semelhantes. Recomendo veementemente que você compre uma cópia de *Spark* para aprender mais sobre as muitas formas pelas quais esse programa de condicionamento físico está beneficiando os alunos.

Há muito mais indícios de que o exercício aumenta o poder do cérebro. Em 2005, o California Department of Education (CDE) divulgou um estudo que comparou a relação entre o condicionamento físico e o desempenho acadêmico. O estudo revelou que os alunos da quinta, sétima e nona séries com os níveis mais altos de preparo físico também tiveram as notas mais altas nos testes de leitura e matemática. Na outra ponta, os alunos nessas séries que não estavam tão bem-preparados fisicamente tiraram as notas mais baixas nos testes acadêmicos.

Em uma edição de 2005 da *Pediatrics*, um painel de 13 pesquisadores publicou os resultados de uma revisão em larga escala de 850 estudos sobre os efeitos do exercício na juventude da nação. O painel concluiu que para um desempenho acadêmico ótimo ocorra as crianças em idade escolar devem participar todos os dias de uma hora ou mais de exercícios moderados a vigorosos que incluam diversas atividades físicas.

Outro estudo, publicado no *Brain Research*, revelou que os jovens de 13 e 14 anos com bom preparo físico mostraram uma capacidade de processamento cognitivo significativamente maior do que seus colegas que ficavam esparramados no sofá. Muitos outros estudos revelaram uma lista imensa de benefícios relacionados ao exercício. A atividade física aumenta a memória em mulheres jovens, entre 18 e 25 anos, e melhora a função do lobo pré-frontal nos adultos mais velhos. Colocar o corpo em movimento também protege as estruturas da memória de curto prazo nos lobos temporais (hipocampo) das condições de estresse extremo. O estresse faz com que as glândulas suprarrenais produzam quantidades excessivas do hormônio cortisol, que mata células no hipocampo e prejudica a memória. Na verdade, as pessoas com o mal de Alzheimer têm níveis mais altos de cortisol do que pessoas normais da mesma idade.

O exercício melhora o humor. As pessoas que se exercitam consistentemente relatam uma sensação geral de bem-estar maior do que as que levam uma vida sedentária. Colocar o coração para bombear permite que o promovedor natural do bom humor — o aminoácido triptofano — entre no cérebro. O triptofano é o precursor do neurotransmissor serotonina, o qual equilibra o humor. Ele é um aminoácido relativamente pequeno e, frequentemente, precisa concorrer com os aminoácidos maiores para passar pelos vasos sanguíneos e entrar no cérebro. Com o exercício, os músculos do corpo utilizam uma quantidade maior de aminoácidos e, com isso, diminuem a concorrência com o triptofano para entrar no cérebro, o que faz você se sentir melhor.

O exercício ajuda a aliviar a depressão. Por ano, quase 15 milhões de norte-americanos adultos e cerca de 5 por cento de crianças e adolescentes vivenciam um grande distúrbio depressivo. Milhões desses adultos e crianças apelam para os medicamentos, o que tornou os antidepressivos o remédio mais comumente receitado da nação, de acordo com um estudo realizado pelos U.S. Centers for Disease Control and Preservation. O que você pensaria se eu dissesse que o exercício pode ser tão eficaz quanto os remédios no tratamento da depressão?

> **PASSO PARA AÇÃO**
>
> Para atacar a depressão ou as variações de humor, tente fazer exercícios primeiro, antes de pensar em tomar antidepressivos.

Dou um curso para pessoas que sofrem de depressão, e um dos pontos principais que cobrimos é a importância de se exercitar para combatê-la. Incentivo todos esses pacientes a começarem a se exercitar e, sobretudo, a fazerem uma atividade aeróbica que obrigue o coração a bombear mais. Os resultados são verdadeiramente impressionantes. Ao longo do tempo, muitos desses pacientes que tomaram antidepressivos por anos se sentem muito melhor e conseguem abandonar a medicação.

Os benefícios antidepressivos do exercício físico foram documentados na literatura médica. Um estudo comparou os benefícios do exercício aos do medicamento antidepressivo cujo princípio ativo é o cloridrato de sertralina. Após 12 semanas, o exercício provou ser tão eficiente quanto o cloridrato de sertralina no combate à depressão. Após dez meses, o exercício superou os efeitos da droga. Minimizar os sintomas da depressão não é a única forma como o exercício sobrepujou esse remédio.

Assim como todas as medicações para a depressão que exigem receita médica, o cloridrato de sertralina está associado a efeitos colaterais negativos, tais como a disfunção sexual e a falta de libido. Além disso, tomar o cloridrato de sertralina pode arruinar suas chances de fazer um seguro de saúde. Finalmente, engolir um comprimido receitado não ajuda a aprender novas habilidades. Pelo contrário, o exercício melhora o condicionamento físico, a forma do corpo e a saúde, o que também melhora a autoestima. Ele não afeta suas chances de ter cobertura de um seguro de saúde e permite que você aprenda novas habilidades. Se alguém em sua família se sente deprimido, o exercício pode ajudar.

O poder do exercício para combater a depressão constitui mais uma razão para pensarmos que as escolas precisam tornar a educação física obrigatória para todas as séries. Se 5 por cento das crianças e adolescentes sofrem de depressão, por que não fazê-los tentar se exercitar como uma forma de reduzir ou eliminar a necessidade da medicação? Fazer crianças deprimidas participar de aulas de educação física pode, inclusive, acabar salvando vidas. Avalie este relatório fascinante do Secret Service: National Threat Assessment Center sobre incidentes com armas de fogo em escolas. Os pesquisadores examinaram 37 incidentes em escolas envolvendo 41 criminosos com idades entre 11 e 21 anos. Além do fato de que todos os disparos foram feitos por homens, qual era a única característica que eles compartilhavam? Uma história de depressão. Mais da metade dos atiradores relatou ter ficado deprimido. Na realidade, 75 por cento deles ameaçaram cometer suicídio, ou de fato tentaram se matar antes de concretizarem seus ataques.

O exercício reduz as preocupações e a ansiedade. Os distúrbios de ansiedade são muito comuns nos Estados Unidos, afetando aproximadamente 40 milhões de adultos e um em cada dez jovens. Outros milhões de nós passam muito tempo se preocupando com as coisas menores da vida. Quando os pensamentos negativos ou as preocupações se apoderam de nós, o exercício pode fornecer uma distração bem-vinda. As pesquisas mostram que a atividade de alto impacto pode amenizar a ansiedade e reduzir a incidência dos ataques de pânico. Se, por exemplo, você ou sua família está estressado por causa de um teste que fará ou se debatendo com uma discussão que teve, a atividade física pode ajudar a acalmar a mente.

O exercício ajuda a evitar, adiar e amenizar os efeitos da demência e do mal de Alzheimer. Pesquisadores canadenses realizaram um estudo de grande escala durante cinco anos para determinar a associação entre a atividade física e o risco de desenvolver debilitamento cognitivo e demência. De

1991/1992 a 1996/1997, eles reuniram informações de 4.615 homens e mulheres de 65 anos ou mais. Os pesquisadores avaliaram os participantes no início do estudo e depois novamente, em sua conclusão, cinco anos depois. Os resultados mostraram que 3.894 participantes permaneceram sem nenhum prejuízo cognitivo, 436 foram diagnosticados como tendo algum debilitamento cognitivo, mas nenhuma demência (debilitamento cognitivo brando), e 285 foram diagnosticados como tendo demência. A atividade física foi associada a riscos mais baixos de debilitamento cognitivo, o mal de Alzheimer e a demência de qualquer tipo. Os níveis altos de atividade física estavam associados a riscos ainda mais reduzidos. Os pesquisadores concluíram que a atividade física regular podia representar importante e potente fator de proteção contra o declínio cognitivo e a demência nas pessoas idosas.

Vários outros estudos apoiam esses resultados e mostram que o exercício físico evita ou atrasa o declínio cognitivo associado com a demência e o mal de Alzheimer. As pesquisas mostram que, em pessoas acima de 65 anos, exercícios brandos a moderados reduzem o risco de debilitamento cognitivo e de demência provocados pelo mal de Alzheimer em cerca de 50 por cento. Um estudo realizado pela Case Western Reserve University examinou quanto tempo as pessoas assistem à televisão por dia, o que se correlaciona inversamente com seus níveis de exercício físico – quanto mais televisão as pessoas assistem, menos tendem a se exercitar. Os sujeitos do estudo que assistiam a duas horas ou mais de televisão por dia (os viciados em televisão) eram duas vezes mais propensos a desenvolver o mal de Alzheimer. Em contrapartida, as pessoas acima de 40 anos que se exercitam, pelo menos, 30 minutos duas ou três vezes por semana colhem muitos benefícios protetores.

As pessoas que já sofrem de demência ou do mal de Alzheimer podem também ver benefícios na atividade física. Pesquisadores australianos descobriram que os adultos mais velhos com enfraquecimento de memória, que seguiram um programa de exercícios durante seis meses, sentiram uma diminuição do declínio cognitivo ao longo de um período de 18 meses de acompanhamento.

> ## PASSO PARA AÇÃO
> Se você tem mais de 65 anos é ainda mais importante se exercitar se deseja adiar ou evitar o declínio cognitivo.

Os exercícios amenizam os sintomas de DDA. O melhor tratamento natural para DDA é o exercício físico. Em minha experiência, vi uma relação direta entre o nível de exercício que uma pessoa faz e a gravidade de seus sintomas.

Percebi que, quando meus pacientes se exercitam regularmente, a medicação para seu DDA funciona melhor. Em particular, trabalho com muitas crianças e adolescentes com DDA. Na primavera, esses pacientes, às vezes, reclamam que sua medicação não é tão eficaz quanto fora anteriormente. Quando ouço isso, sempre pergunto se eles mudaram sua rotina de exercícios. Frequentemente, me dizem que jogavam basquete, praticavam uma atividade aeróbica de alto impacto, mas com o fim da estação eles não estavam mais fazendo atividade física alguma. Quando os faço se exercitarem novamente, sua medicação começa a funcionar melhor outra vez. Eu poderia com igual facilidade aumentar a dose do remédio, mas há efeitos colaterais associados a isso. Os exercícios não têm efeito colateral algum, mas muitos benefícios, então prefiro tentar esse caminho primeiro.

Se você deseja mais provas de que o exercício é um grande tratamento natural para o DDA, veja o medalhista de ouro das Olimpíadas, Michael Phelps. Diagnosticado com DDA quando tinha 9 anos, Phelps teve problemas para se concentrar nas aulas e para fazer seus deveres de casa. Ele começou a tomar medicação estimulante para DDA para amenizar seus sintomas. Na sexta série ele disse à mãe que desejava parar com os remédios. A essa altura ele passava horas nadando todos os dias na piscina, e graças à atividade aeróbica intensa conseguiu permanecer concentrado sem a medicação.

O preparo físico desencadeia um comportamento melhor nos adolescentes. Pesquisadores da University of California, Irvine, estudaram 146 adolescentes saudáveis para determinar os efeitos do exercício físico em suas vidas. Os resultados mostraram que os adolescentes que estavam mais bem-preparados fisicamente eram menos impulsivos, se sentiam mais felizes e eram mais propensos a fazer coisas boas em suas vidas do que os colegas não tão bem-preparados.

As pessoas que se exercitam regularmente dormem melhor. Não obstante sua idade, fazer exercício regularmente normaliza a produção de melatonina no cérebro e melhora o sono. Se você já viu seus filhos brincarem por horas no quintal de sua casa e depois caírem na cama e dormirem a noite inteira, sabe que isso é verdade. No Capítulo 10 você aprenderá por que o sono é fundamental para manter a função ótima do cérebro por toda a vida. Lembre-se, embora o exercício regular seja aconselhável, é melhor evitar fazer exercícios vigorosos perto da hora de dormir. Tente completar a atividade física aproximadamente quatro horas antes de ir para a cama.

O exercício ajuda as mulheres a lidarem com as mudanças hormonais.
Há comprovações de que exercícios regulares tendem a minimizar sintomas associados à TPM. Eles também ajudam as mulheres a lidarem com as flutuações hormonais que ocorrem durante a gravidez, a pré-menopausa e a menopausa.

OS EXERCÍCIOS SÃO A CHAVE PARA UMA SAÚDE MELHOR, MAIS ENERGIA E BOM HUMOR

O exercício promove uma melhora na saúde e ajuda a viver mais. Os exercícios regulares aumentam o óxido nítrico, uma substância química que diz aos músculos macios de seus vasos sanguíneos para relaxar e se abrir, permitindo que o sangue flua mais livremente através do corpo. Provavelmente, você nunca pensou que os vasos sanguíneos tinham músculos, mas eles têm. Sempre que você se exercita, também exercita os vasos sanguíneos. Com exercícios consistentes, os vasos sanguíneos se tornam mais saudáveis. Isso ajuda a manter o sangue pulsando no coração, nos órgãos e nos tecidos; incrementa a saúde de órgãos vitais e reduz o risco de pressão arterial alta, derrames e doenças cardíacas — tudo isso foi associado ao declínio cognitivo.

A atividade física também aumenta o potencial da insulina para evitar níveis altos de açúcar no sangue, reduzindo, assim, o risco de diabetes. Além disso, o exercício aumenta a produção de glutationa, que é o maior antioxidante de todas as células. Aumentar os níveis de glutationa protege os músculos e outros tecidos dos danos causados pelos radicais livres e pelo envelhecimento precoce. As pesquisas também mostram que exercícios brandos e moderados reduzem o risco de desenvolver osteoporose, câncer de mama e câncer de cólon. Para os mais velhos, a atividade física melhora o tônus muscular e a resistência, o que diminui o risco de quedas.

> **PASSO PARA AÇÃO**
> Para aumentar a energia troque a cafeína por exercícios físicos diários.

Quando você transforma o exercício físico em um hábito, ele também aumenta seus níveis de energia e evita que você fique letárgico. Em vez de esparramar-se no sofá o dia inteiro, você terá muita vontade de se levantar e se movimentar. Isso o torna mais propenso a sair e fazer tudo que adora fazer, o que queima ainda mais calorias e o mantém parecendo e se sentindo bem.

ACRESCENTE EXERCÍCIOS AO
SEU REGIME DE BELEZA

O que é bom para o cérebro, é bom para o coração, é bom para os genitais, é bom para a pele. O exercício melhora o fluxo sanguíneo para todos os órgãos do corpo, então faz sentido que ele beneficie a pele, que é o maior órgão do corpo humano. Graças à circulação aumentada, mais oxigênio e nutrientes são levados às células da pele. Isso promove a renovação celular e a produção de colágeno – a proteína sustentadora que ajuda a evitar que a pele fique flácida e enrugue. Ele também ajuda a combater as agressões diárias causadas pela poluição e por outras toxinas ambientais. Algumas formas de exercício, tais como ioga, ajudam a controlar a irrupção de acne. Como? A ioga e outros tipos de exercício reduzem o estresse, o que minimiza a produção dos hormônios do estresse, os quais são frequentemente associados às irrupções de acne.

Melhorar o fluxo sanguíneo também ajuda a pele a ter um brilho e uma aparência rosada. De acordo com uma equipe de pesquisadores da University of St. Andrews, na Escócia, as pessoas consideram a pele mais rosada mais saudável e potencialmente mais atraente. O estudo, publicado no periódico *Psychological Science*, pedia que os participantes em idade universitária alterassem a cor de rostos em fotografias digitais para fazer com que parecessem mais saudáveis. Os pesquisadores descobriram que os estudantes quase invariavelmente acrescentavam vermelhidão às faces para melhorar a aparência. Essa atitude torna mais evidente que se exercitar faz mais do que apenas melhorar a sua forma – o torna mais atraente.

> ## PASSO PARA AÇÃO
> Se você acha que parece velho demais e está pensando em fazer uma cirurgia plástica ou um tratamento a laser para rejuvenescer, tente se exercitar primeiro para aumentar o fluxo sanguíneo na pele.

Em um estudo com animais realizado pela University of Illinois pesquisadores descobriram que o exercício moderado e regular traz outro benefício à pele: acelera o processo de cicatrização. Os pesquisadores concluíram que o exercício acelera a cicatrização ao diminuir a inflamação. Para pessoas que, em geral, têm uma cicatrização ruim, como os diabéticos, esse estudo mostra que o exercício pode ser muito benéfico.

MOVIMENTE-SE PARA QUEIMAR GORDURAS

Para derreter a gordura você precisa queimar mais calorias do que ingere, e o exercício pode ajudar. Uma revisão rápida da literatura científica sobre o efeito do exercício sobre a gordura revela que milhares de estudos mostram que a atividade física ajuda a perder peso. Fazer exercícios aeróbicos também aumenta o metabolismo corporal, o que aumenta a capacidade de queimar calorias. O metabolismo é um processo complexo que converte os alimentos ingeridos em energia e também determina a velocidade com que se queima essa energia. Exercício e atividade física diários que desenvolvam o tecido muscular ajudam a queimar mais calorias, o que ajuda a evitar o ganho de peso, ou a eliminar alguns quilos se esse for o objetivo. Quando você se exercita, o corpo parece e se sente melhor, o que o faz se sentir melhor consigo mesmo. Outros benefícios da atividade física incluem melhor coordenação motora, agilidade, velocidade e flexibilidade.

> **PASSO PARA AÇÃO**
> Para queimar mais calorias, acrescente atividade física à sua rotina diária.

O EXERCÍCIO LEVA A ESCOLHAS MAIS SAUDÁVEIS PARA O CÉREBRO E PARA O CORPO

Você sabia que, ao ser fisicamente ativo, é mais provável que você consuma alimentos bons, durma mais e tome mais cuidado com a saúde em geral? Um estudo examinou os efeitos de um programa de 12 semanas de exercícios físicos em 62 universitários. Ao fim de três meses os estudantes que praticaram uma atividade física informaram ter uma dieta mais saudável, ser mais responsáveis com a própria saúde, buscar mais apoio social e administrar melhor o estresse.

> **PASSO PARA AÇÃO**
> Se você deseja parar de fumar, beber, deixar de se estressar ou ter uma dieta mais saudável, exercitar-se pode ajudá-lo a alcançar esses objetivos.

Em um estudo extraordinário que foi publicado em uma edição de 2006 do periódico *Pediatrics* pesquisadores descobriram que, comparado com os adolescentes que assistem muito à televisão, aqueles que participam de uma gama variada de atividades físicas são menos propensos a ter comportamentos de risco, tais como beber, fumar, usar drogas, agir com violência, fazer sexo sem proteção e cometer atos delinquentes. Esse fascinante estudo também revelou que os adolescentes que participavam de atividades físicas com os pais eram os menos propensos a terem problemas com tais comportamentos. Esses adolescentes tendiam a ter uma autoestima mais elevada do que os sedentários e os ativos que não se exercitavam ou praticavam esportes com os pais. Por outro lado, o estudo mostrou que os adolescentes que passavam muito tempo assistindo à televisão ou envolvidos em jogos eletrônicos tendiam a correr um risco maior de se envolverem em todos esses comportamentos de risco e de terem uma autoestima mais baixa.

Essa pesquisa reforça o que tenho defendido há anos: desligue a televisão e os jogos eletrônicos e mexa-se.

POR QUE A SÍNDROME DO VÍCIO EM TELEVISÃO É RUIM PARA O CÉREBRO E PARA O CORPO

Adotar um estilo de vida sedentário é uma das piores coisas que se pode fazer para o cérebro, a saúde em geral e o corpo. A falta de exercício físico afeta negativamente o fluxo sanguíneo do corpo. Quando não se faz o sangue bombear com uma atividade aeróbica, os níveis de óxido nítrico caem, o que faz com que as paredes dos vasos sanguíneos fiquem distorcidas, limitando a capacidade do sangue de circular livremente. Essa situação o coloca em um risco aumentado de sofrer de doenças cardíacas, hipertensão e derrames.

Sem um fluxo sanguíneo adequado, os vasos sanguíneos nas áreas profundas do cérebro também se tornam distorcidos, aumentando o risco de pequenos derrames. À medida que os anos passam, esses pequenos derrames se acumulam e fecham as áreas profundas do cérebro, fazendo com que parem de funcionar. Essas áreas profundas do cérebro controlam os movimentos das pernas, o movimento coordenado do corpo e a velocidade do pensamento e do comportamento. Essas são algumas das áreas do cérebro afetadas pela doença de Parkinson, o que explica por que esses derrames produzem um quadro clínico que lembra muito essa doença e por que as pessoas acima de 40 anos que não se exercitam não são tão mentalmente ágeis quanto as fisicamente ativas.

Ser viciado em televisão também o torna mais vulnerável a sofrer de hipertensão, o que, por sua vez, aumenta o risco de desenvolver outros problemas de saúde no cérebro. Novas pesquisas publicadas no periódico *Neurology* mostram que pessoas de 40 anos com hipertensão são mais propensas a ter problemas relacionados à memória e às habilidades mentais. Em particular, as de meia-idade com pressão arterial diastólica alta (o número inferior) correm um risco maior do que as com leituras de pressão arterial normal. Para cada 10 por cento de aumento no valor diastólico, as chances de um indivíduo ter problemas cognitivos aumentam em cerca de 7 por cento. Por ter envolvido quase 20 mil pessoas, esse estudo é o maior que já investigou a ligação entre a hipertensão e os problemas de memória.

Esses resultados apoiam os do Honolulu Study of Aging, que concluiu que as pessoas de meia-idade, entre 40 e 60 anos, com hipertensão não tratada, correm um risco maior de desenvolverem demência. Para as pessoas de meia-idade com uma pressão arterial sistólica de 160 mmHg ou maior, ou uma pressão arterial diastólica de 90 mmHg ou maior, o risco de demência após os 70 anos era 3,8 a 4,8 vezes maior do que aqueles cuja hipertensão era tratada. Os danos causados pela inatividade podem ser devastadores. Basicamente, ao não se exercitar, você pode dizer adeus a todos os benefícios para o cérebro, a saúde e o corpo sobre os quais você leu anteriormente neste capítulo.

OS MELHORES TIPOS DE EXERCÍCIO

Os melhores exercícios combinam a atividade aeróbica para aumentar o batimento cardíaco e fazer o sangue bombear, a resistência para fortalecer os músculos e a coordenação para ativar o cérebro.

Exercício cardiovascular. O exercício aeróbico é uma das chaves principais para a saúde do cérebro e exerce um papel na neurogênese, ou seja, no crescimento de células novas. Idealmente, o exercício aeróbico envolve um período breve de aquecimento, 20 a 45 minutos de atividade sustentável moderada a intensa e um período de desaceleração. Alguns resultados sugerem que a atividade de alto impacto – mesmo por curtos períodos de tempo – também é benéfica para o cérebro. Correr, andar rápido, nadar, remar e subir escadas são apenas algumas das opções dos muitos exercícios aeróbicos disponíveis.

Seu cérebro se beneficiará se você colocar o coração para bater em ritmo acelerado ao ar livre ou na academia. Os estudos com animais mostram que correr em uma esteira produz significativa melhora na memória, semelhante às melhoras cognitivas vistas nas atividades aeróbicas ao ar livre. Uma das maiores vantagens das muitas atividades aeróbicas é que elas não exigem grande quantidade de equipamentos caros – são necessários apenas uma roupa apropriada, um par de tênis de corrida e só.

Treinamento de resistência. Durante muitos anos os especialistas têm promovido os benefícios da atividade aeróbica para o cérebro. Segundo um estudo novo publicado no *British Journal of Sports Medicine* parece que o treinamento de resistência também pode ter o poder de proteger o cérebro. Após analisar três testes de exercícios, pesquisadores concluíram que o treinamento de resistência pode evitar o declínio cognitivo em adultos mais velhos. O treinamento de resistência desenvolve o tônus muscular e aumenta a força trabalhando contra qualquer tipo de resistência, tal como alteres, bolas pesadas, cabos elásticos de resistência ou o peso do próprio corpo. Por exemplo, você pode usar o peso do próprio corpo para ganhar força fazendo flexões no chão, ou em barras, ou fazendo agachamentos. Alguns exercícios de resistência – remar, nadar e subir escadas – também funcionam como atividades aeróbicas, o que os torna ainda mais benéficos para o cérebro.

Atividades de coordenação. O exercício que exige atividades de coordenação ativa o cerebelo – localizado na parte posterior do cérebro –, melhora o pensamento, a flexibilidade cognitiva e a velocidade de processamento. Isso significa que participar de atividades como dança, tênis e basquetebol, que exigem coordenação, pode aumentar mais ainda sua inteligência! E isso não é tudo. Estudos com animais mostraram que os exercícios físicos que envolvem o planejamento e a execução de movimentos complexos realmente transformam a estrutura do cérebro.

Pesquisadores brasileiros colocaram essa teoria em prática quando compararam os cérebros de judocas competitivos e os dos participantes não judocas. O judô é uma forma de arte marcial que depende de reações rápidas e astutas para enganar e superar estrategicamente o adversário. (Acho o judô uma atividade maravilhosa, contanto que você não se envolva em qualquer tipo de contato que possa resultar em dano cerebral.) Os resultados do estudo mostraram que os judocas tinham significativamente mais densidade de massa cinzenta do que as pessoas que não praticavam judô. Mais massa cinzenta se traduz em mais células cerebrais, o que é igual a melhor função cerebral.

Exercícios combinados. É uma boa ideia fazer vários tipos de exercício. A atividade aeróbica gera novas células cerebrais, o que pode levá-lo a pensar que, se deseja aumentar o poder do cérebro, deve limitar suas atividades físicas aos exercícios aeróbicos de alto impacto. Porém, são os exercícios de coordenação que fortalecem as conexões entre essas novas células para que o cérebro possa usá-las para outros propósitos, tais como pensar, aprender e lembrar.

O MELHOR ESPORTE DO MUNDO PARA O CÉREBRO

Minha atividade física favorita é o tênis de mesa, o que também acaba sendo o melhor esporte do mundo para o cérebro. Ele é extremamente aeróbico e coloca tanto a parte superior quanto a inferior do corpo em movimento de todas as maneiras – girando, dobrando para baixo, esticando para cima e se movimentando de um lado para o outro. Além disso, ele dá ao cérebro um tremendo treinamento. É ótimo para a coordenação entre a mão e o olho e para os reflexos (cerebelo e lobos parietais). É necessário se concentrar (córtex pré-frontal) para poder acompanhar a bola no espaço (lobos parietais e occipitais), compreender o efeito da bola (lobos parietais e occipitais) e planejar golpes e estratégias (córtex pré-frontal e cerebelo). Depois, é preciso seguir em frente e executar bem essas táticas (córtex pré-frontal e cerebelo). O tempo inteiro, é necessário permanecer calmo para não ficar nervoso demais no ponto decisivo do jogo (gânglios basais). E não se pode perder tempo pensando naquele ponto que você errou há alguns minutos (córtex cingulado anterior) ou perder o controle quando comete um erro (lobos temporais). É como se fosse xadrez aeróbico.

> ### PASSO PARA AÇÃO
> Para melhorar a função cerebral, tente uma variedade de atividades que combinem exercícios aeróbicos e movimentos complexos.

Uma das coisas que adoro no tênis de mesa é que ele causa pouquíssimos danos cerebrais. Em 1999, joguei no U.S. National Table Tennis Tournament com centenas de outros jogadores, e não houve um único dano cerebral. Um fascinante estudo de imagens cerebrais realizado no Japão revelou que o tênis de mesa ajuda a equilibrar o cérebro. Os pesquisadores examinaram um grupo de pessoas antes e depois de jogar tênis de mesa por um período de dez minutos. As imagens "após" revelaram uma atividade aumentada no córtex pré-frontal – a parte pensante de seu cérebro e o cerebelo.

Outra razão por que sou tão fã do tênis de mesa é que ele é um esporte que a família toda pode jogar. Tive muita sorte de ter uma mesa de pingue-pongue no quintal durante minha infância e joguei muito quando criança com meus irmãos e pais. Minha mãe era uma competidora feroz, com reflexos tão rápidos quanto a velocidade da luz e, em geral, reinava como a rainha da quadra. Eu sempre me diverti tanto jogando que nunca percebi que estava me "exercitando", ou melhorando a função cerebral. Era apenas diversão.

Outros grandes esportes para o cérebro são a dança e o tênis. Dançar é muito aeróbico e, sobretudo, bom para o cérebro se você está aprendendo passos novos, em vez de apenas se balançar no ritmo da música. Essa é a razão por que ter aulas de dança de salão, hip-hop ou jazz, em que se precisa memorizar as sequências de movimentos, é o ideal. O tênis, como o tênis de mesa, é uma atividade de alto impacto que aumenta o potencial do cérebro. A principal diferença é que o tênis tradicional é mais lento, então não se exercita os reflexos tanto quanto no tênis de mesa.

> **PASSO PARA AÇÃO**
> Sempre escolha esportes e atividades que sejam seguros para o cérebro.

MEXA-SE!
COMECE UMA ROTINA DE EXERCÍCIOS AGORA

Não há hora melhor do que o momento presente para se iniciar o movimento rumo a melhorar a saúde do cérebro e do corpo através do exercício. Se você é novato no condicionamento físico, comece gradualmente. Tentar fazer muita coisa rápido demais pode causar danos e exaustão. É como quando se é criança. Você precisou engatinhar antes de andar e teve de usar rodinhas laterais na bicicleta antes de andar em apenas duas rodas.

Transformar o exercício em um hábito leva tempo. Um hábito é uma série de ações que o cérebro executa – quando você lhe dá instruções para fazê-lo – com relativo automatismo e sem esforço. É preciso inúmeras repetições para que o cérebro aprenda a realizar uma função automaticamente. A melhor oportunidade de tornar o exercício um hábito é reservar tempo e lugar específicos para se exercitar todos os dias ou, pelo menos, em vários dias específicos, todas as semanas. Isso não significa fazer o mesmo exercício sempre. Na verdade, é melhor variar a rotina, o que evita o tédio e ajuda a mantê-lo motivado. Após al-

> **PASSO PARA AÇÃO**
> Transforme o exercício físico em uma regra. Não se dê a opção de se exercitar ou não. Esse deve ser um hábito diário, assim como escovar os dentes.

guns meses de repetição da rotina, você descobrirá que não pensa mais se vai se exercitar ou não; você simplesmente o faz. Nesse momento, o exercício terá se tornado um hábito que o ajudará a manter o cérebro e o corpo saudáveis pelo resto da vida.

ENCONTRE AS MELHORES ATIVIDADES FÍSICAS PARA SEU CÉREBRO

Quando se trata de exercícios físicos, um único tipo não funciona para todos. Dependendo do tipo de seu cérebro, você pode se inclinar para atividades motivantes, estimulantes, competitivas ou mesmo perigosas ou pode estar mais inclinado a buscar atividades calmas, tranquilizadoras ou solitárias. Seja qual for o tipo de exercício que lhe agrada, assegure-se de que faz algo aeróbico, pelo menos três vezes por semana durante no mínimo 20 minutos. Por exemplo, se achar que a ioga o ajuda a se concentrar e a aliviar o estresse, faça! Apenas lembre que a ioga, em geral, não faz o coração bater suficientemente rápido para gerar benefícios aeróbicos. Então, se adora fazer ioga, alterne com sessões de exercício aeróbico.

Veja a tabela a seguir para encontrar atividades físicas boas para seu tipo de cérebro.

PASSO PARA AÇÃO

Experimente atividades físicas que possam ajudar a curar o cérebro e a manter o corpo com uma excelente aparência.

Se você tem:	Tente este tipo de exercício:
Problemas no CPF (DDA, limiar de atenção baixo, impulsividade, planejamento deficiente)	Muita atividade aeróbica de alto impacto, tênis de mesa, meditação
Problemas com os gânglios basais (ansiedade, ataques de pânico, preocupação constante)	Ioga, atividade aeróbica
Problemas límbicos profundos (depressão, TPM)	Atividade aeróbica em atividades sociais, tais como dançar
Problemas no CCA (guardar rancor, ficar preso a pensamentos negativos)	Exercício aeróbico intenso para aumentar os níveis de serotonina

Problemas no lobo temporal (problemas de memória)	Aulas de dança ou de aeróbica que envolvam dar passos no ritmo da música
Problemas no cerebelo (pensamento lento)	Exercícios de coordenação

Aqui estão mais atividades boas para o cérebro para você escolher.

- Tênis de mesa
- Tênis
- Dança e aulas de dança
- Dance Dance Revolution (esse é um jogo eletrônico que merece minha aprovação)
- Corrida
- Caminhada
- Golfe (andar pelo campo rapidamente; nada de carrinhos, por favor!)
- Marcha
- Jogar frisbee
- Nadar
- Basquetebol
- Voleibol
- Pular corda
- Passear o cachorro
- Correr/andar para fazer caridade
- Se exercitar na academia
- Aulas de aeróbica
- Badminton
- Artes marciais (sem contato e, por favor, não quebre tábuas com a testa!)

Lembre-se de que, seja qual for a atividade que escolher, a ideia é aumentar os batimentos cardíacos. Qualquer atividade dessa lista pode fornecer benefícios aeróbicos – se você se empenhar em fazê-la bem. Muitas pessoas cometem o erro de pensar no esporte que fazem como um passatempo que preenche sua cota de exercícios, mas isso depende do esporte e do quanto você se empenha ao fazê-lo.

Uma vez elaborei um programa de nutrição e exercícios como parte de um plano de tratamento para um paciente que estava acima do peso. Após várias semanas no plano, ele reclamou comigo que não estava perdendo peso muito embora estivesse se exercitando como nunca. Quando lhe perguntei que tipo de exercício estava fazendo, ele me contou que estava jogando duas partidas de golfe por semana. Tive que lhe revelar que, embora andar pelo campo de golfe fosse uma atividade física, frequentemente isso não conta como atividade aeróbica, porque é preciso parar a toda hora para golpear a bola. Ele olhou para mim como se eu estivesse maluco e disse: "Não ando pelo campo. Saio do carrinho, me aproximo da bola para golpeá-la, depois entro novamente no carrinho. Isso é bastante atividade, entrar e sair do carrinho!"

Muito embora o golfe não seja o melhor dos exercícios aeróbicos, ele é excelente atividade recreativa que faz o cérebro trabalhar. Sempre se pode aumentar a intensidade andando pelo campo muito rapidamente e fazendo alguns polichinelos ou flexões enquanto se espera a vez de jogar (contanto que você não distraia os outros jogadores).

Ao escolher atividades físicas, nunca se esqueça da segurança do cérebro. Por exemplo, as artes marciais são um exercício de alto impacto que envolve coordenação e disciplina, o que é ótimo para o cérebro, mas apenas se não houver qualquer contato envolvido. Para proteger o cérebro, evite aulas de artes marciais que incluam lutas de treinamento com outros participantes ou façanhas estúpidas, como quebrar tábuas com a testa.

Envolver-se em esportes bons para o cérebro é fácil. Se deseja tentar o tênis de mesa – o melhor esporte do mundo para o cérebro –, compre uma mesa e comece a promover competições amigáveis em casa, no escritório ou na escola. Ou se filie a um dos muitos clubes de tênis de mesa localizados pelo país. Para encontrar um clube local, faça uma pesquisa na internet. O jogo é mais rápido, divertido e desafiante se você jogar bem. Além disso, sempre que se faz algo bem, se deseja fazer cada vez mais.

Pode-se perceber que muitas atividades físicas comuns não estão incluídas nessa lista. Andar de bicicleta

---

PASSO PARA AÇÃO

Esportes organizados, exercícios em academias e atividades recreativas não são apenas formas de injetar atividade física na vida cotidiana. Experimente estes truques simples para acrescentar mais exercício ao seu dia:

- Suba escada em vez de pegar as escadas rolantes ou ir de elevador.
- Ande para o trabalho ou para a escola.
- Faça as tarefas domésticas em ritmo acelerado.
- Use um carrinho de criança esportivo ou uma mochila de bebê e caminhe até a loja em vez de ir de carro.
- Varra folhas, arranque ervas e corte a grama do jardim.

pode ser uma das atividades aeróbicas mais populares, mas ela também acaba sendo a que mais causa ferimentos na cabeça. Já vi muitos exames SPECT de cérebros feridos em acidentes com bicicletas. Se você precisa mesmo andar de bicicleta, use um capacete que se encaixe corretamente. Os capacetes que não se encaixam fornecem pouca a nenhuma proteção. Andar de skate é outra atividade que não recomendo. Um dos piores exames do cérebro que vi foi o de um jovem skatista que não usava capacete. Ele perdeu quase toda a função cerebral em aproximadamente um quarto do lobo frontal. Sua vida nunca mais foi a mesma.

VOCÊ NÃO TEM DESCULPA

Recomendo fazer exercícios como parte de um plano de tratamento para muitos de meus pacientes e posso dizer que ouvi muitas desculpas para não fazê-lo.

> ### PASSO PARA AÇÃO
> Pare de dar desculpas para não se exercitar. Em muitos casos, o exercício ajudará a eliminar ou minimizar a fonte de sua desculpa, tais como a dor ou os problemas de saúde.

"Minhas costas doem."

"Meus joelhos doem."

"Meus pés doem."

"Não tenho tempo."

"Estou muito cansado."

"Não tenho muita coordenação."

"Não gosto de ficar suado."

"Tenho problemas de saúde."

"Odeio exercícios físicos."

A dor é uma das desculpas mais comuns. Nossos exames do cérebro nos ensinaram que o uso de medicações para a dor crônica, como a combinação de paracetamol e hidrocodona ou a oxicodona, é danosa para a função cerebral. O cérebro das pessoas que usam esses medicamentos por muito tempo parece muito com o dos alcoólatras. Se você sofre de dores nas costas, no pescoço ou de qualquer tipo, pense em suplementos naturais que possam amenizar o desconforto. Alguns de meus pacientes sentem um alívio da dor com o S-adenosilmetionina (SAMe). Em minha experiência, descobri que alguns pacientes ficam presos à dor. É tudo no que conseguem pensar. Para esses indivíduos, o 5-HTP, que aumenta os níveis de serotonina, e o óleo de pescado podem ajudar a libertá-los.

A solução do exercício

Usurpadores do exercício	Estimuladores do exercício
Fadiga	Sono adequado (pelo menos sete horas)
Dor crônica	Alívio natural para a dor (SAMe, óleo de pescado, 5-HTP, nenhum adoçante artificial)
Falta de tempo	Tornar o exercício físico uma prioridade
Falta de coordenação	Praticar atividades de coordenação
Falta de concentração	Objetivos claramente definidos e colocá-los por escrito
Maus hábitos, desistência	Praticar a força de vontade
Depressão	Qualquer atividade física
Negar ter problemas	Tratar de maneira efetiva qualquer problema do cérebro

PARTE TRÊS

TRANSFORME SEU CÉREBRO, EMBELEZE E FORTALEÇA SEU CORPO

6

A SOLUÇÃO DA PELE

Sinais cerebrais para acalmar e amaciar a pele

A saúde da pele é um reflexo externo da saúde do cérebro.

Em um raro dia de sol glorioso no outono, em Seattle, minha amiga Cynthia, que conheço há 12 anos, me cumprimentou na entrada de uma sala de conferências. Cynthia fundou a ADD Resources, um grupo de apoio para pessoas e famílias afetadas pelo distúrbio de deficit de atenção. Falei para o grupo dela várias vezes. Cynthia, que tem DDA, é famosa por dizer exatamente o que passa pela cabeça. Você sempre sabe o que Cynthia está pensando. Quando a abracei, ela disse: "Tenho de saber o que você está tomando. Sua pele está linda."

Enrubesci. "Óleo de pescado e sono", respondi.

"Só isso?", ela retrucou.

"Isso é a maior parte", comentei. "Além disso, faço uma dieta saudável para o cérebro, exercícios físicos, não acredito em todo pensamento estúpido que passa pela minha cabeça e lido com o estresse em minha vida sem cafeína ou álcool."

A saúde da pele está diretamente ligada à saúde do cérebro. As pessoas, sobretudo as mulheres, gastam muito tempo e dinheiro trabalhando em suas peles, quando o primeiro órgão que deveria ser cuidado para obter uma pele com excelente aparência é o cérebro. Balcão de cosméticos, dermatologista, cirurgião plástico – é para aí que se corre quando se deseja reverter o processo de envelhecimento. Mas os produtos que tratam a pele, os tratamentos a laser

> **PASSO PARA AÇÃO**
> Aumente o fluxo sanguíneo para rejuvenescer a pele.

e o bisturi são, muitas vezes, apenas soluções temporárias. A solução verdadeira encontra-se no cérebro. É o cérebro que diz à pele para produzir mais ou menos óleo. É o cérebro que supervisiona a produção de colágeno. E é o cérebro que está no posto de comando da regeneração celular cutânea. Todos nós precisamos parar de pensar na pele de fora para dentro e começar a pensar nela de dentro para fora.

Enquanto escrevia este livro, fui à festa de aniversário de 80 anos de meu pai. Dois de meus amigos de infância estavam lá. Um fumou a vida inteira. Quando ficamos perto um do outro, pude ver que a pele dele estava profundamente enrugada. Fumar reduz o fluxo sanguíneo para o cérebro e para a pele e envelhece ambos precocemente. Conforme escrevi na Introdução, meu outro amigo perdera a esposa de câncer um ano antes. O estresse crônico o envelhecera aparentemente 20 anos. Quando ele reclamou de sua energia e memória, me preocupei com o fato de seu cérebro poder estar envelhecido também.

Frequentemente digo que o que é bom para o coração é bom para o cérebro, e o que é ruim para o coração é ruim para o cérebro. Tudo gira em torno do fluxo sanguíneo saudável. Aqui podemos, definitivamente, acrescentar que o que é bom para o coração é bom para o cérebro e bom para a pele, e o que é ruim para o coração é ruim para o cérebro e ruim para a pele. Tudo que aumenta o fluxo sanguíneo para o cérebro e amplia a função dele rejuvenesce a pele, dando-lhe um brilho saudável. Da mesma forma, tudo que prejudica o cérebro também prejudica a pele e faz você parecer mais velho.

A CONEXÃO CÉREBRO-PELE

Você deve estar se perguntando o que o cérebro tem a ver com a pele. Afinal, a pele está do lado de fora do corpo, certo? Ela não é mais afetada pelo meio ambiente e pelo que passamos no rosto – cremes, loções, maquilagem, loção pós-barba, removedores de rugas – do que pelo cérebro? Não. As comprovações científicas apontam para uma conexão poderosa entre cérebro e pele. A pele e o cérebro estão completamente ligados um ao outro. Não é raro ouvir:

"Ele está tão furioso que está ficando vermelho."
"Você pode notar seu constrangimento porque ela enrubesce."

"Sempre que fico preocupado, fico cheio de urticárias."

"Estou tão emocionado que estou arrepiado."

"Ele deve ser o tipo nervoso, porque suas mãos estão frias."

"Sempre que fico nervoso, minhas mãos começam a suar."

Lembro-me da primeira vez em que apareci na televisão. Foi numa pequena estação em Connecticut há aproximadamente 20 anos. Eu estava tão nervoso que inconscientemente passei a entrevista inteira esfregando minhas mãos nas calças, tentando mantê-las secas. Quando assisti à gravação mais tarde, fiquei horrorizado.

Os cientistas mediram tanto a temperatura da mão quanto a atividade das glândulas sudoríparas da pele para entender a reação do corpo ao estresse. Os testes com polígrafos usam essas duas medidas como parte de sua bateria para determinar quando a pessoa mente. Como terapeuta de biofeedback, passei horas ensinando meus pacientes a aquecer e secar as mãos como parte dos protocolos de relaxamento. Quando estamos ansiosos ou preocupados, a temperatura da pele começa imediatamente a esfriar e começamos a suar.

> ### PASSO PARA AÇÃO
> Reações que neutralizam o estresse o ajudam a se sentir calmo e relaxado e fazem sua pele parecer mais saudável.

EMOÇÕES NÃO RESOLVIDAS PODEM SE MANIFESTAR NA PELE

Quando era residente na Walter Reed Army Medical Center, em Washington, D.C., um dos meus primeiros casos psicoterápicos foi um coronel do exército norte-americano chamado Bob que tinha uma erupção cutânea constante no corpo inteiro que resistia a qualquer tratamento. Bob foi enviado à nossa clínica porque a erupção começara logo após sua mulher ter morrido em um acidente de automóvel dois anos antes. Ele não fazia ideia da razão para ele precisar consultar um analista, mas estava disposto a cooperar se isso pudesse ajudá-lo. A erupção interferia em tudo em sua vida. Além disso, ele percebeu que, sempre que ficava estressado, a erupção piorava.

Uma das características mais singulares de sua história era que Bob nunca chorara a perda da esposa. Ele me contou que sempre tivera problemas para expressar os sentimentos e que tinha quatro filhos em casa que precisavam dele agora mais do que nunca. Após algumas sessões, decidi usar a hipnose com Bob para ajudá-lo com o que eu acreditava ser um luto não resolvido. Bob era extremamente hipnotizável, o que muitas vezes acontece com pessoas inteligentes. Durante nossa primeira sessão hipnótica, Bob chorou pela primeira vez. As lágrimas começaram silenciosamente, quase relutantes, depois viraram gemidos, os quais se tornaram mais intensos à medida que a sessão progrediu. As quatro sessões seguintes foram repletas de lágrimas

> **PASSO PARA AÇÃO**
> Não reprima as emoções ou elas podem causar problemas na pele.

e da expressão de dor com relação à perda de sua amada e melhor amiga. Ele estivera tão sobrecarregado com o cuidado com os filhos e com o trabalho que sua mente inconsciente não lhe permitiu sofrer, temerosa de que ele perdesse totalmente o controle. Em um lugar seguro, ele se permitiu sentir a dor. Nos três meses seguintes, as erupções sumiram.

SUA PELE É "O CÉREBRO DO LADO DE FORA"

Transforme seu cérebro, transforme sua pele. Vários estudos mostraram que quando se passa por um estresse psicológico o cérebro responde enviando sinais para a pele para ela reagir como se estivesse sendo atacada. Isso pode resultar em erupções, rubor, vermelhidão, ou em um aumento da produção de óleos protetores e uma diminuição das funções menos críticas da pele, tais como o crescimento de cabelo. Em geral, mais óleo e menos crescimento capilar significam mais manchas e cabelo mais ralo. Se você está estressado com um novo emprego, um teste ou um encontro importante, sua pele fica mais propensa a ter erupções.

Mais comprovações da ligação entre a pele e o cérebro vêm de pesquisas na Suécia, onde pesquisadores descobriram que é possível estudar as raízes biológicas das doenças mentais, como o distúrbio bipolar e a esquizofrenia, por meio do exame de determinadas células cutâneas em vez de terem de tirar amostras do tecido cerebral. A razão para tal é que as células cutâneas funcionam da mesma forma que as do cérebro, as quais, acredita-se, estão envolvidas com esses distúrbios. Em certo sentido, esse estudo mostra que as células cutâneas refletem as do cérebro.

No outro extremo da conexão cérebro-pele, a pele pode transformar o cérebro. Em 2008, Gil Yosipovitch, da Wake Forest University, e colegas publicaram os resultados de um estudo muito interessante usando imagens do cérebro para verificar como coçar afeta o cérebro. Os pesquisadores estudaram o que aconteceu quando 13 adultos saudáveis tiveram a parte inferior da perna direita levemente coçada embora a área não comichasse. Os participantes foram avaliados antes, durante e depois das sessões em que se coçaram através de imagens funcionais feitas por ressonância magnética. Os exames mostraram que coçar ativou determinadas áreas do cérebro, incluindo o córtex pré-frontal, o lobo parietal inferior e o cerebelo. Ao mesmo tempo, coçar desativou o córtex cingulado anterior e o posterior. Essas áreas estão associadas às emoções e às memórias desagradáveis, o que significa que o simples ato de coçar a pele transforma o cérebro e pode fazer você se sentir melhor. Você pode também experimentar fazer isso com seu companheiro ou companheira, ou com seus filhos, para tranquilizá-los quando estiverem angustiados.

A conexão cérebro-pele é tão forte que algumas pessoas começaram a chamar a pele de "o cérebro do lado de fora". Na verdade, descobriu-se que a pele produz muitos dos mesmos neuropeptídeos – incluindo a melatonina, a serotonina e o cortisol – usados pelo cérebro. Está claro que a saúde e a aparência da pele são um reflexo da saúde do cérebro.

MAUS HÁBITOS CEREBRAIS E DISTÚRBIOS QUE PODEM CAUSAR PROBLEMAS DE PELE E ENVELHECIMENTO PRECOCE

Quando você olha no espelho, o que vê? Se for um rosto cheio de rugas, linhas finas ou flacidez, não corra para o cirurgião plástico ainda. Dê uma olhada primeiro nessas causas comuns de envelhecimento precoce do cérebro. O mesmo se aplica àqueles que têm manchas e acne. Antes de correr para a loja de cosméticos para comprar uma porção de tratamentos caros para acne, reserve um momento para pensar sobre o que está acontecendo dentro de seu corpo e de seu cérebro e como seu estilo de vida e meio ambiente estão afetando sua pele e seu cérebro. Em muitos casos, ao cuidar do cérebro, você conseguirá melhorar a aparência da pele.

Cafeína. O excesso de cafeína no café, chá, chocolate, ou em algumas bebidas preparadas com ervas desidrata a pele, o que a faz parecer seca e enrugada.

Álcool. O álcool tem um efeito desidratante sobre o corpo, drenando a umidade da pele e aumentando as rugas. Ele também dilata os vasos sanguíneos e a capilaridade da pele. Ao beber em excesso, os vasos sanguíneos perdem o tônus e se tornam permanentemente dilatados, dando ao rosto um rubor que não desaparece. O álcool também diminui a vitamina A, um antioxidante importante envolvido na regeneração celular da pele. O abuso de álcool danifica o fígado e reduz sua capacidade de remover toxinas do corpo, resultando no aumento de toxinas nele e na pele, as quais o fazem parecer mais velho do que realmente é.

Fumo. A nicotina reduz o fluxo sanguíneo para a pele, roubando-lhe o brilho rosado e saudável. Ela também destrói a elasticidade da pele, o que promove as rugas. O ato de fumar também acrescenta linhas finas na área em cima do lábio superior. Fumar por dez ou mais anos pode lhe dar um "rosto de fumante". Esse é um termo que o Dr. Douglas Model introduziu em 1985 quando publicou um estudo no *British Medical Journal* mostrando que era capaz de identificar fumantes de longa data só de olhar para os traços faciais. O rosto dos fumantes os faziam parecer mais velhos do que verdadeiramente eram e incluíam as seguintes características: linhas em cima e embaixo dos lábios, nos cantos dos olhos, nas bochechas ou nos maxilares; aparência descarnada; aspecto acinzentado e uma pele avermelhada. Mais más notícias: os fumantes são três vezes mais propensos do que os não fumantes a desenvolver um determinado tipo de câncer de pele chamado carcinoma espinocelular, segundo um estudo publicado no *Journal of Clinical Oncology.*

Dieta deficiente. Os alimentos que comemos estimulam a regeneração das células da pele, que se renovam a cada 30 dias. A pele reflete a qualidade nutritiva da dieta. Se você tem uma dieta deficiente em ácidos graxos ômega-3, é bem provável que pareça mais velho do que realmente é.

Excesso de açúcar. Comer doces demais e alimentos com alto teor glicêmico pode causar rugas. Um estudo publicado no *British Journal of Dermatology* revelou que consumir açúcar promove um processo natural chamado glicação, no qual os açúcares se ligam às proteínas para formar moléculas nocivas chamadas de produtos finais da glicação avançada (AGEs, na língua inglesa). As AGEs danificam o cérebro e também o colágeno e a elastina – as fibras de proteína que ajudam a manter a pele firme e macia. Quanto mais açúcar se consome, mais danos são causados a essas proteínas e mais rugas aparecem no rosto.

Dieta ioiô e perda de peso repentina. Toda vez que você ganha peso, sua pele estica para acomodar a circunferência aumentada. Quando você perde peso, sua pele precisa se contrair novamente para se adequar ao novo formato menor. Uma vida inteira de altos e baixos no peso diminui a elasticidade da pele até que ela não consegue mais encolher para acomodar seu tamanho. Ganhar muito peso – 45 quilos ou mais – pode esticar a pele de forma irreversível. Após uma grande perda de peso, pode-se ficar com a pele solta, pendente no corpo e no rosto.

Consumo insuficiente de água. Quando não se bebe uma quantidade de água suficiente, a pele se torna desidratada.

Falta de sono. Sem descanso adequado a pele perde o importante processo de rejuvenescimento que ocorre durante o sono. O resultado? Envelhecimento precoce da pele, bolsas embaixo dos olhos e um aumento de rugas.

> ## PASSO PARA AÇÃO
> Evite ingerir álcool e cafeína em excesso e tomar pouca água. Eles desidratam a pele e a fazem parecer opaca e enrugada.

Falta de exercício. Ser viciado em televisão diminui o fluxo sanguíneo para a pele e a priva dos benefícios antienvelhecimento da atividade física.

Estresse. Os pesquisadores apontaram uma conexão forte entre cérebro, estresse e pele. Ao reagir ao estresse, o cérebro envia sinais para a pele que podem resultar em espinhas e erupções. Comprovações científicas atestam que o estresse psicológico piora os sintomas de várias doenças da pele, tais como psoríase e eczema.

> ## PASSO PARA AÇÃO
> Lembre-se de que doenças físicas e psicológicas podem ser a causa de problemas de pele. Trate a causa em vez de simplesmente tratar o sintoma.

Conflitos emocionais não resolvidos ou transtorno de estresse póstraumático. Da mesma forma que no caso do coronel Bob mencionado, o sofrimento não resolvido ou os conflitos emocionais causam estresse crônico, o que pode se refletir na pele. Se você reprime as emoções e não lida com seus problemas, eles podem se refletir negativamente em sua pele. Peça ajuda quando precisar.

Mudanças hormonais. As flutuações hormonais durante a puberdade, a gravidez, a TPM, a pré-menopausa, a andropausa (níveis baixos de testosterona em homens) e na síndrome do ovário policístico (níveis altos de testosterona em algumas mulheres) podem estar na raiz das erupções e de outras mudanças indesejáveis na pele. A pele seca é comumente associada ao hipotireoidismo, quando a glândula da tireoide está funcionando abaixo do nível normal.

Condições psiquiátricas não tratadas ou tratadas de forma inadequada. Cutucar ou cortar a pele pode ser um sintoma de determinados tipos de problemas mentais.

Demência e problemas de memória. Com as funções cognitivas prejudicadas, você pode não lembrar de tomar remédio, usar protetor solar ou seguir um regime saudável de embelezamento da pele.

Medicação. Alguns remédios e medicamentos comprados sem receita médica podem afetar a pele de uma forma negativa. Por exemplo, as pílulas anticoncepcionais podem piorar ou melhorar a aparência da acne e da pele oleosa.

Exposição ao sol. Os raios nocivos do sol aceleram os efeitos do envelhecimento e causam manchas senis, rugas, flacidez e, em alguns casos, câncer de pele. Estudos científicos mostram que, devido à mudança climática e à destruição da camada de ozônio, o risco de desenvolver câncer de pele está aumentando. Embora muitos tipos de câncer de pele sejam tratáveis, eles podem deixar cicatrizes feias. A exposição ao sol é importante para obter níveis saudáveis de vitamina D. Mas o equilíbrio também é importante.

Poluição e toxinas ambientais. A exposição diária a toxinas pode prejudicar o cérebro e a pele. Um estudo publicado no *International Journal of Cosmetic Science* revelou que a exposição da pele ao ozônio da troposfera, o principal oxidante na poluição fotoquímica, reduziu a vitamina E em 70 por cento. A exposição diária à poluição e às toxinas também aumentou os hidroperóxidos lipídeos, que é um sinal de dano oxidativo nas membranas celulares.

Clima. Se você vive em uma área seca e desértica, sua pele pode parecer tão seca quanto você se sente.

Maneiras para ter pele mais macia e uma aparência jovem

1. Durma mais para ter um cérebro melhor e uma pele brilhosa.
A regeneração das células da pele, em que as células cutâneas mortas são substituídas por novas, é acelerada enquanto você dorme, para rejuvenescer a pele. Dormir bem é um tratamento antienvelhecimento melhor do que qualquer outro que se possa encontrar na loja de cosméticos. Dormir também restaura os efeitos da poluição e das toxinas cotidianas na pele e ajuda a prevenir erupções ao regular os hormônios. Para obter mais informações sobre a importância do sono, ver Capítulo 10, "A solução do sono".

2. Reduzir o estresse para contra-atacar o envelhecimento do cérebro e da pele.
Ao reduzir o estresse em sua vida você pode tirar anos de sua aparência e atrasar o processo de envelhecimento da pele. Com os hormônios do estresse controlados, você fica menos propenso a ter rugas e erupções. Para obter mais informações sobre como o estresse afeta sua pele verifique o Capítulo 11, "A solução do estresse".

3. Exercícios para melhorar a circulação do cérebro e da pele.
Fazer seu coração bater forte melhora o fluxo sanguíneo para o cérebro e para a pele. Alguns dos muitos benefícios da circulação melhorada são a regeneração celular aprimorada, a produção de colágeno e a cicatrização de feridas. O Capítulo 5, "A solução do exercício", incluiu mais exemplos de como o exercício melhora a pele.

4. Equilibre os hormônios para melhorar o funcionamento da pele e do cérebro.
A acne, a pele seca, a pele oleosa, as rugas, a flacidez – todos podem ser sinais de desequilíbrio hormonal. Por exemplo, o estrogênio ajuda a adiar o processo de envelhecimento mantendo a aparência da pele firme e macia. O estrogênio é o hormônio responsável pela reticulação do colágeno, um processo através do qual um colágeno se entrelaça com outro para formar um tipo de trama que melhora a elasticidade e a maciez da pele, evitando que ela fique flácida. Ele é semelhante ao funcionamento do elastano – você pode esticá-lo que ele volta à sua forma original. Os níveis de estrogênio diminuem com a idade, o que nos faz perder a proteção da reticulação; o que faz sua pele ficar

semelhante a um delicado suéter de lã – se você o estica, ele fica esticado, e não volta à sua forma original. Isso ocorre quando a gravidade começa a deixar marcas em seu rosto. Manter os níveis hormonais equilibrados tornará a pele mais macia, lisa e limpa. Veja o Capítulo 7, "A solução hormonal", para obter mais informações sobre como equilibrar os hormônios.

5. Faça mais sexo.

Fazer sexo que dê muito prazer – e fazê-lo muitas vezes – pode aumentar os níveis hormonais, tais como o estrogênio e o DHEA, os quais fazem a pele ficar mais macia e firme. Segundo uma pesquisa fascinante, fazer amor regularmente é tão bom para a pele que pode tirar dez anos de sua aparência. Mais sobre essa pesquisa intrigante pode ser lido no Capítulo 14, "A solução da paixão".

6. Limite a cafeína e o álcool.

Para manter a pele com uma aparência macia e elástica, evite qualquer bebida que a desidrate.

7. Pare de fumar – agora!

Se você parar de fumar, pode reverter alguns dos danos que causou à sua pele.

8. Coma alimentos saudáveis para o cérebro.

Uma dieta repleta de alimentos antioxidantes e bons para o cérebro lhe dará uma cútis mais saudável e aumentará o processo de regeneração celular da pele.

9. Mantenha um peso saudável.

Ao estabilizar o peso sua pele fica mais propensa a manter o tônus e a elasticidade.

10. Beba mais água.

Ao beber uma quantidade adequada de água você mantém a pele hidratada, evitando assim rugas e linhas finas.

11. Equilibre a exposição ao sol.

Alguma exposição ao sol é essencial para a saúde da pele e para aumentar os níveis de vitamina D. Sol demais pode causar envelhecimento precoce e manchas senis. Tente pegar 20 minutos de sol bom por dia, após o que você deve se proteger com protetor solar.

12. Trate os distúrbios mentais e os problemas de memória.
Quando o cérebro funciona bem, a pele provavelmente também tem uma aparência boa. O estresse crônico por causa de depressão, ansiedade, por abuso de substâncias químicas, ou por distúrbio de deficit de atenção rouba da pele sua vitalidade e elasticidade. É essencial tratar esses problemas logo no início.

SUPLEMENTOS PARA APRIMORAR O CÉREBRO E A PELE

Veja Apêndice C, "A solução dos suplementos", para obter informações mais detalhadas.

Vitamina D é essencial para o cérebro e para a pele. Falei sobre ela muitas vezes neste livro com relação à saúde do cérebro no que diz respeito ao humor e à memória, mas ela também é importante para a pele.

Óleo de pescado é outro suplemento para o cérebro sobre o qual escrevi amplamente e que é frequentemente útil para a pele.

Óleo de enótera contém um ácido graxo essencial chamado ácido gamalinoleico (GLA) e está cientificamente comprovado que ele ajuda no tratamento de eczema e das erupções cutâneas.

DMAE, também conhecido como deanol, é um análogo da colina vitamina B. O DMAE é um precursor do neurotransmissor acetilcolina que tem grande efeito no sistema nervoso central. O DMAE é comumente usado para aumentar a potência dos neurônios no cérebro. Ele também possui propriedades antienvelhecimento, diminuindo as rugas e melhorando a aparência da pele.

Fenilalanina é um aminoácido de grande auxílio no tratamento da depressão e da dor. Existem também provas científicas consistentes de que ela pode ajudar a tratar o vitiligo, um distúrbio cutâneo relativamente comum que causa manchas brancas na pele. Isso ocorre quando as células responsáveis pela pigmentação da pele morrem ou deixam de funcionar.

Ácido alfalipoico (ALA) é produzido naturalmente pelo corpo e pode proteger contra danos celulares em uma variedade de distúrbios. Em vários estudos, ele também foi considerado útil para tratar os problemas de pele.

Extrato de semente de uva vem das sementes da uva, produtos de vinícolas e de indústrias de sucos de uva. Inúmeras pesquisas sugerem que o extrato de semente de uva é benéfico para muitas áreas da saúde por seu poder antioxidante de se ligar ao colágeno, promovendo uma pele jovem, elasticidade e flexibilidade.

A solução da pele

Danificadores da pele	Aprimoradores da pele
Cafeína demais	Limitar a cafeína
Álcool	Abstinência de álcool
Fumar	Não usar produtos com nicotina
Dieta deficiente	Dieta saudável para o cérebro
Excesso de açúcar	Consumo reduzido de açúcar
Dieta ioiô	Peso estável
Desidratação	Consumo suficiente de água
Falta de sono	Sono adequado, pelo menos sete horas
Falta de exercício	Atividade física, pelo menos quatro ou cinco vezes por semana
Estresse crônico	Meditação, exercícios de respiração profunda
Transtorno de estresse pós-traumático	Terapia
Desequilíbrio hormonal	Equilíbrio hormonal
Distúrbios da tireoide	Níveis da tireoide equilibrados
Distúrbios psiquiátricos	Tratamento, tais como terapia e medicação
Problemas de memória	Hábitos saudáveis ou tratamentos para o cérebro, tais como medicação
Exposição ao sol	Exposição ao sol limitada a 20 minutos, depois, uso de protetor solar
Envelhecimento	Suplementos com vitamina D, óleo de pescado, enótera, DMAE, fenilalanina, ácido alfalipoico, extrato de semente de uva

7

A SOLUÇÃO HORMONAL

Equilibre os hormônios para atrasar o relógio

Seus hormônios exercem um papel fundamental na forma
como você pensa, age e parece.

Você sabia que os hormônios causam grande impacto na função cerebral, tanto nos homens quanto nas mulheres? Quando os hormônios estão equilibrados, você tende a se sentir feliz e energético. Quando os hormônios estão desequilibrados, tudo e todos em sua vida sofrem. Por exemplo, você sabia que um nível baixo de hormônio da tireoide está associado a uma diminuição da atividade cerebral geral, o que o faz se sentir deprimido, irritado e com grande dificuldade para raciocinar (Imagem 7.1)?

Da mesma forma, os níveis baixos de testosterona foram associados à falta de libido, à depressão, aos problemas de memória e ao mal de Alzheimer. Estamos apenas começando a investigar a menopausa masculina, mas para muitos homens essa é uma questão importante que precisa ser tratada. Os níveis baixos de testosterona podem ser significativa causa de crises de meia-idade e de divórcios. À medida que os níveis de testosterona caem, ele se sente mais negativo; acusa a esposa – que está passando pelas próprias questões hormonais – e olha para fora do casamento para se sentir jovem novamente. Claro, o novo amor, em geral, não o faz feliz.

Os níveis baixos de testosterona também afetam as mulheres. Uma vez, tive uma médica que se aproximou de mim após uma palestra e me disse que, aos 51 anos, não tinha interesse nenhum por sexo, o casamento estava com problemas e a mãe acabara de morrer do mal de Alzheimer. Ela não tinha ideia ALGUMA de que os níveis baixos de testosterona podiam ser parte do problema. Mais tarde ela me enviou um e-mail dizendo que os níveis de testosterona dela estavam quase em zero e que tomar testosterona havia feito uma grande diferença em sua sexualidade, em sua memória e em seu casamento.

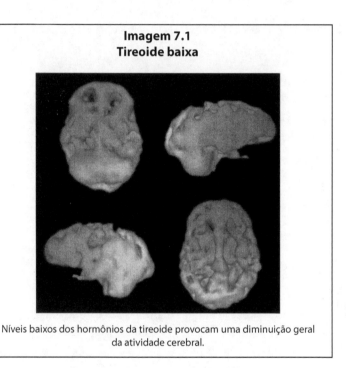

Imagem 7.1
Tireoide baixa

Níveis baixos dos hormônios da tireoide provocam uma diminuição geral da atividade cerebral.

Quando os níveis de testosterona estão muito altos, homens e mulheres podem se tornar "competitivos demais", apresentar dificuldades para assumir um relacionamento sério, ser hipersexuais, ter problemas com acne ou ficar muito agressivos. Em mulheres, um distúrbio comum associado ao excesso de testosterona é a chamada síndrome do ovário policístico (SOP). Mais informações sobre essa síndrome mais adiante.

Você acredita em TPM? Tenho cinco irmãs e três filhas. Eu acredito em TPM! Mas foi somente quando conheci Becky que finalmente tive a prova de que a TPM era, na verdade, um distúrbio cerebral. Becky veio ao meu consultório depois de uma passagem breve pela cadeia. Na semana antes de ficar menstruada, ela costumava ficar mal-humorada, ansiosa, agressiva e com tendência a beber demais. Logo antes de me procurar, durante o pior período de seu ciclo, ela teve uma briga com o marido e o atacou com uma faca, sendo presa. Quando a conheci, decidi fazer uma tomografia nela durante o pior período de seu ciclo e, em seguida, novamente duas semanas depois, durante o melhor período. As tomografias de Becky foram radicalmente diferentes. Durante o período difícil do ciclo, o centro de preocupação estava hiperativo, indicado pela seta na Imagem 7.2, e o centro de discernimento mostrava baixa atividade, o que pode ter sido a razão por que ela pegou a faca. É possível observar os buracos na frente do cérebro. Durante o melhor período do ciclo, o cérebro parecia muito melhor (Imagem 7.3). Ver os exames foi muito instrutivo, e com o tratamento o cérebro dela ficou muito melhor. As flutuações hormonais podem mudar o cérebro e, literalmente, destruir sua família.

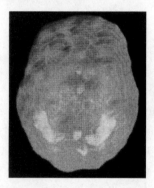

Imagem 7.2
Pior período do ciclo de TPM

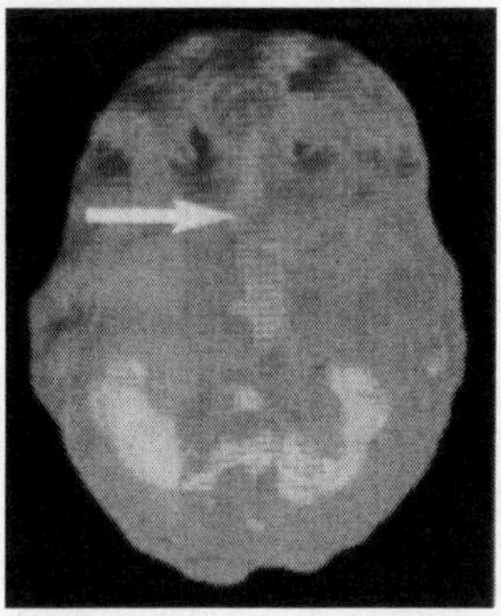

Imagem 7.3
Melhor período do ciclo de TPM

Esse corte é como se víssemos de cima para baixo, onde a parte cinza é a atividade média e a branca mostra os 15 por cento máximos de atividade. A área branca perto da seta indica um aumento da atividade do cingulado anterior e dificuldades para desviar a atenção. Os buracos na parte da frente do exame indicam baixa atividade no córtex pré-frontal e discernimento prejudicado.

Da mesma forma, a menopausa está frequentemente associada a uma atividade cerebral geral mais baixa, o que pode levar à depressão, à ansiedade, à insônia e a problemas de concentração e memória. As imagens 7.4 e 7.5 mostram o exame SPECT de uma mulher sem o uso de hormônios e após o uso de hormônios.

Imagem 7.4	Imagem 7.5
Sem hormônios	Com hormônios
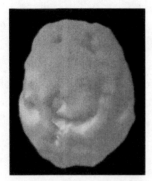	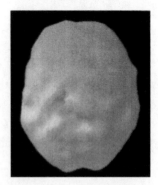

Esse corte é como se víssemos de cima para baixo; os buracos indicam áreas de atividade baixa. Na imagem após o uso de hormônios, vê-se que o fluxo sanguíneo para o cérebro está muito melhor.

Repito, essas mudanças hormonais podem causar problemas sísmicos nos relacionamentos. Fazer exames cuidadosos e tratar os desequilíbrios hormonais de homens e mulheres são cruciais para a saúde do cérebro, assim como para a dos relacionamentos. Deixe-me lhe dar um exemplo muito pessoal de como as questões relacionadas aos hormônios podem afetar o relacionamento.

Sou casado com uma enfermeira de Unidade Intensiva Neurocirúrgica. Embora Tana seja linda e inteligente, ela também costumava ser muito segura por trabalhar com neurocirurgiões o dia inteiro. Frequentemente, ela brincava: "Qual é a diferença entre um neurocirurgião e Deus?... Pelo menos Deus sabe que ele não é um neurocirurgião." Tana também é faixa preta em tae kwondo e sua visão de romance era mais parecida com a de um homem – estávamos aconchegados um no outro e ela dizia: "Está bem, chega, preciso me exercitar." Ela também adorava cachorros machos e tinha um cão grande chamado Mack.

Uma de nossas primeiras brigas foi por causa do tipo de cachorro que devíamos ter. Eu queria um King Charles cavalier spaniel – eles são espertos, pequenos, fofinhos, inteligentes e doces. Ela não queria nada disso; e até disse que os cachorrinhos não passavam de brinquedos para mastigar dos cachorrões. Então, concordamos em ter um buldogue inglês. Frasier era bonito, mas não o tipo de beleza que eu procurava.

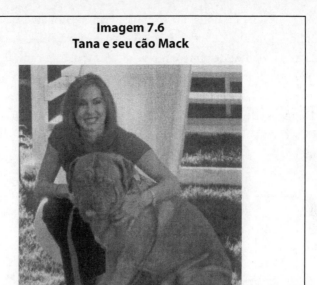

**Imagem 7.6
Tana e seu cão Mack**

Aos 38 anos, Tana deixou de tomar pílulas anticoncepcionais e percebeu que seu rosto começou a se encher de espinhas e os ciclos menstruais se tornaram muito irregulares. Apesar de jovem, ela achou que devia estar passando pela pré-menopausa, um período que pode durar vários anos antes da menopausa. Para entender o que estava acontecendo, consultou um médico. Para sua surpresa, foi informada de que seu colesterol e triglicerídeos estavam altos e que estava pré-diabética. O quê?! Tana mede 1,70 m, tem aproximadamente 15 por cento de gordura no corpo, se exercita como uma louca e come todas as comidas certas. Isso é uma loucura, ela pensou, sou a pessoa mais saudável que conheço.

Como ambos estávamos preocupados com sua saúde, um amigo nosso nos apresentou a Dra. Christine Paoletti, uma ginecologista em Santa Mônica. Foram necessários apenas dez minutos para a Dra. Paoletti suspeitar de que Tana tinha um distúrbio chamado síndrome do ovário policístico (SOP), que faz com que a mulher tenha excesso de testosterona. Esse distúrbio também é responsável por causar ciclos menstruais irregulares, espinhas na pele, colesterol alto e resistência à insulina. Uma ultrassonografia confirmou o diagnóstico. Por que nenhum outro médico percebera isso? Tana não se encaixa no perfil físico típico de uma mulher com SOP. A típica mulher com SOP está acima do peso e tem excesso de pelos no rosto e no corpo.

A Dra. Paoletti tratou Tana com metformina, um medicamento usado para equilibrar a insulina e reduzir os níveis de testosterona. As mudanças foram dramáticas. Dentro de poucos meses o colesterol dela caiu 50 pontos; os níveis de insulina normalizaram; a pele clareou e os ciclos se tornaram perfeitamente regulares. Ainda mais surpreendentes foram as mudanças em sua personalidade. De repente, ela queria se aconchegar a mim, estava menos sensível, menos ansiosa e, após seis meses, desejou ter um poodle toy e o chamou de Fada Sininho.

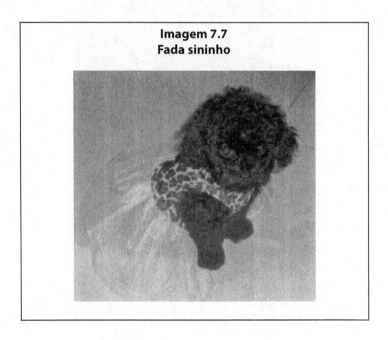

Imagem 7.7
Fada sininho

Agora, gosto de dizer, transforme seus hormônios, transforme seu cérebro, transforme seu corpo, transforme sua personalidade, transforme seus relacionamentos... e até mesmo o tipo de cachorro que você tem. Está claro que nossos hormônios são extremamente responsáveis pela nossa maneira de ser.

SEU CÉREBRO, SEU CORPO E A CASCATA HORMONAL

Há muitos mitos e conceitos errôneos sobre hormônios. Primeiro, as pessoas, em geral, acham que os hormônios são apenas uma questão feminina. Errado! Os hormônios são essenciais para a saúde e a vitalidade tanto de homens quanto de mulheres. Segundo: a maioria das pessoas – e mesmo alguns médicos – pensa que nossas glândulas produtoras de hormônios são a única fonte de qualquer problema hormonal. Errado novamente! Na verdade, o cérebro controla todos os hormônios do corpo. Pense nos hormônios como aviões voando pelo ar e o cérebro como o controlador de tráfego aéreo. O cérebro diz com que rapidez eles podem voar, quando e onde podem aterrissar. Por exemplo, se a glândula tireoide está produzindo hormônio em excesso, ele não sabe disso. O cérebro filtra o sangue para verificar os níveis da tireoide, vê que há excesso do hormônio e pede à glândula tireoide para diminuir a produção. As glândulas produtoras de hormônios não se comunicam entre si, apenas com o cérebro, que controla todas.

Terceiro: a maioria de nós pensa em nossos hormônios – estrogênio, testosterona, tireoide e outros – como sistemas individuais e desconectados. Errado novamente! Por exemplo, quando uma mulher se aproxima da menopausa, muitos médicos só examinam os ovários. E quando os níveis da tireoide estão baixos, eles só testam e tratam a glândula tireoide. Essa abordagem está errada, porque nossos hormônios funcionam em conjunto, para manter o equilíbrio. Pense no sistema hormonal como uma sinfonia, com o cérebro como maestro. Se todos os músicos estão tocando as notas certas, na hora certa, é um concerto maravilhoso. Porém, se o maestro faz um intervalo e um único músico toca uma nota ruim, isso arruína o efeito global. Da mesma forma, um sistema hormonal desequilibrado causa desequilíbrio nos outros sistemas hormonais.

Quando os hormônios estão em harmonia, as recompensas são uma mente magnífica, um corpo mais magro, uma pele sem problemas, uma energia maior, uma aparência mais feliz e a saúde melhorada. Os desequilíbrios hormonais embotam o pensamento, engordam, causam acne e rugas, sugam a energia, azedam o humor e aumentam o risco de doenças.

O que exatamente são os hormônios? São pequenos mensageiros químicos que viajam pela corrente sanguínea permitindo que o cérebro e os órgãos do corpo se comuniquem. Você pode se surpreender ao saber que os hormônios são derivados do colesterol. O colesterol tem uma reputação ruim nos meios de comunicação, mas ele não é o inimigo. Sim, é verdade que, quando alto demais, o colesterol está associado à doença cardíaca. Porém, quando baixo demais, ele está associado ao homicídio, ao suicídio e à depressão grave. O cérebro e o corpo precisam de algum colesterol. Aproximadamente 60 por cento do peso sólido do cérebro é constituído por gordura; por isso, são necessários níveis saudáveis de colesterol para que ele funcione bem. A partir do colesterol, o corpo realiza um processo químico chamado pregnenolona, um hormônio mãe, do qual todos os outros hormônios são derivados. Essa árvore hormonal é chamada de cascata hormonal (Figura 7.1).

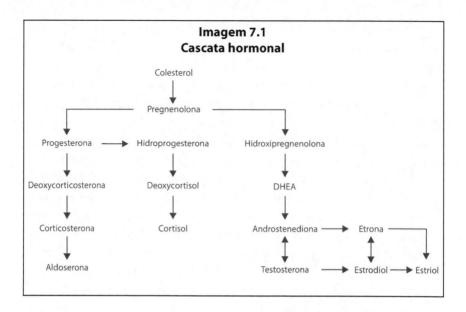

Assim como a maioria das pessoas, você provavelmente está mais familiarizado com os hormônios reprodutores: estrogênio, progesterona e testosterona. Porém, esses são apenas alguns dos muitos hormônios que ajudam a manter o cérebro e o corpo equilibrados. Neste capítulo você descobrirá que outros hormônios exercem um papel vital na saúde do cérebro e em como o corpo parece, se sente e funciona.

EQUILIBRE A TIREOIDE PARA TER UMA MENTE MAIS LÚCIDA, MAIS ENERGIA, UM CORPO MAIS ESBELTO E MELHOR HUMOR

A glândula tireoide, pequena e em formato de borboleta, localizada na parte inferior do pescoço, virou notícia desde que Oprah revelou que sofria de hipotireoidismo. Oprah não está sozinha. Estima-se que dezenas de milhões de pessoas no mundo têm problemas de tireoide. A tireoide é o hormônio do metabolismo, regulando a velocidade com que os processos ocorrem no corpo. Ela é semelhante à marcha lenta de um carro.

Atividade baixa da tireoide (hipotireoidismo). Quando a tireoide produz menos hormônio do que o normal, o corpo funciona mais lenta ou letargicamente. Os batimentos cardíacos, em geral, são vagarosos, os intestinos se movem devagar, o ritmo da digestão é lento e o pensamento, moroso. Nos exames SPECT de pessoas com hipotireoidismo vemos uma atividade cerebral diminuída. Muitos estudos sobre o hipotireoidismo mostraram baixo funcionamento geral do cérebro, o que leva à depressão, à deficiência cognitiva, à ansiedade e a um sentimento de estar em um nevoeiro mental ou de estar confuso. Algumas pessoas têm o que se chama hipotireoidismo subclínico. São pacientes cujos níveis de tireoide estão normais, mas eles apresentam esses sintomas. Quando outros sistemas hormonais estão desequilibrados, isso pode afetar a atividade da tireoide e alterá-la.

Sinais comuns de hipotireoidismo. Fadiga, ganho de peso, pele seca, temperatura crônica abaixo de 37°C, pensamento confuso, depressão e a sensação de frio quando outras pessoas se sentem bem.

Níveis da tireoide elevados (hipertireoidismo). Quando a glândula da tireoide está produzindo hormônio em excesso, tudo no corpo funciona mais rápido. O coração bate mais acelerado, os intestinos se movimentam rapidamente, a digestão é mais veloz. É como se você tivesse cafeína demais no organismo e se sentisse nervoso e irritado.

Sinais comuns de hipertireoidismo. Insônia, ansiedade, irritabilidade, pensamento acelerado e a sensação de calor quando todos os demais se sentem bem.

Equilíbrio. Um simples exame de sangue é tudo de que se precisa para ver se há problemas com a tireoide. Infelizmente, muitos médicos só examinam as funções gerais da tireoide com um teste chamado TSH, ou o hormônio estimulante da tireoide. Os problemas da tireoide frequentemente passam sem diagnóstico porque os níveis de TSH podem estar normais mesmo quando há um problema. Peça a seu médico para fazer um teste que examine o T4 e T3, que são os níveis reais da tireoide presentes em seu sistema. O que isso significa? É muito simples. Quase todos os hormônios do corpo navegam pela corrente sanguínea ligados a uma proteína e, nessa condição, eles não estão disponíveis para uso. Os hormônios ativos, ou disponíveis para uso, flutuam livres na corrente sanguínea, em vez de ligados. Portanto, são esses níveis de hormônios que flutuam livremente que é fundamental testar.

> **PASSO PARA AÇÃO**
> Certifique-se de que seu médico pede para que sejam verificados os níveis de T4 e T3 livre da tireoide em seu exame de sangue.

Se você for diagnosticado com um desequilíbrio da tireoide, vários medicamentos podem lhe ser receitados. Em geral, quando receitada, a medicação precisa ser tomada pelo resto da vida. Muitos suplementos estimulam a tireoide, incluindo o iodo e o selênio.

EQUILIBRE SEUS HORMÔNIOS SUPRARRENAIS PARA ALIVIAR O ESTRESSE, REDUZIR A GORDURA ABDOMINAL E O RISCO DE DOENÇAS

As glândulas suprarrenais, em formato de triângulo e localizadas acima dos rins, são extremamente importantes para ajudar o corpo a lidar com o estresse. As suprarrenais produzem DHEA e cortisol, que é conhecido como o hormônio do estresse. Elas têm o poder de nos colocar no modo "luta ou fuga". Por exemplo, digamos que você está fazendo uma caminhada na floresta e encontra um urso. Seu corpo produz adrenalina, o que lhe dá força para lutar com o urso (em geral, essa não é uma boa ideia) ou sair correndo. O DHEA é chamado de combustível do confronto e o "promovedor universal do bem-estar". O DHEA é um dos hormônios mais abundantes no corpo, perdendo apenas para o colesterol. Uma falta ou deficiência de DHEA afeta a capacidade da pessoa para lidar com o estresse, levando potencialmente a efeitos danosos, a mudanças comportamentais e, em última análise, ao esgotamento emocional, ao envelhecimento precoce e à exaustão física. Com a idade, o DHEA diminui.

Fadiga da suprarrenal. No mundo agitado de hoje somos confrontados com o estresse diariamente. Engarrafamentos, problemas familiares e exigências do trabalho significam que ficamos estressados desde o momento em que acordamos até irmos dormir. Isso faz nossa glândula suprarrenal trabalhar em ritmo acelerado e, portanto, a produzir cortisol constantemente. Após meses ou mesmo anos de estresse extremo, as glândulas suprarrenais podem se esgotar. Chamamos a isso de fadiga da suprarrenal ou falência da glândula suprarrenal, o que significa que o corpo não consegue mais lidar com o estresse diário. Você tem problemas para sair da cama, não consegue funcionar direito e pode até mesmo ter problemas para ir trabalhar. A fadiga da suprarrenal o faz engordar – sobretudo no abdômen, o que não apenas lhe dá uma aparência ruim, mas também aumenta o risco de doença cardiovascular. A exposição crônica aos hormônios do estresse também mata as células do hipocampo, uma grande estrutura da memória localizada no cérebro.

Parte da razão por que a fadiga da suprarrenal está se tornando tão comum é que muitos de nós estão deixando de dormir. Se você não dormir de sete a oito horas por noite, seu sistema continua automaticamente em ritmo de sobrecarga de estresse. Aí, você faz coisas terríveis para tentar compensar a falta de sono. Toma café, que é um causador de estresse, para se manter acordado. Depois, bebe vinho à noite para se acalmar, mas quando o efeito do álcool passa, ele coloca seu corpo em outra forma de reação ao estresse e o acorda às 2 horas da manhã. Esse é um ciclo de estresse incessante.

> ## PASSO PARA AÇÃO
> Se sua cintura mede mais de oitenta centímetros (para mulheres) ou 95 centímetros (para homens), você deve pensar em fazer um exame para verificar os níveis de DHEA e de cortisol.

Sinais e sintomas comuns de falência da glândula suprarrenal. Gordura abdominal, cansaço, pouca tolerância ao estresse, ânsia para comer doces, dificuldades de concentração, confusão mental, pouca libido e memória ruim.

Sistema da suprarrenal hiperativo. O trabalho em excesso do sistema da suprarrenal é um distúrbio sério que pode levar a um tipo raro de tumor, que, em geral, não é canceroso, chamado feocromocitoma.

Sinais comuns de hiperatividade da suprarrenal. Hipertensão e batimentos cardíacos acelerados.

Equilibre. Diagnosticar a falência ou a hiperatividade da suprarrenal envolve verificar os níveis de cortisol e de DHEA por meio de um exame de sangue. As formas de combater a falência da suprarrenal incluem aprender técnicas de gestão de estresse, a meditação, o uso de auto-hipnose e a introdução de um eliminador de pensamentos negativos automáticos (PENAs) em sua cabeça para exterminá-los. Ver o Capítulo 13 para obter mais informações sobre os PENAs e os exterminadores de PENAs. Vitaminas B – tanto em alimentos, como em verduras de folhas verdes, ou em suplementos – estimulam o sistema suprarrenal e auxiliam nosso corpo a combater o estresse. O 5-HTP o ajuda a dormir e incrementa os níveis de serotonina no cérebro, o que ajuda a diminuir o estresse e a perder peso. A fosfatidilserina também pode ser útil para tratar a fadiga da suprarrenal. Ver o Apêndice C, "A solução dos suplementos", para obter mais informações sobre esses e outros suplementos mencionados no capítulo.

O DHEA, quando baixo, é um suplemento importante para contra-atacar a fadiga da suprarrenal. O DHEA serve como um precursor dos hormônios sexuais masculino e feminino (androgênios e estrogênios). Os níveis de DHEA no corpo começam a diminuir após os 30 anos, apresentando níveis baixos em pessoas com anorexia, doença renal terminal, diabetes tipo 2 (diabetes não insulina dependente), HIV positivos, insuficiência da suprarrenal e em doentes terminais. Os níveis de DHEA também podem ser diminuídos por várias drogas, inclusive a insulina, os esteroides, os tranquilizantes e um esteroide sintético derivado da etisterona. De acordo com a página NaturalStandard. com há consistentes comprovações científicas que apoiam o uso de DHEA no tratamento da insuficiência da suprarrenal, da depressão, do lúpus eritematoso sistêmico e da obesidade. Dosagens de 25 a 200 mg são, geralmente, recomendadas. Ele é, comumente, bem tolerado. A acne e os pelos faciais são efeitos colaterais, uma vez que ele aumenta os níveis de testosterona. Para evitar ter acne ou pelos faciais, muitos médicos receitam um metabólito de DHEA chamado 7-keto-DHEA. Ele é mais caro, mas se a acne e os pelos faciais forem realmente um problema, vale a pena usar.

A principal preocupação com relação ao DHEA, para alguns profissionais, é que ele será parcialmente convertido em hormônios sexuais, tais como a testosterona e os estrogênios. Esse resultado parece ser uma vantagem óbvia para a pessoa saudável que procura combater o declínio hormonal associado à idade. Infelizmente, é preciso avisar as pessoas propensas a algum tipo de câncer hormônio dependente (próstata, mama, ovário) sobre o risco que correm se tomarem o DHEA. Por isso, o 7-keto-DHEA é a melhor solução.

EQUILIBRE A TESTOSTERONA PARA MELHORAR A FUNÇÃO SEXUAL E O CÉREBRO

Em geral, pensamos na testosterona como um hormônio do sexo, mas ele faz muito mais do que simplesmente estimular a libido. Se você herda um cromossomo Y de seu pai, herda um aumento de testosterona no útero, o que torna seu cérebro mais masculino. Se herdar um cromossomo X de seu pai, não terá esse aumento de testosterona. Essas heranças fazem uma diferença imensa no tipo de cérebro que se tem. Os cérebros femininos têm maior capacidade linguística; são mais interconectados, mais comunicativos, mais voltados para os relacionamentos e menos competitivos. O cérebro masculino é programado para a competição e o domínio, mas não muito para o compromisso.

O efeito da testosterona no cérebro vai muito além das diferenças entre masculino e feminino. Comprovações científicas ainda incipientes estão revelando que a testosterona oferece proteção neural, ajudando a prevenir a disfunção cognitiva, o mal de Alzheimer e a depressão. Os pesquisadores também descobriram uma relação entre os níveis baixos de testosterona nos homens e a dor crônica. Atualmente, estudos estão sendo realizados para determinar se equilibrar os níveis de testosterona de um homem pode melhorar a tolerância à dor e reduzir a percepção dela.

Tendemos a pensar na testosterona como um hormônio masculino, mas ele também é extremamente importante para as mulheres, sendo responsável pelo impulso sexual, pela capacidade de desenvolver músculos, pela visão de mundo e pela memória delas.

Testosterona baixa em homens.
Os níveis de testosterona chegam ao auge aos 22 anos e declinam vagarosamente daí em diante. Em média, os homens perdem 10 por cento da testosterona a cada década após a idade de 30 anos, ou aproximadamente 1 a 3 por cento a cada ano. Pesquisas recentes também indicam

> # PASSO PARA AÇÃO
> Há um teste simples que gosto de fazer. Segure sua mão e olhe para a proporção de seu dedo anelar em relação ao indicador. Se seu dedo anelar é maior, você recebeu muita testosterona no útero. Alguns dizem que o tamanho do dedo anelar de um homem tem relação direta com o tamanho de sua genitália.

uma ligação entre a testosterona e o mal de Alzheimer. Quando a testosterona cai, há menos fluxo sanguíneo para o cérebro, o que afeta as funções sexual e cognitiva. Ela também pode influir no peso corporal, na massa muscular, no impulso sexual, no humor e na energia. Podemos chamar isso de menopausa ou andropausa. Alguns de meus pacientes gostam de brincar que ela dá uma pausa nos homens.

Sinais comuns de testosterona baixa em homens. Declínio da libido, disfunção erétil, depressão, falta de energia e problemas de memória.

Testosterona baixa em mulheres. Sem testosterona suficiente a libido de uma mulher pode desaparecer. Trato muitas mulheres que estão à beira do divórcio. Em muitos casos, descubro que os níveis de testosterona estão baixos, ou os dos maridos estão baixos, e essa é de fato a fonte da insatisfação com o casamento. Muitas vezes, ouço alguém dizer para o cônjuge: "Você não é a mesma pessoa com quem me casei." E não é mesmo! A razão para tal é que os níveis dos hormônios não são nem de perto os mesmos de quando se casaram. Penso que antes de pedir o divórcio e jogar fora 20 ou 30 anos de um bom casamento, os dois deveriam verificar o nível de seus hormônios.

Sinais comuns de testosterona baixa em mulheres. Falta de libido, depressão e memória deficiente.

Testosterona alta em homens. Homens que produzem quantidades excessivas desse hormônio tendem a perder o controle sem razão alguma. São também os menos propensos a casar e a permanecer casados. Isso pode ser a razão para tantos homens tenderem a esperar até ficarem mais velhos para se amarrarem.

Sinais comuns de testosterona alta em homens. Agressão, mau humor, acne e competitividade extrema.

Testosterona alta em mulheres. Algumas mulheres produzem testosterona demais, o que é frequentemente associado à SOP – o mesmo problema que minha mulher teve. A SOP pode causar grandes mudanças no corpo, as quais afetam o peso, a pele, o humor e a saúde em geral.

Sinais comuns de testosterona alta e SOP em mulheres. Obesidade, menstruação irregular, acne, pele oleosa, pelos faciais e corporais em excesso, agressão, colesterol alto, hipertensão e diabetes.

Equilibre. Para obter os melhores resultados do exame de sangue assegure-se de que seu médico examina dois níveis: a testosterona total e a livre. Novas pesquisas mostram *que um aumento do açúcar no sangue pode diminuir os níveis de testosterona do homem* em até 25 por cento. Então, se você deseja obter um resultado acurado de seu teste, deve deixar de comer pães doces, balas ou bebidas energéticas por, pelo menos, algumas horas antes de fazer o exame de sangue. Para homens com testosterona baixa as opções incluem cremes, géis e injeções. Para as mulheres que precisam de uma quantidade maior desse hormônio os cremes são o método de tratamento mais comum. O tratamento para mulheres com testosterona alta ou SOP é extremamente individualizado e pode incluir pílulas anticoncepcionais, medicação para diabetes, para fertilidade e antiandrógenos. O DHEA é frequentemente de grande auxílio para elevar os níveis de testosterona.

EQUILIBRE SEU ESTROGÊNIO PARA CONTROLAR O PESO E O HUMOR E FORTALECER OS OSSOS, O CORAÇÃO E MELHORAR A MEMÓRIA

O estrogênio é um hormônio maravilhoso que afeta todos os sistemas de órgãos do corpo – ossos, sistema cardiovascular, sistema reprodutor e o cérebro. A maioria das pessoas pensa que o estrogênio é um hormônio feminino, mas os homens também precisam dele – só que em quantidades bem menores. Quando as mulheres começam a menstruar, os níveis de estrogênio começam a aumentar, e caem de forma cíclica. Durante um ciclo normal de 28 dias, o estrogênio chega ao nível máximo, e desce como uma montanha suavemente ondulada duas vezes (ver Figura 7.2).

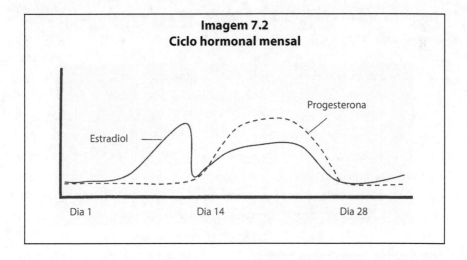

Entre os 30 e 40 anos, quando as mulheres entram na pré-menopausa, o sistema hormonal não funciona mais com tanta eficiência, e mudanças começam a ocorrer nesse padrão. Em vez de altos e baixos suaves, o estrogênio aumenta e depois cai radicalmente bem antes de a menstruação começar, o que pode causar sintomas graves de TPM. Esse efeito gangorra que vai da predominância de estrogênio à queda brusca dele não é divertido e pode fazer a mulher se sentir como se estivesse louca, literalmente. Um estudo muito esclarecedor descobriu que 40 por cento das internações de mulheres em instituições mentais ocorreram nos dois dias antes de a menstruação começar. Quando a menopausa chega, a queda do nível de estrogênio está no auge, o que afeta o peso, a função cognitiva e a saúde.

As mulheres têm três tipos de estrogênio: estrona, estradiol e estriol. Durante os anos de fertilidade, o estradiol é o mais abundante dos três. Como se fosse uma fonte de juventude, o estradiol protege o cérebro, o coração e os ossos, fornece proteção contra o envelhecimento da pele e evita o ganho de peso. Os pesquisadores da Yale University descobriram que o estradiol elimina o apetite usando os mesmos caminhos no cérebro que a leptina, um dos hormônios envolvidos na moderação do apetite. (Leia mais sobre a leptina mais adiante neste capítulo.) Os cientistas concluíram que uma sinalização deficiente do estrogênio, o que pode acontecer durante a menopausa, pode ser a causa do ganho de peso e da obesidade durante essa fase. Na pré-menopausa e na menopausa, o estradiol começa a minguar e suas qualidades protetoras são perdidas.

Níveis baixos de estrogênio. Quando os níveis de estrogênio caem durante o ciclo menstrual, a pré-menopausa ou a menopausa, as mulheres enfrentam mais problemas de memória de curto prazo e ficam mais propensas a ter crises de choro e depressão. Uma mulher pode se perguntar: onde estacionei o carro? Ou: por que entrei nesta sala? Níveis baixos de estrogênio também a fazem se sentir mais sensível à dor. Um estudo publicado no *Journal of Neuroscience* focou nos efeitos do estradiol sobre a dor. Os pesquisadores testaram mulheres em diferentes momentos durante o ciclo menstrual – primeiro, durante a menstruação, quando o estradiol está em seu nível mais baixo, e, depois, após serem tratadas com o hormônio para elevar seu nível. As mulheres foram submetidas a uma quantidade controlada de dor e solicitadas a classificar a dor que sentiram. Quando o estradiol estava em seu nível mais baixo, elas relataram sentir muito mais dor do que quando o hormônio estava no nível mais alto. Esse teste mostra que, quando os níveis de estrogênio estão baixos, tal como ocorre durante a menopausa ou a menstruação, as mulheres ficam mais propensas a sentir dor intensa.

> ## PASSO PARA AÇÃO
> Pense em tomar suplementos que possam reduzir os sintomas provocados pela queda de estrogênio, tais como óleo de pescado, óleo de prímula ou óleo de linhaça.

Sinais comuns de níveis baixos de estrogênio. Pensamentos confusos, problemas de concentração e depressão ou mau humor.

Predominância de estrogênio. Níveis altos de estrogênio juntamente com níveis baixos de progesterona podem causar menstruações muito volumosas, cólicas e ciclos menstruais mais curtos. Em algumas mulheres, o resultado é uma menstruação aparentemente interminável.

Sinais comuns da predominância do estrogênio. Ganho de peso, retenção de líquido, comportamento controlador, comportamento agressivo e depressão.

Equilibre. Um exame de sangue simples é usado para determinar os níveis dos três tipos de estrógeno. Comprimidos de estrogênio, pílulas anticoncepcionais, cremes e implantes vaginais são algumas das opções para a reposição do estrogênio. Viver uma vida cerebral saudável se exercitando e limitando a cafeína, o açúcar e o álcool também pode ajudar a aliviar os sintomas, assim como o óleo de pescado, o óleo de prímula e o óleo de linhaça.

EQUILIBRE A PROGESTERONA PARA MELHORAR O HUMOR, DORMIR PROFUNDAMENTE E APRIMORAR A FUNÇÃO COGNITIVA

Diga "olá" para o hormônio do "bem-estar". A progesterona é como um calmante natural, faz você se sentir mais tranquilo e o ajuda a dormir. Porém, enquanto um calmante turva a mente, a progesterona aguça o pensamento. A progesterona é, por vezes, chamada de hormônio da gravidez, porque facilita a concepção. Quando uma mulher fica grávida, os níveis de progesterona atingem a estratosfera, dando-lhe brilho, muita energia e um fluxo de entusiasmo e amor.

Assim como o estrogênio, a progesterona segue o padrão ondulado para baixo durante a segunda metade do ciclo menstrual, subindo e descendo juntamente com o estrogênio. Quando uma mulher atinge os 30 anos, seu corpo começa a produzir progesterona de forma menos eficiente. Durante os 30 e 40 anos, aqueles montes ondulados agradáveis de progesterona diminuem um pouco mais. Sem o aumento satisfatório, ela começa a ter sintomas de abstinência de progesterona. Se o estrogênio está subindo ou atinge o ápice enquanto a progesterona está em baixa, há maior exacerbação dos sintomas de predominância do estrogênio.

Progesterona baixa. Sem progesterona suficiente você perde a pílula natural para dormir e o hormônio antiansiedade do cérebro. Uma deficiência desse hormônio pode também levar ao vício. Wendy, 45 anos, foi à Amen Clinics após o marido ameaçar se divorciar se ela não parasse de beber. Ela começou a beber muito com aproximadamente 40 anos porque tinha problemas cada vez maiores de ansiedade e insônia. Quando a examinei, ela tinha níveis muito baixos de progesterona. As pesquisas mostram que os níveis de progesterona começam a cair oito anos antes de a mulher entrar na menopausa. Equilibrar os níveis de progesterona ajudou a acalmar a ansiedade, melhorar o sono e terminar com o vício.

Sinais comuns de progesterona baixa. Problemas para dormir, dores de cabeça, enxaquecas, ansiedade, pensamentos confusos, memória deficiente, oscilações no humor e dificuldade de concentração. Domínio, agressividade e retenção de líquido aumentam se o nível de estrogênio estiver alto.

Progesterona alta. É raro ter níveis altos de progesterona, a menos que você esteja grávida ou a dosagem de terapia de reposição hormonal esteja alta demais. Normalmente, essa situação pode fazer você se sentir como se estivesse nas primeiras semanas de gravidez.

Sinais comuns de progesterona alta. Enjoo matinal, fadiga extrema e dor nas costas.

Equilibre. A maioria dos médicos verifica os níveis de progesterona usando exames de saliva, sangue ou urina. Para obter os melhores resultados, em geral, os testes são realizados no 21º dia do ciclo menstrual. A reposição hormonal sintética ou bioidêntica está disponível.

TENSÃO PRÉ-MENSTRUAL (TPM)

Lisa Nowak, a astronauta no triângulo amoroso escandaloso que foi notícia há alguns anos, colocou uma fralda e dirigiu 1.500 quilômetros para confrontar a namorada de seu amante. Posteriormente, ela foi acusada de tentativa de sequestro. Durante as petições pré-julgamento, apareci na Fox News para falar sobre o que podia ter provocado uma mulher extremamente bem-sucedida a fazer tal coisa tão louca. Estava em um painel com cinco mulheres. Lisa acabara de alegar insanidade – inocente por motivo de insanidade – quando o moderador me perguntou: "Se você fosse o psiquiatra na equipe de defesa dela, o que desejaria saber?" Disse-lhe que desejaria saber onde ela estava em seu ciclo menstrual quando cometeu o crime. Todas as cinco mulheres do painel ficaram perplexas, e uma delas disse: "Ah, meu Deus, não acredito que ele acabou de dizer isso!" Expliquei que fazemos tomografias em muitas mulheres em diferentes momentos dos ciclos e que, durante o pior momento do ciclo para as mulheres com TPM, o cérebro delas muda. A forma como a sociedade reage ao ouvir que uma mulher pode ter flutuação hormonal é, em minha opinião, estúpida, porque isso é muito óbvio.

A TPM é real. Do ponto de vista hormonal, os dias anteriores à menstruação coincidem com os dias em que os níveis de estrogênio e de progesterona atingem o ponto mínimo. Tomografias do cérebro mostram que, durante as últimas duas semanas do ciclo, o córtex cingulado anterior começa a disparar. Essa é a parte do cérebro que ajuda a desviar a atenção, a ser mais flexível e a ir em frente. Isso ocorre em função de uma deficiência de serotonina, um antidepressivo natural, a substância do bem-estar. Vimos que quando os níveis de estrogênio caem, a serotonina também cai. Da mesma forma, durante o pior período do ciclo, o córtex pré-frontal tende a ficar baixo, razão por que as mulheres podem ter dificuldades para manter o foco e controlar os impulsos.

Sinais comuns da TPM. A queda nesses hormônios causa dificuldades emocionais, intensifica os sentimentos de depressão e pode afetar o sono. Agora você já sabe que isso pode ser um precursor dos maus hábitos alimentares, o que acrescenta quilos indesejáveis. Ela também rouba de sua pele o rejuvenescimento noturno que ela precisa. Outros sintomas incluem o inchaço, a sensibilidade dos seios, a irritabilidade, a raiva, a preocupação, o foco nos pensamentos negativos, a concentração deficiente e a impulsividade.

Equilibre. Repor uma pequena quantidade de progesterona durante a segunda metade do ciclo pode neutralizar os sintomas. As medicações

> ## PASSO PARA AÇÃO
> Se você sofre de TPM, tente tomar 5-HTP para melhorar o humor e ajudá-la a dormir melhor.

que aumentam a serotonina, cujos princípios ativos são a fluoxetina e a sertralina, provaram ser úteis no alívio dos sintomas de preocupação, depressão e ansiedade gerados pelo cingulado anterior. Em minha clínica, observei que o 5-HTP reduz os sintomas da TPM.

PRÉ-MENOPAUSA

A pré-menopausa é aquele período que dura de dez a 15 anos antes da menopausa. É a época em que as flutuações hormonais começam gradualmente a deixar de ser um ciclo regular, e você já não sabe mais onde os hormônios estarão em um dia determinado. A maioria das mulheres não pensa na pré-menopausa até que os níveis de estrogênio tenham caído a um ponto em que elas começam a sentir as ondas de calor e a ter suores noturnos, os sintomas mais comuns. Porém, na época em que você começa a ter ondas de calor, provavelmente já está passando pela pré-menopausa há dez anos. E pode já estar afetada pelos efeitos da predominância do estrogênio.

Sinais comuns de pré-menopausa. Ondas de calor, suores noturnos, ganho de peso, depressão, ansiedade, irritabilidade e memória deficiente.

> ## PASSO PARA AÇÃO
> Peça ao seu médico para verificar seus níveis hormonais a cada dois anos, começando aos 35 anos de idade.

Equilibre. É uma boa ideia verificar o nível dos hormônios quando tiver cerca de 35 anos para ter uma referência. Depois, verifique novamente a cada dois ou três anos. A terapia de reposição hormonal com hormônios sintéticos ou bioidênticos pode ser útil na forma de cremes, comprimidos e implantes vaginais. O melhor caminho para tratar as ondas de calor é a combinação de estradiol e estriol. Tratamentos naturais incluem suplementos, tais como vitaminas B, óleo de pescado, óleo de prímula e óleo de linhaça. Ademais, adote hábitos saudáveis para o cérebro. Faça muito exercício físico; durma adequadamente; beba muita água; coma alimentos integrais e medite.

MENOPAUSA

A menopausa é a última menstruação da mulher, após ela ter passado pela pré-menopausa. A menopausa também pode ser induzida cirurgicamente através da remoção dos ovários durante uma histerectomia. Se você está na pós-menopausa, pode continuar a sentir muitos dos mesmos efeitos colaterais associados à pré-menopausa. Nessa época, o estrogênio e a progesterona, em geral, caíram a níveis tão baixos que também a tornam mais vulnerável à doença cardíaca, ao derrame e ao mal de Alzheimer.

Sinais comuns de menopausa. A menopausa é frequentemente associada a uma redução na atividade geral do cérebro, o que pode levar à depressão, à ansiedade, à insônia, ao ganho de peso e a problemas de concentração e de memória. As ondas de calor e os suores noturnos podem continuar.

Equilibre. Normalmente, um diagnóstico de menopausa é dado apenas após 12 meses da última menstruação. A reposição hormonal sintética ou bioidêntica é comumente receitada. Vitaminas B, óleo de pescado, óleo de prímula e óleo de linhaça são tratamentos naturais que podem amenizar os sintomas. Torna-se mais importante ainda adotar hábitos saudáveis para o cérebro para preservar a função cognitiva e manter o corpo com aparência jovem. Exercícios físicos, sono adequado, excelente nutrição e meditação podem ajudar.

TERAPIA DE REPOSIÇÃO HORMONAL

Há grande controvérsia em torno da terapia de reposição hormonal (TRH). Em 2002, o World Health Initiative Study descobriu que o medicamento para reposição hormonal Prempro aumentava o risco de câncer de mama, doença cardíaca, derrame e coágulos do sangue. A reação foi imediata e generalizada, e milhões de mulheres jogaram seus medicamentos de TRH no lixo.

O problema com esse estudo é que ele abrangeu apenas um medicamento, o Prempro, que é uma combinação de estrogênio sintético (feito de urina de cavalo), um pouco de estrona e uma progesterona sintética chamada progestina. Esses hormônios não são os mesmos que os produzidos pelo corpo humano. Além disso, o estrogênio nessa droga sintética era mais potente do que o estrogênio que o corpo produz naturalmente.

Hoje, mudamos de opinião inteiramente com referência à questão da TRH e há uma tendência a se tratar as mulheres com hormônios que são idênticos aos produzidos pelo corpo. Esses medicamentos, denominados hormônios bioidênticos, podem ajudar a aumentar a vitalidade, assim como a proteger as funções cognitivas. Eles também agem na proteção contra doenças graves, inclusive doenças cardiovasculares, derrame e mal de Alzheimer. Estudos mostram que as mulheres que fazem histerectomia completa, inclusive removendo os ovários, sem reposição hormonal, correm duas vezes mais risco de desenvolver o mal de Alzheimer. Essa descoberta confirma que esses hormônios são importantes para a saúde do cérebro. Em um novo estudo da UCLA, pesquisadores usaram tomografias do cérebro de um grupo de mulheres que fazia reposição hormonal e de outro grupo que não fazia. Ao longo de dois anos, as mulheres que não fizeram reposição hormonal mostraram um decréscimo de atividade na área do cérebro chamada córtex cingulado posterior, uma das primeiras áreas afetadas pelo mal de Alzheimer. As mulheres que fizeram TRH não mostraram redução alguma nessa área do cérebro.

Pesquisas sobre a dor descobriram que as mulheres que estão passando pela menopausa e que não estão fazendo TRH podem ter mais problemas para tolerar a dor. Percebi isso em minha clínica. Trato muitas mulheres na pós-menopausa que reclamam de dores, sejam dores de cabeça crônicas, problemas no pescoço ou mesmo problemas como a fibromialgia. Se você está pensando em fazer TRH, lembre que essa terapia é extremamente individualizada e que um único tratamento não funciona para todos. Assim como o cérebro é completamente singular, os hormônios também.

EQUILIBRE A LEPTINA E A GRELINA PARA CONTROLAR O APETITE E PERDER PESO

Esses dois hormônios podem ser a chave para a perda de peso. Regulados pelo sono, a leptina e a grelina funcionam juntas para controlar as sensações de fome e a saciedade. Os níveis de grelina sobem para avisar ao cérebro que se está com fome; depois, os níveis de leptina aumentam para dizer ao cérebro quando se está satisfeito. O sono adequado mantém esses dois hormônios em equilíbrio. Contudo, quando não se dorme o suficiente, eles ficam desequilibrados e aumentam o apetite e a ânsia por carboidratos, biscoitos e balas. Veja o Capítulo 10, "A solução do sono", para tomar conhecimento das últimas pesquisas a respeito de como esses dois hormônios afetam o peso.

Leptina baixa. Sem leptina suficiente você nunca sente que comeu bastante. As pessoas acima do peso têm níveis altos de leptina porque o cérebro se torna resistente a ela. Quanto menos gordura no corpo, melhor.

Grelina alta. Estudos mostram que níveis altos desse hormônio levam o corpo a pensar que se está com fome e nos fazer desejar atacar a bandeja de pães doces e balas e não a de frutas. Com níveis cronicamente altos de grelina, existe forte possibilidade de se ganhar peso.

> ## PASSO PARA AÇÃO
> Uma das melhores maneiras de equilibrar a leptina e a grelina é dormir, pelo menos, sete horas por noite.

Sintomas comuns de leptina baixa e grelina alta. Excesso de peso, obesidade e ânsia por carboidratos simples.

Equilibre. No momento, o tratamento para equilibrar esses hormônios é, na maior parte, comportamental. Durma bem, faça pequenas refeições ao longo do dia para não ficar faminto e manter o açúcar no sangue em um nível saudável, diminua a ingestão de alimentos por causa do estresse e reduza-o. Uma vez que a leptina e a grelina são reguladas durante o sono, os suplementos que induzem o sono – tais como o triptófano, o 5-HTP, a valeriana, a kava kava, o magnésio e a melatonina – podem ajudar a equilibrar seus níveis.

EQUILIBRE A INSULINA PARA COMBATER A OBESIDADE E MELHORAR A SAÚDE

A insulina é produzida pelo pâncreas, principalmente em resposta ao aumento de açúcar no sangue. Uma das principais funções da insulina é a de ser o hormônio de armazenagem. Sua função é tirar nutrientes da corrente sanguínea e armazená-los nas células do corpo. A insulina aumenta a absorção de glicose pelo fígado e pelos músculos para armazenagem, como glicogênio, e também ajuda a armazenar o excesso de glicose nas células adiposas. Uma vez que a insulina é um hormônio de armazenagem, em vez de um hormônio de mobilização, ela também impede que o corpo se mobilize e utilize a gordura como fonte de combustível. Insulina em excesso impede a queima de gordura. Consumir muito carboidrato simples, como balas, bolos ou pão branco, aumenta o açúcar no sangue, o que aciona uma intensa produção de insulina para retirar a glicose da corrente sanguínea. Quando a glicose é retirada do sangue, o açúcar do sangue cai, causando ânsia por ainda mais açúcar. É um ciclo vicioso que pode levar à obesidade, à resistência à insulina e, mais tarde, ao diabetes tipo 2.

Desequilíbrios de insulina. Quando desequilibrado, esse hormônio pode causar ganho de peso, cicatrização lenta, mal de Alzheimer, derrames, doença cardíaca e muitos outros problemas.

Sinais comuns de desequilíbrio de insulina. Obesidade, gordura abdominal, diabetes, pressão arterial alta e síndrome metabólica (gordura abdominal, colesterol alto e hipertensão).

Equilibre. O exame de sangue mais comum para verificar a glicose investiga a forma como o corpo está metabolizando a glicose naquele dia específico. Um exame melhor verifica os níveis de Hg A1C, os quais mostram como se está metabolizando a glicose em um período de dois a três meses. Perda de peso, exercício e o uso de determinados medicamentos, tais como insulina ou metformina, podem ajudar a equilibrar os níveis do açúcar no sangue. O ácido alfalipoico, a canela e o ginseng auxiliam a equilibrar a taxa de açúcar no sangue. Reduzir o consumo de doces açucarados e carboidratos simples pode ajudar a manter os níveis de insulina em equilíbrio.

EQUILIBRE O HORMÔNIO DO CRESCIMENTO PARA DESACELERAR O PROCESSO DE ENVELHECIMENTO

A glândula pituitária, que é do tamanho de uma ervilha e está localizada na base do cérebro, produz o hormônio do crescimento. Como o nome sugere, o hormônio do crescimento alimenta o crescimento por toda a infância e na idade adulta. Ele também ajuda os tecidos corporais e os órgãos a se reconstituírem para funcionar em nível ótimo. Quando entramos na meia-idade, no entanto, a glândula pituitária desacelera a produção do hormônio do crescimento, também conhecido como IGF-1 (fator de crescimento semelhante à insulina tipo 1). A redução no hormônio do crescimento afeta a capacidade do corpo de se restaurar, provocando morte celular e envelhecimento.

Um estudo inovador publicado em 1990 no *New England Journal of Medicine* estimulou o interesse no hormônio do crescimento como uma possível terapia antienvelhecimento. No estudo, 12 homens acima de 60 anos foram acompanhados por um período de seis meses. Durante essa época, um grupo recebeu a terapia do hormônio do crescimento e outro grupo, não. Os homens que receberam o hormônio do crescimento tiveram uma diminuição de 14,4 por cento na gordura corporal e um aumento de 8,8 por cento na massa muscular magra. Esse estudo pioneiro – embora de pequena escala – promoveu uma profusão de novas pesquisas que objetivavam determinar até que ponto os níveis baixos do hormônio do crescimento estimulam o processo de envelhecimento e se o aumento desses níveis poderia desacelerar o processo.

Níveis baixos do hormônio do crescimento. O Dr. Eric Braverman, um assistente de professor de medicina integrada na Weill Cornell Medical College, realizou uma análise crítica abrangente da literatura médica sobre o hormônio do crescimento. Suas descobertas mostram que os níveis baixos de IGF-1 podem resultar no seguinte:

- Retardamento da velocidade do processamento cognitivo (o equivalente a 10 a 20 anos de idade), o que leva a um declínio na memória, no QI e no intervalo de atenção, assim como problemas de humor, tais como ansiedade e depressão
- Diminuição do fluxo sanguíneo para o cérebro
- Obesidade
- Diminuição da massa muscular e da densidade óssea
- Doença cardiovascular, hipertensão e diabetes

De acordo com a análise crítica do Dr. Braverman, níveis elevados de IGF-1 podem ajudar a reverter esses problemas. Foi também descoberto que o hormônio do crescimento protege contra algumas formas de câncer e contra a formação de beta-amiloide, uma proteína anormal encontrada no cérebro e que é considerada um dos principais indicadores do mal de Alzheimer.

> **PASSO PARA AÇÃO**
>
> Se você está obeso ou tem problemas relacionados à idade, tente fazer mudanças no estilo de vida e na dieta, primeiro, depois, pense em testar seus níveis de IGF-1.

Sinais e sintomas comuns da atividade deficiente do hormônio do crescimento. Osteoporose, deterioração muscular, problemas de memória, obesidade, ansiedade, depressão, doença cardiovascular, hipertensão e diabetes são possíveis sinais de níveis baixos de IGF-1.

Equilibre. Um exame de sangue é, em geral, usado para avaliar os níveis do hormônio do crescimento. A reposição do hormônio do crescimento é feita com injeções que podem custar milhares de dólares, o que a torna proibitiva para muitas pessoas. A prática é considerada muito controversa, e há alguma preocupação com uma possível ligação entre a reposição do hormônio do crescimento e o câncer. No entanto, com base na análise crítica do Dr. Braverman, não houve estudos que mostrassem que a terapia do hormônio do crescimento aumenta o risco de contrair câncer.

> **PASSO PARA AÇÃO**
>
> No endereço www.amenclinics.com/cybcyb você encontrará uma série de questionários para homens e mulheres desenvolvidos por minha amiga e colega Angie Meeker, médica e farmacêutica. Os questionários lhe darão uma ideia de seus possíveis problemas hormonais. É claro que você deve discutir os resultados do questionário com seu médico.

Observe que as injeções do hormônio do crescimento não são a única maneira para aumentar a quantidade de hormônio do crescimento no corpo. Formas naturais de estimular a produção do hormônio do crescimento incluem dormir adequadamente, praticar atividade física intensa e comer proteína em todas as refeições, reduzindo ao mesmo tempo o consumo de açúcar e carboidratos com alto índice glicêmico.

A solução hormonal

Usurpadores de hormônios	Equilibradores de hormônios
Tireoide baixa	Reposição dos hormônios da tireoide, suplementos, tais como iodo e selênio
Fadiga adrenal	Sono adequado (pelo menos sete horas), eliminar a cafeína e o álcool, vitaminas B, 5-HTP, fosfatidilserina, DHEA ou 7-keto-DHEA.
Testosterona baixa	Reposição da testosterona, DHEA
Testosterona alta em mulheres (SOP)	Metformina ou outros medicamentos
Estradiol baixo	Reposição de estrogênio, óleo de pescado, óleo de prímula, óleo de linhaça
Progesterona baixa	Reposição de progesterona
TPM	5-HTP, medicamentos para aumentar a serotonina, exercícios físicos, nutrição enriquecida, meditação, sono adequado
Pré-menopausa	Reposição hormonal, vitaminas B, óleo de pescado, óleo de prímula, óleo de linhaça, exercício, meditação, nutrição enriquecida, sono adequado
Menopausa	Reposição hormonal, vitaminas B, óleo de pescado, óleo de prímula, óleo de linhaça, exercícios físicos, meditação, nutrição enriquecida, sono adequado
Leptina baixa/grelina alta	Sono adequado, pequenas refeições frequentes, 5-HTP, triptofano, valeriana, kava kava, melatonina
Equilíbrio de insulina	Perda de peso, exercício, ácido alfalipoico, canela, ginseng, redução de ingestão de carboidratos simples, medicação

8

A SOLUÇÃO DO CORAÇÃO

USE O CÉREBRO PARA FORTALECER E ACALMAR O CORAÇÃO

Tudo que é bom para o seu coração, é bom para seu cérebro, e
tudo que é bom para seu cérebro, é bom para seu coração.

Três vezes em minha vida senti esmagadora dor no peito, do tipo que parece que um muro desabou em cima de seu tórax. A primeira vez, eu tinha 26 anos e estava na faculdade de medicina em Oklahoma. Meu avô teve o segundo ataque cardíaco com 75 anos. Ele foi um homem afetuoso, gentil e feliz, e adorava fazer coisas para os outros. Tinha muitos, muitos amigos, e foi um fabricante de balas com loja própria na Wilshire Boulevard, em Los Angeles, por muitos anos. As balas, e a inflamação causada pelo excesso de açúcar, provavelmente contribuíram para sua doença cardíaca. Fui batizado em sua homenagem, e ele foi meu melhor amigo na minha infância.

Após o ataque cardíaco, pela primeira vez na vida meu avô ficou muito deprimido. Os que o amavam ficaram muito surpresos com a mudança. Ele tinha problemas para dormir à noite, chorava facilmente e perdeu muito peso. Os antidepressivos, em 1980, não o ajudaram muito, e ele morreu em pouco tempo. Em seu enterro, tive uma dor excruciante no peito. Sua perda foi avassaladora, e desabei em prantos pela primeira vez em minha vida. O que descobri mais tarde, para meu triste desalento, foi que as pessoas que sofrem um episódio de depressão após um ataque cardíaco são três vezes mais propensas a morrer nos dois anos e meio seguintes do que os que não têm depressão. Se ao menos eu soubesse, teria exigido que eles tratassem a depressão dele mais rigorosamente. Enquanto escrevia este livro, meu primeiro neto, Elias, nasceu. No dia de seu nascimento, pensei constantemente em meu avô e na importância que ele teve em minha vida, o que, tenho certeza, me ajudará a ser um bom avô também, mas sem todas as balas.

A segunda vez em que senti a dor no peito foi quando tinha 45 anos, às 3 horas da manhã. Acordei segurando meu peito, em pânico, sem conseguir respirar. Antes de dormir, naquela noite, li o livro de Dean Ornish *Amor e sobrevivência. A base curativa para o poder curativo da intimidade*. Nele, o autor apresenta um estudo em que os pesquisadores fizeram uma pergunta a dezenas de homens: "Sua esposa mostra que o ama?" Os homens que responderam "não" tinham significativamente mais doenças e, na verdade, morreram mais cedo. Na época, meu casamento de 20 anos era cheio de estresse e infelicidade crônica. Tive de responder a pergunta com um não definitivo. A dor no peito era um aviso de meu inconsciente me dizendo que a falta de amor estava me matando.

A terceira vez que tive uma dor no peito, com 51 anos, foi durante outro período de luto, quando perdi um grande amigo. Quando não conseguia mais falar com meu amigo, meu coração doeu. Não conseguia dormir, minha mente desandou e a dor excruciante em meu peito voltou. Lembro também que quando meu outro avô morreu, a mãe de meu pai costumava segurar o peito e chorar de dor e sofrimento. Após minhas experiências, pesquisei os efeitos físicos da tristeza.

Estudos científicos relatam que a tristeza aciona um turbilhão de atividade hormonal. As substâncias químicas do estresse, tais como a adrenalina e o cortisol, são bombeadas para a corrente sanguínea. Elas fazem o coração bater irregularmente, causando a sensação de agitação no peito e espasmos nos vasos sanguíneos que abastecem o coração, também causando dor. Se o coração já estiver comprometido pela arteriosclerose (felizmente para mim, o meu não estava), ele pode estabelecer o cenário para um ataque cardíaco ao comprimir os vasos sanguíneos, rompendo as placas ateroscleróticas, formando coágulos ou incitando ritmos cardíacos anormais e perigosos.

Nesse último episódio, me senti tão mal que decidi fazer um exame SPECT durante o período de pesar. Já tinha feito dez outras tomografias nos últimos anos e, por isso, tinha uma boa ideia de meu padrão cerebral. Dessa vez descobri que meu cérebro emocional estava significativamente hiperativo, sobretudo no córtex cingulado anterior – por estar concentrado nos pensamentos sobre a perda de meu amigo – e no córtex insular, uma área do cérebro que frequentemente envia sinais de estresse para outras partes do corpo, sobretudo o coração. Precisei acalmar o cérebro para tranquilizar o coração. O estresse do cérebro é claramente representado por todos os órgãos do corpo, porém mais especialmente pelo coração. Seu coração e seu cérebro estão completamente entrelaçados um com o outro.

A conexão entre o cérebro e o coração é demonstrada linda e consistentemente em nossa linguagem.

"Meu coração está partido."

"Você faz meu coração bater mais forte."

"Gosto de você do fundo do meu coração."

"Ele tem um coração enorme."

"Isso é de partir o coração."

"Fiquei tão nervoso que meu coração quase saiu pela boca."

"Ela tem um bom coração."

"Não tenho ataques cardíacos, eu os provoco."

Este capítulo examinará a conexão entre o cérebro e o coração e como você pode otimizá-la para melhorar sua saúde cardíaca geral. Incrementar a saúde do cérebro melhora a saúde do coração. Melhorar a saúde do coração também aprimora o cérebro. Vamos começar examinando dois sistemas coração-cérebro do corpo: o sistema nervoso autônomo e a variação da frequência cardíaca. Em seguida, examinaremos vários fatores que prejudicam ou facilitam a conexão cérebro-coração.

SISTEMA NERVOSO AUTÔNOMO

Os nervos que ligam o cérebro ao coração fazem parte do sistema nervoso autônomo (SNA), o qual também conecta o cérebro a outros órgãos, tais como estômago, intestinos, rins e pele. A menos que seja treinado, esse sistema funciona de uma forma involuntária ou automática. Em geral, ele dirige as atividades do corpo que não exigem controle consciente. Pense no SNA como um sistema que permite que coisas aconteçam automática ou inconscientemente. Por exemplo, ele funciona sem que você precise orientá-lo para fazer a digestão quando você come salada de espinafre, mirtilos e nozes – sem que você tenha de dizer "Tudo bem, estômago e intestinos, comecem a trabalhar para retirar os nutrientes deste alimento saudável para o cérebro". E quando você está vendo um filme de horror, não precisa dizer a seu coração para bater mais rápido por causa da excitação; ele simplesmente o faz, por causa do SNA.

O SNA se divide em dois – simpático e parassimpático –, os quais controlam as respostas do corpo. Essas duas divisões podem ser pensadas como forças opostas. O simpático diz ao coração para aumentar o ritmo e a força das contrações dos músculos estriados; e o parassimpático envia sinais para desacelerar o ritmo cardíaco e relaxar. As fibras do sistema nervoso simpático são ativadas em momentos de estresse, ou situações de emergência "luta ou fuga". As fibras do sistema nervoso parassimpático desaceleram o ritmo cardíaco e nos permitem "descansar" e "digerir".

A estimulação excessiva do simpático pode causar problemas cardíacos e de circulação significativos, incluindo angina ou dor no peito, hipertensão, arritmia cardíaca e até ataques cardíacos. Por meio de treinamento podemos aprender a acalmar um sistema nervoso simpático excessivamente hiperativo e a melhorar a saúde cardíaca.

Quando eu era residente no Walter Reed Army Medical Center passei um mês na unidade cardíaca de tratamento intensivo. Uma noite, quando estava de plantão, atendi um oficial do exército que tinha uma arritmia cardíaca grave. Tínhamos problemas para controlar seu ritmo cardíaco, e ele não conseguia dormir, estava muito ansioso porque seus problemas cardíacos estavam fazendo com que ele fosse dispensado do exército por razões médicas. Como era meu costume em situações em que havia problemas de sono, perguntei a meu paciente se podia hipnotizá-lo para ver se isso o ajudaria a dormir. Com sua permissão, uma das enfermeiras que desejava assistir ficou conosco. Rapidamente, ele entrou em um transe hipnótico e observamos que a ansiedade diminuíra. Então, a enfermeira tocou em meu braço e, com um olhar espantado, gesticulou para que eu olhasse para o monitor de frequência cardíaca. O ritmo do coração estava normalizado. Ele caíra em sono profundo. Minha amiga enfermeira causou um grande tumulto na unidade contando a todos o que acontecera.

Na manhã seguinte, nas visitas de equipe, Bill Oetgen, um cardiologista amigo, mas cético, me perguntou o que acontecera. Ele estava intrigado, e estudamos o coração do capelão tanto em transe hipnótico quanto fora dele. Seus batimentos cardíacos ficavam num patamar definitivamente mais saudável quando estava sob hipnose. Apresentamos o caso nas reuniões gerais e o publicamos no *Journal of Clinical Hypnosis*.

Equilibrar os aspectos simpáticos e parassimpáticos do coração pode ser curativo. Em um relatório de 2008, publicado no *Cleveland Clinic Medical*

Journal, foram estudadas 100 pessoas que fizeram operações de ponte de safena. Cinquenta delas foram hipnotizadas logo após a cirurgia, enquanto 50 foram tratadas como sempre, sem hipnose. No grupo hipnotizado, houve significativamente menos complicações, inclusive arritmias cardíacas, do que no grupo de controle. A hipnose é uma das formas de treinamento que causam um impacto positivo na saúde cardíaca, provavelmente através do equilíbrio do SNA. A meditação, as terapias de relaxamento profundo, a imagística guiada e a biofeedback são outras ferramentas úteis.

> **PASSO PARA AÇÃO**
> Experimente a hipnose, a meditação, as terapias de relaxamento profundo, a imagística guiada e a biofeedback para melhorar a saúde cardíaca acalmando o SNA.

A VARIAÇÃO DA FREQUÊNCIA CARDÍACA

A variação da frequência cardíaca (FC) é outro fenômeno importante a entender para otimizar a conexão entre o cérebro e o coração. A FC é a variação de cada batida do ritmo cardíaco. A maioria das pessoas pensa que um ritmo cardíaco saudável é perfeitamente regular. Não é. Normalmente, em condições saudáveis, nosso ritmo cardíaco não é uniforme; ele apresenta oscilações. Uma FC alta foi associada com saúde cardíaca, enquanto que uma FC baixa foi associada à doença.

As questões de FC são mais óbvias quando as mães têm filhos. Os obstetras, em geral, monitorizam a FC do bebê antes do parto com monitores de escalpo. Em um bebê saudável, a frequência cardíaca varia significativamente. Se a frequência cardíaca do bebê se torna muito estável, considera-se que ele tem problemas. A FC baixa é um sinal de sofrimento. O mesmo se aplica após o nascimento. A FC baixa é um sinal de sofrimento e problemas no coração e no cérebro. Descobriu-se que a FC prevê a sobrevivência após um ataque cardíaco. Mais de metade de uma dezena de estudos mostrou que a FC reduzida está associada à morte súbita em pacientes que tiveram um ataque cardíaco. A FC reduzida parece ser um marcador de arritmias cardíacas fatais. Vários estudos também sugerem que a FC baixa pode prever o risco de doença mesmo entre indivíduos sem doença cardíaca.

Vários estudos sugeriram uma ligação entre as emoções negativas (tais como a ansiedade e a hostilidade) e a FC reduzida. Um grupo de pesquisa relatou uma associação entre a ansiedade e a FC reduzida em 581 homens, enquanto outro grupo observou FC mais baixa em indivíduos que eram "extremamente ansiosos". Pelo menos três estudos bem-elaborados mostraram uma relação entre níveis altos de ansiedade e doença cardíaca.

PASSO PARA AÇÃO

A hostilidade, a raiva, a depressão, a solidão, a frustração, a privação de sono, a obesidade, o diabetes, a poluição do ar e o estresse crônico, tudo diminui a FC. Foi provado cientificamente que as emoções positivas, a gratidão, a apreciação, o perdão, segurar seu cachorrinho, ouvir música suave, cheirar lavanda, perder peso, se exercitar e comer mais frutas e legumes aumentam a FC e melhoram a saúde geral. Suas decisões cerebrais podem melhorar seu coração!

Parte importante da FC é a capacidade de perdoar. Ao guardar mágoas e raiva você diminui a FC e aumenta suas chances de desenvolver doença cardíaca. Aprender a desistir e perdoar os que o magoaram é uma das formas de permitir que seu ritmo cardíaco se expanda.

Meu melhor amigo, quando jovem, viveu em uma zona de guerra. A mãe de Will nunca conseguiu deixar de sentir mágoa, enquanto seu pai tinha um temperamento infernal, sobretudo quando bebia. A gritaria e o caos constantes tiveram um efeito negativo profundo em todos da família. Frequentemente, Will sofria de ataques de pânico e dor de cabeça, perdendo muitos dias de aula. Ele odiava o pai pelas contusões que fazia em sua mãe, ficando horrorizado quando a polícia aparecia em sua porta. Por décadas as relações íntimas de Will sofreram, uma vez que ele tinha problemas em confiar nas pessoas.

Anos depois, o pai de Will teve de operar o coração. Após a cirurgia, ele teve um surto psicótico e via homenzinhos verdes falando com ele. Fui chamado para ajudar. Como parte de minha avaliação, fiz uma tomografia no pai de Will. O exame mostrou um grande defeito na área do lobo temporal esquerdo, um resultado frequentemente compatível com a violência. Quando lhe perguntei se alguma vez sofrera alguma lesão cerebral, ele disse: "Por Deus, Danny, sim. Quando tinha 20 anos, eu dirigia um velho caminhão de leite. Ele não tinha o espelho retrovisor do lado do motorista, então eu tinha que colocar a cabeça para fora da janela para olhar para trás, e um dia, ao fazer isso, bati com a cabeça em um poste de madeira e fiquei inconsciente. Após o ferimento, tive mais problemas com minha memória e com meu temperamento."

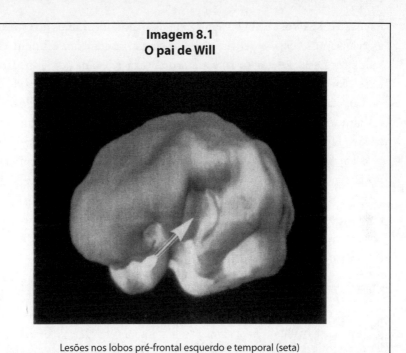

Imagem 8.1
O pai de Will

Lesões nos lobos pré-frontal esquerdo e temporal (seta)

Ver os exames e saber sobre a lesão cerebral fez Will e todos na família olharem o pai de uma forma diferente. Com o tratamento, o pai de Will melhorou muito. Por anos, foi fácil dizer que ele era uma pessoa má, mas quando você olha o comportamento dele através das lentes da imagem de seu cérebro, um novo mundo de entendimento, ajuda e perdão se abre. O coração e a vida de Will também abriram após ele conseguir perdoar o pai, em vez de continuar a pensar sobre o quanto o odiava.

MALFEITORES DA CONEXÃO CÉREBRO-CORAÇÃO

Diminuição do fluxo de sangue. Frequentemente digo que o que é bom para o coração é bom para o cérebro, e o que é ruim para o coração é ruim para o cérebro. O fluxo sanguíneo é fundamental para os órgãos e para a sobrevivência. Qualquer coisa que diminua o fluxo sanguíneo para o coração, para o cérebro ou para o corpo diminui o funcionamento saudável. O fumo, o excesso de cafeína e estresse, determinadas medicações ou o abuso de drogas e a falta de exercício, tudo isso tem o potencial de prejudicar a saúde do cérebro e do coração.

Excesso de estresse. A constante exposição aos hormônios do estresse mata as células nos centros de memória do cérebro e também diminui a FC e a saúde cardíaca. Pesquisas revelaram que taxas elevadas de ansiedade e estresse em uma semana foram associadas aos níveis mais baixos da FC. Ter práticas de gestão do estresse é fundamental para o cérebro e para o coração. Os hormônios do estresse também podem contrair os vasos sanguíneos estreitos. Em um estudo esclarecedor da Duke University, pesquisadores pediram a 58 homens e mulheres com doença coronariana para usarem monitores portáteis durante dois dias. Eles tiveram de anotar em seus diários tudo que faziam e sentiam. Tensão, frustração e outras emoções negativas muitas vezes levaram o monitor cardíaco a registrar uma diminuição no fluxo sanguíneo nas artérias do coração. Esse decréscimo do fluxo sanguíneo pode causar um ataque cardíaco.

> ## PASSO PARA AÇÃO
> Eliminar os hábitos cerebrais ruins, se exercitar e tomar óleo de pescado pode ser muito útil para aumentar o fluxo de sangue para o coração e para o cérebro.

Depressão. Muitos estudos relatam que a depressão aumenta o risco de ataques cardíacos e morte súbita. Tratar a depressão pronta e efetivamente é fundamental para a saúde cardíaca. Os padrões de pensamento negativo que estão associados à depressão também diminuem a FC.

Tristeza. Conforme já discutido, a tristeza pode enviar sinais de estresse para o coração, causando espasmos nos vasos sanguíneos e batimentos cardíacos anormais. Encontrar formas eficazes de lidar com a tristeza pode salvar sua vida. Em um estudo, o Dr. Ivan Mendoza, de Caracas, Venezuela, descobriu, ao revisar 102 casos de morte súbita em pessoas entre 37 e 79 anos, que 13 das mortes ocorreram no aniversário de morte de um dos pais. Dez das mortes súbitas foram de homens, os quais, em geral, internalizam os sentimentos, e quatro dos 13 morreram com a mesma idade que os pais. Aprender a lidar com a tristeza falando, chorando, processando os sentimentos e corrigindo o hábito de ter pensamentos ruins pode salvar sua vida.

Transtornos da ansiedade. Ataques de pânico, fobias, medos, obsessões e compulsões, tudo isso aumenta o estresse no coração e as chances de ter problemas cardíacos. O prolapso de válvula mitral – uma anormalidade da válvula mitral –, a qual não funciona com eficiência, foi associado à ansiedade.

DDA não tratado. Estar sempre atrasado, não completar tarefas, sempre deixar tudo para a última hora; ser distraído, desatento e desorganizado; ter problemas de relacionamento; buscar conflito e ter problemas de relacionamento na escola, no trabalho ou pessoais são, todos, sintomas comumente associados ao DDA. Viver sempre no limite ou estar aborrecido com alguém sobrecarrega o cérebro e o coração. Um estudo da Mayo Clinic descobriu que as pessoas que têm DDA usam os serviços médicos não psiquiátricos três vezes mais do que a população em geral.

Excitação constante. Em um mundo em que, literalmente, nos excitamos até a morte com jogos eletrônicos em excesso, com filmes de horror, enviando mensagens de texto e e-mails e passando muito tempo no computador, estamos diminuindo a saúde de nosso cérebro e de nosso coração. O corpo precisa de tempo para descansar e refletir. É recomendável diminuir todas essas atividades de alta estimulação.

Problemas de relacionamento. Problemas com as pessoas importantes de sua vida predispõem à depressão, ansiedade e doenças cardíacas. Há pesquisas científicas sólidas que afirmam que trabalhar os relacionamentos pode ajudar a curar a depressão e tranquilizar o coração. Ou, em meu caso – conforme discutido na introdução deste capítulo –, após minha primeira mulher e eu termos consultado um terapeuta, a dor no peito me dizia que

> ## PASSO PARA AÇÃO
> Tratar DDA de maneira efetiva certamente ajuda o cérebro e também o coração.

era hora de desistir do relacionamento. Meu coração tem estado muito mais saudável com a companheira certa.

Demência. A doença cardíaca em suas muitas formas – tais como a hipertensão, ataques cardíacos, arritmias – aumenta o risco de desenvolver o mal de Alzheimer e outras formas de demência. Cuidar do coração também é um passo muito positivo na direção de cuidar do cérebro.

Inflamação. Inflamações crônicas provocadas por qualquer causa reduzem o fluxo de sangue para o coração e para o cérebro. Muitos cientistas agora acreditam que essa é uma das maiores causas de doenças cardiovasculares e do mal de Alzheimer. A homocisteína e a proteína c-reativa são medidas laboratoriais de inflamação. Tomar providências para diminuir inflamações, tais como comer corretamente e tomar óleo de pescado, são cruciais para a saúde de todo o sistema corporal.

Anomalias do açúcar no sangue. O diabetes e as anomalias do açúcar no sangue são fatais porque, mais tarde, fazem com que seus vasos sanguíneos se fragilizem e quebrem, provocando derrames, demência e ataques cardíacos. Exercitar-se e ter uma dieta saudável para o corpo e para o cérebro é fundamental para a conexão cérebro-coração.

Há décadas, os médicos sabem que comidas repletas de carboidratos, como pão branco e cereais, podem ser malignas para a saúde do coração. Em um importante estudo recente os pesquisadores mostraram como os alimentos com grande quantidade de carboidratos aumentam o risco de problemas cardíacos. O Dr. Michael Shechter e seus colegas da Tel Aviv University visualizaram exatamente o que acontece dentro do corpo quando são ingeridos alimentos errados para um coração saudável. Eles descobriram que os alimentos com um índice glicêmico alto distendem as artérias braquiais por várias horas. A elasticidade das artérias em qualquer lugar do corpo pode ser uma medida da saúde cardíaca. Porém, a repetição constante da expansão repentina das paredes das artérias pode provocar vários efeitos negativos à saúde, inclusive reduzir a elasticidade delas, o que pode causar doença cardíaca ou morte súbita. Afaste-se dos sorvetes e dos cereais açucarados.

> ## PASSO PARA AÇÃO
> Para evitar o aumento rápido dos níveis de açúcar no sangue, consuma principalmente alimentos como farinha de aveia, frutas, legumes, verduras e nozes, que têm um teor glicêmico baixo e também são ótimos para o cérebro.

O Dr. Shechter diz: "Os médicos sabem que alimentos com alto teor glicêmico aumentam rapidamente o açúcar no sangue. Os que se empanturram com esses alimentos têm grande chance de sofrer uma morte súbita por causa de um ataque cardíaco. Nossas pesquisas ligam os pontos, mostrando a relação entre a dieta e o que acontece em tempo real nas artérias."

Obesidade. Como vimos no Capítulo 3, "A solução do peso", o excesso de gordura é responsável por inflamações, armazenamento de mais toxinas, hipertensão e demência. Foi também descoberto que a FC é baixa nos indivíduos obesos. Diminuir a gordura no corpo ajudará seu cérebro e seu coração.

Álcool em excesso. Há estudos que afirmam que o álcool é bom para o coração se consumido em quantidades pequenas e moderadas, e alguns deles até mesmo sugerem que ele também é bom para o cérebro. A FC melhora com quantidades pequenas de vinho, mas não de cerveja ou bebidas destiladas. O problema, claro, não é com uma pequena quantidade de álcool, mas com a grande. Beber diariamente está associado a um tamanho menor do cérebro, o que significa capacidade para tomar decisões prejudicada, mais estresse e dores de cabeça. Um estudo fascinante da Harvard School of Public Health sobre as causas evitáveis de morte mostrou que a ingestão de álcool causou 90 mil mortes por ano em acidentes nas estradas e outros ferimentos, violência, doença crônica do fígado, cânceres, distúrbios por uso de álcool, derrame, arritmia e hipertensão. Por outro lado, acredita-se que o álcool evitou a morte de 26 mil pessoas devido ao efeito positivo na saúde do coração. Concluindo, parece que quanto menos álcool, melhor.

Hormônios desequilibrados. Níveis baixos de testosterona em homens e níveis baixos de estrogênio nas mulheres foram associados à FC diminuída e à doença cardíaca. Ver Capítulo 7, "A solução hormonal", para se certificar de que seus hormônios estão devidamente equilibrados.

FACILITADORES DA CONEXÃO CÉREBRO-CORAÇÃO

Amor e emoção positiva. Está bem comprovado que a raiva crônica e as emoções negativas podem ter um efeito danoso no cérebro e no coração, enquanto que a emoção positiva pode melhorar a FC e a saúde geral do cérebro e do coração. Foque no que você ama na vida e naqueles ao seu redor, e seu coração será mais saudável e feliz. Há muitos anos atendo muitos pacientes que se dizem pessimistas, logo nunca se decepcionarão. Minha resposta após entender a conexão cérebro-coração é que eles podem nunca se decepcionar, mas também são mais propensos a morrer cedo.

Rir. Essa é outra forma de emoção positiva que pode influenciar o funcionamento do cérebro, do coração e dos vasos sanguíneos. Em um estudo singular, os pesquisadores da University of Maryland descobriram que, enquanto assistiam a filmes engraçados, tais como *Quem vai ficar com Mary?*, 19 em 20 pessoas apresentaram um aumento no fluxo sanguíneo para o coração. Por outro lado, assistir a filmes estressantes, tais como as cenas iniciais de *O resgate do soldado Ryan*, diminuiu o fluxo sanguíneo de 14 das 20 pessoas. Especificamente, o fluxo sanguíneo diminuiu em cerca de 35 por cento delas após experimentarem estresse, enquanto o fluxo aumentou em 22 por cento após rirem, o que equivale ao que acontece após 15 a 30 minutos de exercício físico.

A capacidade dos vasos sanguíneos para se expandirem é conhecida como vasodilatação, e é um sinal de saúde cardíaca. O fluxo sanguíneo diminuído limita a capacidade do corpo para reagir ao estresse físico ou emocional e aumenta o risco de ter ataques cardíacos e derrames. Estudos antigos descobriram que os hormônios do estresse, como a adrenalina e o cortisol – liberados quando uma pessoa está estressada –, podem prejudicar o corpo ao anular o sistema imunológico e comprimir os vasos sanguíneos. Por outro lado, rir faz o corpo liberar substâncias químicas chamadas endorfinas, as quais podem neutralizar os efeitos dos hormônios do estresse e dilatar os vasos sanguíneos. Da mesma forma, rir pode também estimular o sistema imunológico e reduzir inflamações, as quais aumentam o risco de ocorrências de vários problemas de saúde.

Meditação e ioga. Nosso coração bate mais rápido quando inspiramos e mais devagar quando expiramos. A maioria das técnicas de meditação e de ioga nos faz expirar lentamente, o que pode desacelerar os batimentos cardíacos e acalmar o corpo inteiro. Essa é uma técnica fabulosa para acalmar a ansiedade e aumentar a FC. A meditação regular ajuda a aumentar a saúde do cérebro e do coração. Há contundentes comprovações de que a meditação e a ioga ajudam a diminuir a pressão arterial.

Um dos pacientes de nosso estudo com jogadores de futebol americano aposentados me contou que estava preocupado com sua memória, o que o deixava muito ansioso. Naqueles dias, ele ganhava a vida dando palestras e tinha passado por vários momentos em que teve brancos mentais enquanto falava. Ele observou que a sensação de ansiedade estava aumentando. Eu disse a ele que, antes de suas palestras, ele deveria respirar dez vezes profundamente, concentrando-se em cada expiração muito vagarosamente. Disse-lhe que, se tivesse um branco durante uma palestra, desse um tempo e inspirasse lentamente. A ansiedade faz com que o coração bata mais rápido e a mente tenha um branco. Ele me informou depois que essa técnica simples foi muito útil para ele.

> ## PASSO PARA AÇÃO
> Controlar a respiração é muitas vezes o primeiro passo para controlar o coração e a mente.

Aquecimento das mãos. Uma técnica de biofeedback fascinante que aumenta a FC e aprofunda o relaxamento é aprender como aquecer as mãos com o cérebro. Ao dirigir a atenção para as mãos usando imagens mentais quentes – tais como colocar as mãos na frente do fogo, segurar uma xícara de chá verde, colocar a mão na pele quente da companheira ou entrar em uma banheira quente –, muitas pessoas conseguem realmente aumentar a temperatura das mãos e induzir um estado de relaxamento cerebral e corporal generalizado.

Sempre que estamos estressados, nossas mãos ficam frias, porque o sangue é desviado delas e dos pés para os grandes músculos dos ombros e dos quadris, para que possamos fugir ou correr. Aprender a esquentar as mãos neutraliza a resposta do estresse e aumenta o aspecto parassimpático e o relaxamento. Há vários estudos que relatam que o aquecimento das mãos abaixa a pressão arterial. Em um estudo realizado na Coreia, o aquecimento das mãos foi usado para tratar os pacientes com hipertensão. Um declínio significativo da pressão arterial sistólica em 20,6 mmHg e da pressão arterial diastólica em 14,4 mmHg foi observado no grupo de tratamento.

Hipnose. Conforme mencionei neste capítulo, a hipnose pode ser uma ferramenta muito poderosa para aprimorar a saúde do coração e aumentar o relaxamento do cérebro, sobretudo em nossa sociedade acelerada. Quando eu era um estudante de hipnose na University of California, Irvine, School of Medicine, sob a direção de Donald Shafer, M.D., vi vídeos de mestres fascinantes mudando os próprios padrões de fluxo sanguíneo. Um vídeo mostrou uma médica do leste da Índia em um transe hipnótico colocando uma agulha na veia de sua mão e retirando-a em seguida. A veia sangrava dos dois lados. Depois, sob seu controle, ela fez o sangramento parar de um lado; em seguida, fez sangrar novamente, depois fez o outro lado parar e sangrar de novo; em seguida, fez os dois lados pararem de sangrar. Foi uma demonstração impressionante de controle do cérebro sobre o corpo. Isso me deu a ideia da relação entre transes hipnóticos, relaxamento e controle dos vasos sanguíneos. Como residente, sempre que enfrentava um momento difícil ao tirar sangue de um paciente, eu o colocava em um transe leve, o que facilitava o procedimento para nós dois.

Capacidade para controlar a emoção. Ter controle sobre os pensamentos e sentimentos é essencial para aprimorar o humor e a emoção. Um estudo do Brasil também relatou que essa capacidade é fundamental para ajustar a FC e para a saúde cardíaca. Quando você permite que os pensamentos corram soltos no cérebro, você pode fazer disparar um ataque de pânico, acelerar o coração, ter dor no peito e provocar um pico na pressão arterial. Aprender como administrá-los usando as técnicas esboçadas no Capítulo 13, "A solução dos PENAs", ajudará seu cérebro e seu coração.

Exercícios físicos. A atividade física tem um efeito positivo sobre o fluxo sanguíneo no cérebro e ajuda a fortalecer o coração. Ver Capítulo 5, "A solução do exercício", para obter mais informações.

Óleo de pescado. Foi revelado que tomar óleo de pescado é bom para o coração e para o cérebro. Vários estudos relatam que tomar óleo de pescado e aumentar os ácidos graxos ômega-3 ajudam a aumentar a FC, o que vimos ser bom para o cérebro e para a saúde do coração. Há também comprovações científicas contundentes de que os ácidos graxos ômega-3 podem reduzir o colesterol e os triglicerídeos no sangue, diminuir o risco de morte cardíaca súbita e diminuir a pressão arterial.

Níveis hormonais equilibrados. O equilíbrio hormonal é essencial para a saúde do cérebro e do coração.

AQUECER AS MÃOS É O MESMO QUE AQUECER O CORAÇÃO

Reserve um momento para sentir suas mãos. Sinta a energia e a temperatura delas. Conforme mencionei, há uma técnica simples de biofeedback que envolve aquecer as mãos. Quando você aprende deliberadamente a aquecer as mãos com o cérebro, direcionando os pensamentos para imagens quentes, tais como colocar as mãos na frente de um fogo, seu corpo entra em um estado de relaxamento.

Há comprovações científicas de que usar essa técnica pode ajudar a abaixar a pressão arterial e a diminuir a ansiedade. Há também novas provas de que, quando seu companheiro, ou companheira, segura algo quente, tal como a sua mão, ele, ou ela, confia mais em você e se sente mais próximo e mais generoso. Mãos frias têm o efeito oposto.

Lawrence Williams, Ph.D., professor assistente na University of Colorado em Boulder, e John A. Bargh, Ph.D., professor de psicologia em Yale University, realizaram dois estudos em universitários para avaliar como a temperatura das mãos afeta as emoções. Eles revelaram que segurar objetos quentes pode realmente fazer as pessoas verem as outras de forma mais favorável e mais generosa também.

O primeiro estudo incluiu 41 universitários com uma média de idade de 18,5 anos. Um voluntário recebeu cada participante no corredor do edifício onde os testes estavam sendo realizados. Subindo no elevador, informalmente, o voluntário pediu ao participante para que segurasse a xícara de café dele enquanto anotava informações em uma prancheta. O participante não sabia que o café fazia parte da experiência. Metade dos participantes foi solicitada a segurar uma xícara de café quente e a outra metade foi solicitada a segurar uma xícara de café fria.

Na sala de teste os participantes receberam informações sobre uma pessoa desconhecida descrita com palavras como *inteligente, habilidoso, esforçado, útil e cauteloso*. Em seguida, os participantes foram solicitados a avaliar a personalidade da pessoa através de um questionário. Os que seguraram o café quente foram muito mais propensos a classificar a pessoa inexistente como carinhosa do que aqueles que receberam a xícara fria.

"Quando perguntamos se alguém é uma pessoa carinhosa ou fria, os dois têm uma temperatura de 37ºC. Esses termos mobilizam implicitamente a experiência primitiva do que significa ser carinhoso ou frio", disse Bragh, coautor do ensaio.

Na segunda experiência, 53 participantes foram solicitados a segurar uma almofada terapêutica quente ou fria. Os participantes pensaram que o papel deles era avaliar o produto. Após o "teste", eles puderam escolher entre receber um presentinho para eles ou para um amigo. As pessoas que seguraram a almofada quente tenderam a escolher o presente para o amigo.

"Parece que o efeito da temperatura física não influencia apenas a maneira como vemos os outros, ela afeta nosso comportamento também", diz Bargh. "O calor físico pode nos fazer ver os outros como pessoas mais carinhosas, mas também faz com que sejamos mais carinhosos, generosos e confiantes. Em uma reunião de diretoria, por exemplo, estar disposto a tocar em outro ser humano, segurar a mão dele, essas experiências são relevantes embora nem sempre possamos estar conscientes delas."

Esses estudos são muito interessantes porque sabemos que, quando nossas mãos estão frias, ficamos mais propensos à ansiedade e ao medo, sentimentos que diminuem a intimidade e a aproximação com os outros.

Eis um simples exercício para provocar proximidade sincera em seus relacionamentos íntimos. Quando segurar a mão de sua companheira, imagine a energia quente e amorosa passando da sua mão para a dela. A cada expiração, envie calor e pensamentos intencionais de amor e gratidão. Faça isso apenas alguns minutos por dia e logo começará a perceber uma diferença positiva em seu relacionamento. Vi em nossos estudos com imagens que o ato de focar energia amorosa e agradecida pode ser muito poderoso.

A solução cérebro-coração reside em entender que os cuidados com seu cérebro ajudam a amar seu coração, e cuidar do coração é absolutamente essencial quando se cuida do cérebro.

A solução do coração

Malfeitores do coração	Facilitadores do coração
Hostilidade, raiva	Emoção positiva, amor, gratidão, apreciação
Tristeza	Capacidade para regular o humor e as emoções
Problemas de relacionamento, solidão	Vínculo
Frustração	Perdão
Estresse crônico, necessidade de excitação	Meditação/ioga
Depressão	Aquecimento das mãos
Ansiedade	Hipnose
DDA	Segurar um cachorrinho
Privação do sono	Sono saudável
Obesidade	Perda de peso
Diabetes/aumento do açúcar no sangue	Música suave
Poluição do ar	Cheirar lavanda
Diminuição do fluxo sanguíneo por qualquer causa	Exercícios físicos
Dieta ruim	Comer mais frutas e legumes
Demência	Óleo de pescado
Inflamações	Rir
Excesso de álcool	Álcool limitado
Níveis hormonais desequilibrados	Níveis hormonais equilibrados

9

A SOLUÇÃO DA CONCENTRAÇÃO E DA ENERGIA

AUMENTE SUA ENERGIA PARA SEGUIR EM FRENTE E ATINGIR SEUS OBJETIVOS

E o que é um homem sem energia? Nada – nada, nada.

– MARK TWAIN

Dwayne, 45 anos, um de meus melhores amigos, foi à clínica para fazer uma tomografia. Sua energia estava minguada, e ele se sentia mais velho do que gostaria. Tinha problemas de concentração, começava a trocar nomes, se esquecia com mais facilidade e lutava com a fadiga mental durante o dia, sobretudo à tardinha e à noite. Ele tinha dois empregos, um dos quais era como psicoterapeuta à noite. Sua mulher estava ficando muito frustrada por ele não ter mais tempo para ela e por não lhe demonstrar mais sua afeição. Quando fizemos um SPECT em Dwayne, o exame mostrou uma diminuição geral da atividade no cérebro.

Dwayne tinha uma gama de hábitos cerebrais muito ruins. Raramente dormia mais de cinco horas; bebia oito a dez xícaras de café por dia; não fazia exercício físico e, a maioria das vezes, comia em lanchonetes. Dwayne me enviara muitos pacientes para fazer esse exame, então, quando viu o próprio, percebeu que algo precisava mudar. "Mas não consigo parar de tomar cafeína", disse. "Não conseguirei trabalhar à noite. Ficarei exausto."

"Esse é apenas seu pensamento distorcido como justificativa para tomar cafeína", respondi. Por causa de nosso relacionamento e pelo fato de que Dwayne era um psicoterapeuta que entendia meu trabalho, eu podia ser franco com ele. "Você não quer passar pela dor da abstinência, então racionaliza que é mais fácil continuar a se envenenar. Isso não é muito inteligente."

"Não, é sério, cairei aos pedaços sem a cafeína", replicou.

"Isso é verdade?", perguntei. "Você pode mesmo afirmar que isso é verdade?" Eu estava pegando emprestado uma frase do trabalho de meu amigo Byron Katie, que escreveu *Loving What Is* – um livro que ensina as pessoas a questionarem os próprios pensamentos.

Dwayne pensou por algum tempo e, depois, disse: "Para dizer a verdade, acho que não sei, mas algo precisa mudar."

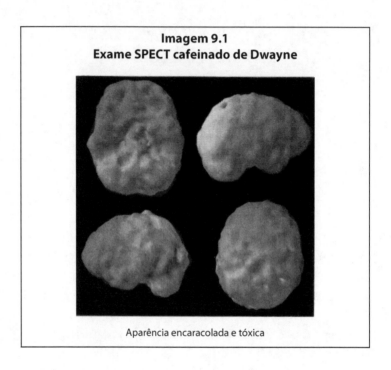

Imagem 9.1
Exame SPECT cafeinado de Dwayne

Aparência encaracolada e tóxica

Dwayne percebeu que seus pensamentos simplesmente o preparavam para fracassar e concordou em cortar a ingestão de cafeína, dormir mais e adotar uma dieta saudável para o cérebro. Um mês depois recebi um telefonema entusiasmado de Dwayne. Ele me contou que cortara completamente a cafeína e que estava dormindo e comendo melhor. "Sinto-me dez anos mais jovem", disse. "Você estava certo, obrigado." Adoro a história de Dwayne porque ela enfatiza como as mentirinhas que nos dizemos arruínam a saúde de nosso cérebro e de nosso corpo. Você pode obter mais energia e concentração prestando atenção à saúde de seu cérebro.

Outro amigo, Ted, me telefonou tarde da noite dizendo que se sentia triste, sobrecarregado, distraído e exausto, o que era muito estranho em Ted, que conheço há 15 anos. Ele acabara de fazer exames completos e o médico não encontrara nada que explicasse ele se sentir tão mal. Perguntei-lhe se o médico lhe pedira um exame para ver o nível de testosterona. Ele disse que não. Disse-lhe que pedisse a ele um exame do nível de testosterona total e livre. Ambos os resultados foram muito baixos. A reposição da testosterona provocou uma mudança positiva expressiva na saúde de meu amigo e em seu nível geral de energia. Como você viu no Capítulo 7, "A solução hormonal", quando o nível de testosterona está baixo, homens e mulheres ficam mais propensos a ter pouca energia e concentração, a ter depressão, pouca libido e problemas de memória.

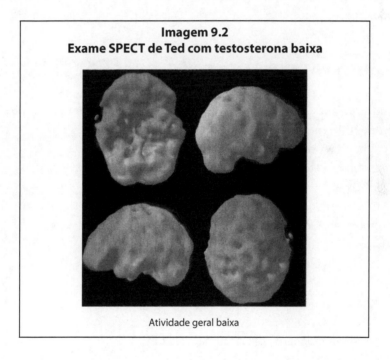

Imagem 9.2
Exame SPECT de Ted com testosterona baixa

Atividade geral baixa

A energia e a concentração dependem da saúde do cérebro. Para permanecer no caminho, atingir seus objetivos e ter o melhor corpo possível é fundamental otimizar o cérebro para poder ficar concentrado e energético. "Nossos maus hábitos cerebrais" cotidianos estão prejudicando nossa capacidade de concentração e de sentir a energia que precisamos para atingir nosso objetivo de conseguir um corpo melhor. Precisamos de energia para sair da cama e do sofá e nos exercitarmos. Precisamos de energia para nos ajudar a lidar com o estresse diário. Precisamos de energia para preparar refeições nutritivas, em vez de optarmos por comida de lanchonete porque estamos cansados demais para cozinhar. Precisamos de concentração intensa para planejar o que faremos quando chegarmos à ginástica. Precisamos de concentração para nos ajudar nas compras da mercearia e no planejamento do que faremos no café da manhã, no almoço e no jantar. O objetivo é acordar todos os dias e nos concentrar para saber o que precisamos fazer para conseguir o corpo que desejamos ter e a energia para obtê-lo.

Neste capítulo examinaremos a solução da concentração e da energia para ajudá-lo a viver de forma mais saudável e a ter uma vida mais vibrante. Examinaremos os "usurpadores de energia" e os "amplificadores da concentração e da energia", desenvolvendo uma solução da concentração e da energia que todos nós podemos usar.

USURPADORES DE CONCENTRAÇÃO E ENERGIA

Os usurpadores de concentração e energia se enquadram em uma série de categorias diferentes, incluindo estas:

Distúrbios cerebrais herdados
Infecções
Questões hormonais
Níveis baixos ou instáveis de açúcar no sangue por qualquer causa
Anemia
Lesões cerebrais
Toxinas ambientais
Medicações
Estresse crônico
Trauma emocional do passado e não tratado
Maus hábitos cerebrais

Examinemos alguns deles em mais detalhes.

Distúrbios cerebrais herdados. Incluem doenças, tais como distúrbio de deficit de atenção (DDA), algumas formas de depressão, distúrbios de ansiedade e transtorno obsessivo-compulsivo. Esses distúrbios tendem a ser hereditários. Naturalmente, há muitos fatores ambientais que podem melhorá-los ou piorá-los, mas há uma nítida vulnerabilidade herdada para eles.

O DDA é o problema clássico de concentração e energia. A questão da energia pode ser um excesso, tal como a hiperatividade ou a inquietação, ou a falta, o que é frequentemente associado a um subtipo de DDA chamado DDA inativo. Ambos os tipos quase sempre começam na infância, mas o tipo inativo, que é mais comum em meninas, muitas vezes não é percebido porque os portadores não são desordeiros como seus irmãos hiperativos, frequentemente parecem desorientados e podem ter pouca energia. Além disso, sintomas comuns a ambos os tipos de DDA incluem a possibilidade de distração, desorganização, problemas com pontualidade, caligrafia ruim e sensibilidade extrema ao tato, ao cheiro e à luz.

Intervenções dietéticas podem ser úteis para o DDA. Conforme observado anteriormente, um estudo holandês relatou que as crianças que foram colocadas em uma dieta de eliminação e comeram apenas proteína magra, frutas, legumes e verduras, arroz e suco de pera tiveram

> ## PASSO PARA AÇÃO
> Para melhorar os sintomas de DDA, tente se exercitar, fazer uma dieta de eliminação e com suplementos de óleo de pescado, acetilcarnitina, zinco e SAMe.

o mesmo grau de resposta positiva quando tomaram metilfenidato, uma medicação para o DDA. Foi também relatado que os exercícios físicos ajudaram. Da mesma forma, determinados suplementos, tais como óleo de pescado, zinco, acetilcarnitina, B6 e magnésio, foram considerados úteis para algumas pessoas com DDA (ver Apêndice C, "A solução dos suplementos", para obter mais informações), enquanto outras se saíram melhor com medicação, tais como metilfenidato, estimulantes psíquicos e modafinil.

Nosso trabalho de imagens cerebrais nos ensinou que doenças como o DDA, a ansiedade e a depressão não são transtornos simples, e todas elas apresentam tipos múltiplos. Saber qual tipo você tem é essencial para obter a ajuda correta. Você pode ler meus livros *Healing ADD* e *Healing Anxiety and Depression* para obter informações mais detalhadas.

Julie, 54 anos, me procurou queixando-se de falta de energia e problemas de concentração. Ela também estava desorganizada, se distraía com facilidade, frequentemente chegava atrasada ou estava apressada e, muitas vezes, entrava em conflito com o marido. Os exames laboratoriais, inclusive os dos níveis hormonais, estavam normais. Além disso, ela tivera esses problemas principais desde a escola fundamental. Seus professores sempre disseram aos pais dela que, se ela se esforçasse, se sairia melhor. Ao avaliar exames SPECT percebi que quanto mais as pessoas com DDA se empenham, pior os cérebros parecem.

Em geral, fazemos dois exames SPECT em nossos pacientes, um em repouso e outro quando estão fazendo uma tarefa que exige concentração. Em repouso, o cérebro da pessoa com DDA frequentemente parece bem, mas quando elas tentam se concentrar sempre há uma atividade diminuída, sobretudo na parte anterior do cérebro, no córtex pré-frontal, que é responsável pela atenção prolongada. Publicamos um estudo recente que relatou que esse declínio da atividade ajuda a prever uma resposta positiva à medicação estimulante em mais de 80 por cento das vezes.

O exame de Julie mostrou que, se comparado com os momentos de repouso, havia uma diminuição da atividade do CPF quando ela se concentrava, o que significava que quanto mais ela se esforçava, pior para ela. Com o tratamento, que incluiu óleo de pescado, exercícios físicos, acetilcarnitina e SAMe, ela se saiu muito melhor, sobretudo nas áreas de energia e concentração.

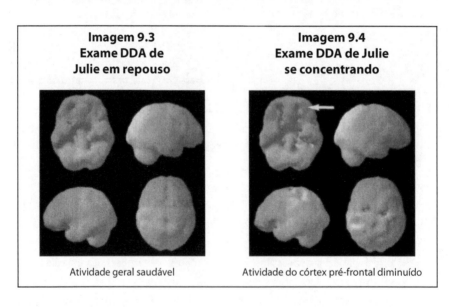

Imagem 9.3
Exame DDA de Julie em repouso
Atividade geral saudável

Imagem 9.4
Exame DDA de Julie se concentrando
Atividade do córtex pré-frontal diminuído

Os transtornos de depressão e ansiedade não tratados também são comumente responsáveis pela falta de energia e concentração. Uma tristeza persistente, combinada com problemas de sono, questões de apetite (tanto demais quanto de menos) e pensamentos negativos persistentes, incluindo sentimentos de desesperança, desamparo ou inutilidade, tensão, medo e pavor, são sintomas comuns de ansiedade e depressão e precisam ser explorados. A depressão não tratada realmente dobra o risco de a pessoa desenvolver o mal de Alzheimer. O Capítulo 15, "A solução do cérebro saudável", explora essa questão com maior profundidade.

Infecções. Infecções, tais como a síndrome da fadiga crônica ou a doença de Lyme, roubam a energia e a concentração das pessoas. Quando abri meu consultório, a síndrome da fadiga crônica (SFC) era frequentemente considerada uma doença "marota". Não havia um único exame confiável para diagnosticar SFC; assim, muitos médicos pensavam que os pacientes eram "psiquiátricos" e os enviavam para mim. Eu odiava quando isso acontecia. Parecia que sempre que um médico não sabia o que fazer com um paciente, ele, ou ela, rotulava a doença misteriosa como "psicossomática" e enviava o paciente para um psiquiatra ou um psicólogo. Quando fiz as tomografias no meu primeiro grupo de dez ou mais pacientes com SFC, fiquei horrorizado com o tamanho dos danos que vi nos exames.

Joan foi enviada para mim pelo médico de sua família, que achou que "sua fadiga e problemas de concentração" estavam em sua cabeça. Os testes limitados feitos pelo médico dela tiveram um resultado normal. O SPECT do cérebro de Joan mostrou atividade cerebral geral diminuída (Imagem 9.5).

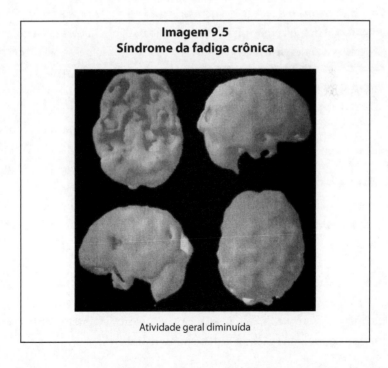

Imagem 9.5
Síndrome da fadiga crônica

Atividade geral diminuída

Esse nível de dano não é causado por pensamentos negativos ou traumas emocionais do passado (embora nenhuma dessas coisas ajudem um cérebro). Provavelmente, há muitas causas para a ocorrência de CPF, as quais precisam ser trabalhadas por um profissional competente. Porém, se você se sente mal e alguém diz que tudo está em sua cabeça, ele pode estar certo. Pode ser uma doença ou uma infecção que afeta seu cérebro, o que foi o caso de Joan. Recentemente, também temos visto que o cérebro é, muitas vezes, embora nem sempre, afetado pela doença de Lyme. Outras infecções, tais como a meningite ou o HIV, também podem afetar negativa e gravemente o cérebro.

Questões hormonais. Como você pode ver na história de Ted, os níveis hormonais baixos podem afetar seriamente os níveis de energia, a concentração e o funcionamento do cérebro. Alguns dos piores exames que vi foram de tireoide baixa. Há um grupo de estudos científicos que mostra atividade baixa severa no hipotireoidismo. Os níveis de estrogênio baixo foram associados à atividade cerebral diminuída também, sobretudo na área do cérebro que torna as pessoas mais vulneráveis ao mal de Alzheimer. O Capítulo 7, "A solução hormonal", discute os hormônios em mais detalhes.

Níveis baixos ou instáveis de açúcar no sangue provocados por qualquer causa. Hipoglicemia, dieta ruim ou diabetes podem ter um efeito nocivo significativo na energia e na concentração. Essa é a razão pela qual digo a meus

> **PASSO PARA AÇÃO**
> Coma pequenas refeições ao longo do dia que incluam, pelo menos, alguma proteína para evitar o aumento ou o declínio de açúcar no sangue.

empregados para não terem balas em suas mesas de trabalho para outros pegarem quando passarem por eles. Essas pessoas estão procurando por amor no lugar errado. A maioria das pessoas sabe que o consumo excessivo de açúcar pode provocar um aumento de açúcar no sangue e, depois, o declínio dele. Um documentário recente exibido na televisão sobre o governo de Obama mostrou que muitos dos funcionários tinham M&M em suas mesas de trabalho. Fiquei horrorizado por ver que a Casa Branca não tem uma orientação alimentar melhor para seus funcionários. Você não deseja que o país seja administrado por pessoas que conseguem se concentrar e tenham muita energia? Aplaudo Obama por plantar legumes no jardim, mas seu vício em cigarros e o monte de balas sobre as mesas não são bons exemplos de saúde cerebral.

Anemia. Tudo que diminui o número de glóbulos vermelhos, tal como a anemia, faz você se sentir cansado e desconcentrado. O excesso de álcool faz os glóbulos vermelhos ficarem maiores e ineficientes. Diminua o álcool.

Certa vez, uma amiga minha se queixou de que se sentia dispersa, cansada e deprimida. Seu exame parecia o de uma alcoólatra ou viciada em drogas, mas eu a conhecia há muitos anos e sabia que não era o seu caso. Ao analisar as causas físicas para sua fadiga, descobrimos que ela tinha anemia perniciosa por falta de vitamina B12 (Imagem 9.6). Após o tratamento, seu cérebro pareceu muito, muito melhor e ela se sentiu novamente energética e concentrada.

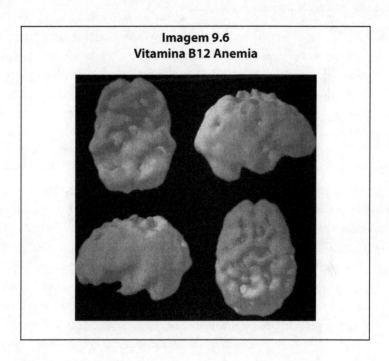

Imagem 9.6
Vitamina B12 Anemia

Lesões cerebrais. Ferimentos físicos, derrames, falta de oxigênio ou outro tipo de trauma podem causar dano cerebral grave e afetar a energia e a concentração.

Minha irmã Mary é uma corretora de seguros bem-sucedida e membro da organização de corretores de seguro da extremamente rentável Million Dollar Roundtable há 28 anos. Em 1994 ela perdeu o marido, Oscar, de câncer de estômago, o que foi muito estressante para ela e para os quatro filhos. Agora, viúva e com fi-

> **PASSO PARA AÇÃO**
> Se você tem qualquer forma de lesão cerebral, é fundamental adotar um programa de saúde cerebral para aumentar a função do cérebro.

> **PASSO PARA AÇÃO**
> Se você deseja ter mais energia e concentração sustentáveis, o primeiro passo é tratar os problemas que roubam energia e eliminar os hábitos que fazem o mesmo.

lhos, Mary estava cronicamente estressada. Quinze meses mais tarde, ela teve um acidente de automóvel. Depois disso, percebeu problemas de concentração, manutenção da atenção, falta de energia, iniciativa e motivação. Seu exame mostrou danos no lado esquerdo do cérebro. A morte de Oscar e o acidente drenaram todas as suas reservas cerebrais.

Continuar um programa de saúde cerebral, incluindo suplementos – tais como óleo de pescado, acetilcarnitina e ginkgo biloba para melhorar a função cerebral geral – e exercícios físicos intensos, juntamente com um retreinamento cognitivo, fizeram grande diferença para ela. Os dois exames de acompanhamento mostraram significativa melhoria.

Toxinas ambientais. As toxinas, tais como a exposição ao mofo, podem causar problemas. Em 1998, uma colega minha chamada Carolyn mudou para uma casa que fora inundada. Logo após ela e a família terem mudado eles começaram a ter problemas de saúde. Por exemplo, Carolyn sofreu vários ataques de bronquite e vivia tendo erupções cutâneas. Nos dois anos seguintes, seus sintomas pioraram. Carolyn, que trabalhara como terapeuta por anos, descobriu que não conseguia mais se concentrar no que os pacientes estavam dizendo e não conseguia pensar com clareza suficiente para propor planos de tratamento apropriados. Frequentemente ela ficava ansiosa e, às vezes, não conseguia mais diferenciar esquerda ou direita, o que a atrapalhava muito quando dirigia.

O filho mais jovem estava no ensino médio na época e vivia lhe dizendo que não conseguia se concentrar muito bem para estudar em casa. Então, ia para a casa de um amigo, onde não tinha problemas para estudar. Em casa, ele não tinha energia para sair de manhã e começava a chegar atrasado à escola. Sempre que passava a noite na casa de um amigo, no entanto, ele se sentia cheio de energia, pulava da cama sem problema algum e facilmente chegava à escola na hora.

> **PASSO PARA AÇÃO**
> Se sua casa já sofreu uma inundação ou algum estrago causado por água, verifique se há mofo.

Em 2001, Carolyn percebia que havia algo muito errado, mas não sabia o que era. Um dia, ela viu um filme sobre as toxinas do mofo na TV e suspeitou de que esse podia ser o problema. Marcou uma hora com um médico para fazer testes de alergia a mofo e contratou um especialista em mofo para examinar sua casa. Os testes deram positivo – o mofo era o culpado. Ela e a família mudaram de casa naquele ano e nunca mais voltaram lá. Os filhos se recuperaram bem em geral, mas Carolyn ainda não voltou ao trabalho e vive com uma sensibilidade residual. Ela diz que tem dias bons, quando o cérebro funciona bem, e dias ruins, quando tem dificuldade para se concentrar e pensar.

Medicação. Muitos medicamentos, inclusive a quimioterapia, os betabloqueadores, os antiansiolíticos e os analgésicos, podem minar a energia ou dificultar a concentração. A maioria dos tratamentos de câncer, tais como a quimioterapia e a radioterapia, não apenas mata as células cancerosas, mas também as normais. Após uma pessoa fazer quimioterapia, radiação, ou ambos, os exames do cérebro frequentemente mostram uma aparência tóxica, o que significa que ele também foi afetado. Após a quimioterapia e a radiação, muitos pacientes reclamam de falta de energia e concentração, problemas de memória e uma diminuição geral da capacidade cognitiva. Entender isso e cuidar de seu cérebro é absolutamente fundamental para ter o melhor cérebro e corpo possíveis. Muitos medicamentos quimioterápicos para tratar o câncer vão diretamente para o cérebro e objetivam não apenas as células cancerígenas, que estão se multiplicando, mas também as normais do cérebro, que estão se dividindo. Embora a área problemática seja visada e destruída, sempre há "terceiros inocentes" pegos no fogo cruzado.

Angelo foi à Amen Clinics para repetir o exame após ter recebido tratamento agressivo para a leucemia. O vimos cinco anos antes por causa de problemas em seu casamento. Nessa época, ele reclamou de problemas de memória, concentração e de não ter energia. Seu SPECT mostrou toxidade significativa e atividade geral diminuída, não vistas antes no primeiro exame. Com o nosso programa de recuperação do cérebro ele se sentiu muito melhor e sua energia e capacidade de concentração melhoraram.

Estresse crônico. Como você viu no exemplo de minha irmã Mary, o estresse crônico pode levar a problemas de falta concentração e energia.

Trauma emocional do passado e não tratado. Qualquer trauma do passado que ainda o assombra é também outro usurpador de energia e concentração, sendo importante tratá-lo.

Maus hábitos cerebrais. Excesso de cafeína, álcool ou açúcar; abuso de drogas; falta de exercício; pouco sono; dieta de baixa qualidade e padrões de pensamentos negativos pioram muito o foco e a concentração. Consumir grandes quantidades de álcool – quatro ou mais taças de vinho ou o equivalente de bebidas destiladas por dia – aumenta o risco de desenvolver demência. Novas pesquisas mostram que até mesmo quantidades moderadas de álcool têm efeitos nocivos no cérebro. Um estudo descobriu que pessoas que bebem três vezes por semana têm cérebros menores do que os que não bebem.

Novas pesquisas usando tomografias do cérebro confirmam que a maconha prejudica o cérebro. Em um estudo publicado no *Journal of Psychiatric Research* os pesquisadores mostraram que o uso de maconha em grande quantidade entre adultos jovens e adolescentes pode afetar o desenvolvimento normal do cérebro, interrompendo um processo importante chamado mielinização. Com a mielinização as células do cérebro são cobertas com uma camada protetora que aumenta a velocidade de processamento cerebral. O processo, que não termina até os 25 anos de idade, começa na parte posterior do cérebro e trabalha em direção à parte anterior, sendo o CPF a última área a receber a cobertura protetora. Isso explica por que os sujeitos desse estudo mostraram anormalidade em seus CPFs e lobos temporais, as áreas do cérebro envolvidas com a tomada de decisões, a atenção, o funcionamento executivo, a memória e a linguagem. Com um cérebro que não se desenvolveu apropriadamente, é mais difícil permanecer concentrado e tomar as melhores decisões para sua saúde.

AMPLIFICADORES DE CONCENTRAÇÃO E ENERGIA

Minha mãe é conhecida como Pilha Elétrica. Com 78 anos, ela consegue superar pessoas com a metade de sua idade no golfe, nas compras e em recepções em sua casa. Ela pode ir da manhã a tarde da noite com uma grande atitude e um enorme coração. Ela tem sete filhos, 21 netos e oito bisnetos. É alguém para quem posso telefonar no último minuto e dizer que quero levar cinco pessoas para jantar que ela me diz o que comprar na mercearia. Ela tem uma energia formidável, uma grande atitude e está sempre pronta para brincar e se divertir. Seu estilo de vida aumenta sua energia. Ela se exercita regularmente jogando golfe, não toma café ou fuma, raramente bebe álcool e só come coisas saudáveis.

PASSO PARA AÇÃO

Eis um exame laboratorial típico que solicito a meus pacientes que lutam com a falta de energia e concentração para excluir causas físicas que possam estar contribuindo para o problema. É uma boa ideia discutir este painel com seu médico.

- Exame completo do sangue – para excluir anemia, glóbulos vermelhos ineficientes, excesso ou falta de glóbulos brancos
- Marcadores metabólicos químicos acelerados – para verificar a saúde dos rins, do fígado e níveis de glicose no sangue
- B12 – deficiência é uma causa comum de anemia e letargia
- Ácido fólico – um nutriente essencial para o cérebro
- Vitamina D calcifediol – níveis baixos são comumente encontrados em pessoas com depressão, problemas de memória e no sistema imunológico
- Proteína c-reativa – uma indicação de inflamação
- Homocisteína – um indicação de inflamação
- Marcadores lipídicos
- Insulina em jejum
- Hemoglobina A1C para verificar o risco de diabetes
- Glicose após duas horas da refeição – para os que têm suspeita de açúcar baixo no sangue ou hipoglicemia
- Marcadores da tireoide com TSH, T3 livre, T4 livre, anticorpos da glândula tireoide e hormônios dos anticorpos da tireoide
- DHEA-S
- Soro de testosterona total e livre para homens e mulheres
- Estradiol e progesterona para mulheres acima de 45 anos
- Teste de alergia a alimentos
- Perfil do ácido graxo para verificar os níveis dos ácidos graxos de ômega-3

O primeiro passo para aumentar a energia e a concentração é eliminar e tratar os usurpadores de concentração e energia acima descritos. Ao mesmo tempo, desenvolva e mantenha um estilo de vida saudável para o cérebro nas linhas deste livro, assegure-se de que você dorme adequadamente, tem uma dieta saudável para o cérebro para manter o nível de açúcar no sangue ao longo do dia, se exercita quatro ou cinco vezes por semana, usa o programa de redução de estresse (porque a ansiedade e o estresse roubam energia e concentração) e testa e otimiza seus níveis hormonais.

Muito embora soe estranho, a meditação em particular é o que mais aumenta a energia. Os pesquisadores de nosso laboratório e outros pelo mundo demonstraram que a meditação aumenta a atividade do CPF chegando a aumentar o número de células cerebrais. Quanto melhor seu CPF funciona, mais focado e energético você se sente. Passe dez minutos todos os dias meditando para aumentar sua energia. Veja o Capítulo 11 para obter técnicas simples de meditação.

Determinados alimentos aumentam a energia, sobretudo os que são de baixa caloria e têm muita fibra (frutas, legumes, feijões e grãos integrais) e proteína. Quando eu era jovem, minha mãe era uma seguidora do médico inovador Dr. Henry Bieler, que enfatizava uma dieta e um estilo de vida para prevenir doenças. Em 1965 ele escreveu *Food is Your Best Medicine*, no qual discutiu o equilíbrio do pH no corpo, sendo o pH alcalino positivo e o pH ácido prejudicial. Se o corpo está ácido demais, ele retira minerais alcalinos, tais como cálcio e magnésio dos ossos e tecidos moles para manter o equilíbrio. Um corpo ácido é um terreno fértil para doenças e é resultado do consumo de açúcar, cafeína, álcool e carne vermelha em excesso. Do ponto de vista psiquiátrico, isso faz sentido, uma vez que tudo que diminui o magnésio pode fazer as pessoas se sentirem ansiosas, agitadas, tensas e estressadas. A sopa do Dr. Bieler era básica para minha família. Ela é feita com abóbora, vagem, aipo, salsa, ervas frescas e água.

Chá verde é outro possível estimulador de energia. Ele tem a metade da cafeína do café, mais tianina, a qual ajuda as pessoas a se sentirem concentradas. Há comprovações científicas de que o chá verde ajuda a manter o peso, aumenta a potência para fazer exercícios físicos, ajuda os músculos a se recuperarem mais rapidamente após os exercícios físicos e aumenta o intervalo de atenção.

Além disso, há um conjunto de suplementos, já bem testado cientificamente, que ajuda a melhorar o humor, a concentração e a energia. Fique longe das bebidas energéticas com cafeína uma vez que elas aumentam o cortisol, hormônio do estresse, e podem engordar. Os suplementos de cafeína também estão associados ao vício, uma grande tolerância (em que você precisa tomar cada vez mais para obter o mesmo efeito) e à síndrome de abstinência. O chá verde, com moderação, é bom porque o conteúdo de tianina ajuda a equilibrar os efeitos da cafeína.

Meus suplementos favoritos para aumentar a concentração e a energia são B3 (niacina), B6 (piridoxina), extrato de folha de chá verde, rodiola, ginseng, ashwagandha, tirosina, fenilalanina, ginkgo biloba, SAMe e pequenas quantidades de cafeína. Veja o Apêndice C, "A solução dos suplementos", para obter mais informações a respeito.

A solução da concentração e da energia

Usurpadores de energia	Amplificadores de energia
Qualquer problema no cérebro	Programa de saúde cerebral geral
Lesões cerebrais	Foco na proteção do cérebro
Pouco sono	Sono adequado (pelo menos sete horas)
Açúcar baixo no sangue	Refeições pequenas e frequentes com pelo menos alguma proteína para manter o nível saudável de açúcar do sangue
Dieta de baixa qualidade	Dieta saudável para o cérebro
Abuso de álcool/drogas	Abstinência de álcool ou drogas
Depressão	Tratamento da depressão
Ansiedade	Meditação para relaxar e aumentar o CPF
Estresse crônico	Plano para reduzir o estresse
Falta de exercício	Exercícios físicos
Problemas hormonais (i.e., tireoide, testosterona, estrogênio, cortisol)	Otimizar os níveis hormonais
Problemas físicos, tais como deficiência de B12	Tratamento de qualquer problema físico subjacente
Medicamentos, tais como aqueles cujos componentes ativos são alprazolam ou oxicodona	Óleo de pescado para diminuir a inflamação e aumentar o fluxo sanguíneo
Diabetes	Dieta e exercícios
Toxinas ambientais	Excelente ventilação e eliminação de qualquer toxina
Qualquer inflamação sistêmica	Programa anti-inflamação, incluindo óleo de pescado, dieta saudável e ácido fólico, e, para alguns, dose baixa de analgésicos ou aspirina infantil

Quimioterapia	Suplementos, tais como vitaminas B3 e B6, tirosina, fenilalanina, extrato de folha de chá verde com tianina, ginseng, rodiola, ashwagandha, SAMe e uma quantidade pequena de cafeína
Excesso de cafeína	Quando você desejar ingerir mais cafeína, a obtenha do chá, que provou ser capaz de ajudar a manter o peso, aumentar a energia e a potência para fazer exercícios físicos, facilitar a recuperação muscular após os exercícios físicos e aumentar o intervalo de atenção e o relaxamento

PARTE QUATRO

TRANSFORME SEU CÉREBRO, AUMENTE O AMOR E A VITALIDADE

1 0

A SOLUÇÃO DO SONO

Descanse o cérebro para perder peso

e amaciar a pele

Dormir exerce um papel decisivo no preparo
do corpo e do cérebro para um amanhã alerta,
produtivo e física e psicologicamente saudável.
– James Maas, Ph.D., *O poder do
sono*

Você sabe como parece mal, e se sente mal, após uma noite maldormida. Você sente como se a cabeça estivesse colada no travesseiro e quase não conseguisse reunir a energia necessária para sair da cama. Você se arrasta até o banheiro, liga a luz e fica face a face com olheiras e bolsas embaixo dos olhos. Sai para correr por meia hora, mas para após dez minutos porque se sente exausto. Então, vai para o trabalho, onde briga com colegas e clientes porque está de mau humor. Não é um quadro bonito, é?

Dormir bem é essencial para uma saúde cerebral e corporal ótimas. Uma boa noite de sono rejuvenesce todas as células do corpo, dá às do cérebro oportunidade para se recuperarem e ativa as conexões neurais que podem de outra forma se deteriorar devido à inatividade. Dormir também é necessário se você deseja ter uma pele brilhosa, muita energia, bom humor, saúde excelente e peso estável. Infelizmente, 70 milhões de norte-americanos têm problemas de sono. Se você é um deles, seu cérebro e seu corpo podem estar com problemas.

VOCÊ DORME O SUFICIENTE?

Muitos norte-americanos não estão dormindo o que precisam. Segundo o Sleep in America Poll de 2009 os americanos dormem em média seis horas e 40 minutos por noite, em dias úteis. As pessoas tendem a espremer mais 27 minutos de sono nos fins de semana. Ainda mais perturbador, a percentagem de pessoas que dormem menos de seis horas subiu de 12 por cento, em 1998, para 20 por cento em 2009, enquanto que a porcentagem de norte-americanos que tem oito boas horas de sono por noite diminuiu de 35 por cento, em 1998, para 28 por cento em 2009. Os números revelam que ter uma boa noite de sono está se tornando um pouco mais do que um sonho fugaz para muitos americanos. Os problemas de sono crônicos afetam milhões de pessoas. Os problemas temporários de sono são ainda mais comuns e afetarão quase todos nós em algum momento de nossa vida.

MÉDIA DE SONO NECESSÁRIA POR IDADE

Faixa etária	Número de horas de sono
1 a 3 anos	12 a 14 horas
3 a 5 anos	11 a 13 horas
5 a 12 anos	10 a 11 horas
13 a 19 anos	9 horas
Adultos	7 a 8 horas
Idosos	7 a 8 horas

Fontes: National Sleep Foundation, National Institute of Neurological Disorders and Stroke

Pense nos seus hábitos de sono. Quando foi a última vez em que caiu no sono facilmente, dormiu profundamente a noite toda e acordou se sentindo renovado e alerta? Quando foi a última vez em que pulou da cama de manhã ávido para sair? Quando foi a última vez em que sentou para assistir a um filme e não adormeceu? Se não está dormindo adequadamente, seu cérebro e seu corpo estão em risco.

Os problemas de sono surgem por vários motivos. Você tem dificuldade para adormecer? Você vai dormir facilmente, mas acorda várias vezes durante a noite? Você acha difícil sair da cama de manhã? Você ou seu companheiro, ou companheira, ronca? Todos esses problemas podem levar a um decréscimo das funções cerebrais e a um corpo de segunda categoria. Dormir

> ## PASSO PARA AÇÃO
> Pare de tentar se convencer de que você precisa apenas de cinco horas de sono por noite. Preste atenção às necessidades de sono para sua faixa etária.

menos de seis horas por noite foi associado a uma atividade cerebral geral menor, o que pode afetar o peso, a pele, o humor, a saúde e o desempenho atlético.

POR QUE DEIXAR DE DORMIR ENGORDA?

Provavelmente, você pensou que as ânsias por balas e biscoitos fossem apenas sinal de fraqueza mental e falta de força de vontade de sua parte. Você pode estar errado. Há cada vez mais comprovações mostrando que a falta de sono está associada ao ganho de peso e à obesidade. Eis o que os pesquisadores de toda a nação descobriram sobre a relação entre sono e peso.

De acordo com um estudo da University of Chicago, as pessoas que não dormem comem mais carboidratos simples do que as que dormem adequadamente. Os pesquisadores estudaram 12 homens saudáveis com cerca de 20 anos e descobriram que, quando dormiam apenas quatro horas por noite eles ficavam mais propensos a escolher balas, biscoitos e bolos em vez de frutas, legumes ou laticínios.

Para esse estudo, que apareceu no *Annals of Internal Medicine,* os pesquisadores também examinaram dois hormônios – leptina e grelina –, os quais são regulados pelo sono e estão envolvidos com o apetite. Conforme discutido anteriormente, a leptina e a grelina trabalham juntas para controlar as sensações de fome e saciedade. Os níveis de grelina sobem para sinalizar ao cérebro que se está com fome, depois os níveis de leptina aumentam para dizer ao cérebro quando se está satisfeito. Os pesquisadores mediram os níveis de leptina e grelina antes do estudo, após duas noites com apenas quatro horas de sono e após duas noites de dez horas de sono. Após quatro horas de sono, a taxa de grelina aumentou 71 por cento, comparada com uma noite em que os homens dormiram pelo período mais longo de tempo. Isso os deixou famintos e os levou a consumir mais carboidratos simples. Conforme explicado anteriormente em um dos capítulos, ingerir carboidratos simples leva os níveis de açúcar no sangue à estratosfera, o que drena energia e dá a sensação de fadiga.

Em um estudo publicado no *American Journal of Clinical Nutrition* pesquisadores fizeram as pessoas dormirem por cinco horas e meia durante duas semanas e, depois, por oito horas e meia por outras duas semanas, aleatoriamente. Em seguida, eles mediram quantos lanches os sujeitos consumiram durante a estada no laboratório do sono. Quando as pessoas dormiram apenas cinco horas e meia, elas consumiram uma média de 221 mais calorias nos lanches com alto teor de carboidratos do que quando dormiram oito horas e meia.

Esse padrão ocorre na vida real também, não apenas nos laboratórios de sono dos pesquisadores. De acordo com o Sleep in America Poll de 2009, as pessoas que estão tendo problemas para dormir são quase duas vezes mais propensas a atacar alimentos açucarados e carboidratos simples, tais como batatas fritas, para ajudá-las a passar o dia. Elas também são mais inclinadas a não tomar café da manhã ou fazer outras refeições, o que coloca os níveis de açúcar no sangue em uma viagem de montanha-russa, é ruim para o funcionamento do cérebro e, frequentemente, leva a uma escolha nutricional de baixa qualidade nutritiva mais tarde no dia.

Dormir menos faz você comer mais alimentos açucarados de baixa qualidade nutritiva em vez de frutas, legumes e grãos integrais. Isso também o faz ingerir mais calorias em geral, o que aumenta seu risco de ganhar peso e de se tornar obeso. Um estudo de pesquisadores do Case Western University rastreou os hábitos de sono e as flutuações de peso de 68.183 mulheres ao longo de 16 anos. As mulheres foram divididas em três categorias – aquelas que dormiam sete horas por noite, as que registraram seis horas de sono e as que tiveram cinco ou menos horas de sono. *Eles descobriram que as mulheres que dormiram cinco horas ou menos ganharam mais peso ao longo do tempo e eram mais propensas a se tornarem obesas.* As que dormiram apenas seis horas por noite tendiam a acumular mais peso do que as que fecharam os olhos por sete horas.

Dezenas de outros estudos apontam para uma conexão entre a falta de sono e o ganho de peso ou à obesidade. Por exemplo, pesquisadores da University of Warwick, Inglaterra, examinaram dados de mais de 28 mil crianças e mais de 15 mil adultos e descobriram que a falta de sono quase dobra o risco de obesidade para adultos e crianças. Outro estudo conduzido por pesquisadores da Stanford University revelou que as pessoas que dormem menos têm níveis maiores de índice de massa corporal (IMC).

O estudo da Stanford também descobriu níveis baixos de leptina e altos de grelina nas pessoas que dormem menos. Os pesquisadores examinaram mil pessoas, medindo seus hábitos de sono, o sono na noite anterior ao exame e seus níveis de leptina e grelina. Eles descobriram que as pessoas que consistentemente dormiam cinco horas ou menos por noite tinham uma média de 14,9 por cento mais grelina (que estimula o apetite) e 15,5 por cento menos de leptina (que informa ao cérebro que estamos satisfeitos) do que as pessoas que dormiam oito horas por noite. Esses estudos mostram que, quando

> **PASSO PARA AÇÃO**
> Se você está tentando eliminar o excesso de peso, passe mais tempo na cama.

não dormimos o suficiente, nos sentimos famintos e, apesar da quantidade de comida que ingerimos, não nos sentimos satisfeitos. Então, comemos mais, o que nos engorda!

Portanto, se esquivar do sono pode torná-lo gordo, dormir adequadamente pode ajudá-lo a perder peso? Os editores da revista *Glamour* decidiram testar essa noção realizando um estudo não científico, porém fascinante. Eles recrutaram sete leitoras e lhes deram uma única tarefa: dormir, pelo menos, sete horas e meia, todas as noites, por dez semanas. Além disso, elas foram instruídas a não fazer qualquer mudança significativa em suas dietas ou rotinas de exercícios durante as dez semanas. Os resultados foram impressionantes. As sete perderam peso que variou de 3 a surpreendentes 7 quilos.

DURMA MAIS PARA FAZER SUA PELE BRILHAR

Frequentemente falamos sobre tirar um "soninho beleza", e essa descrição não poderia ser melhor. Dormir o suficiente realmente faz mais por sua pele do que um armário cheio de cremes antirrugas, hidratantes, medicamentos para acne e sérum antienvelhecimento. Com a quantidade certa de sono, a pele parecerá mais jovem, macia e renovada. Quando tenta se satisfazer com apenas um pouquinho de sono, você se prepara para o envelhecimento precoce da pele, para as olheiras e até mesmo para a acne. Eis como dormir pode beneficiar a pele.

Rejuvenesça a pele. A regeneração das células é um processo durante o qual as células velhas e mortas da pele são substituídas por novas em folha. Esse processo continua o tempo todo dentro do corpo, mas acontece mais

> ### PASSO PARA AÇÃO
> Dê à sua pele tempo adequado para se recuperar à noite.

facilmente à noite; então, você gera mais células cutâneas novas enquanto dorme do que em qualquer outra hora do dia. À medida que envelhecemos, a renovação celular diminui, o que torna o sono ainda mais importante se você deseja atrasar o surgimento de uma pele fina e flácida provocada pelo envelhecimento.

Reverta o dano causado à pele. Diariamente sua pele é confrontada com intempéries, incluindo os raios UV nocivos do sol, fumo passivo e outros poluentes ambientais, os quais causam danos e o envelhecimento precoce. Enquanto você dorme, sua pele se recupera dos danos diários.

> ## PASSO PARA AÇÃO
> Melhore sua disposição mantendo uma programação de sono regular sete dias por semana.

Previna a acne. Enquanto dormimos, o cérebro regula os hormônios do corpo, inclusive os andrógenos, que estimulam a produção de sebo ou óleo, nas glândulas localizadas na região subcutânea. Quando os hormônios estão equilibrados, a produção de sebo é ajustada para ajudar a manter a pele parecendo mais clara e macia. Os desequilíbrios hormonais podem causar excesso de produção de sebo, o que leva à acne.

PERCA SONO E PERDERÁ CONCENTRAÇÃO E FORÇA DE VONTADE

As pessoas que dormem menos de sete horas à noite têm menos atividade no córtex pré-frontal e nos lobos temporais, os quais são responsáveis pela memória e pela aprendizagem, o que limita a capacidade de prestar atenção, aprender, resolver problemas e lembrar de informações importantes. Essas são capacidades vitais necessárias se você deseja aprender novos passos de dança, um novo esporte, a fazer receitas saudáveis para o cérebro ou lembrar de tomar seus remédios. Considerando tudo isso, não surpreende que os indivíduos privados de sono encontrem problemas para manter um corpo saudável.

CAIA NA CAMA PARA ATINGIR O AUGE DO DESEMPENHO ATLÉTICO

Não deveria surpreender que a falta de sono prejudica o desempenho atlético. Qualquer um que já se exercitou ou praticou esporte estando privado de sono sabe que é muito difícil estar na melhor forma na quadra, no campo ou no ginásio.

As pesquisas mostram que a falta de sono prejudica a função motora e a coordenação, tornando-o mais propenso a cometer erros em todo tipo de esporte. Os tempos de reação são mais lentos, então você não chega à bola rápido o suficiente. A função cognitiva reduzida associada à falta de sono não permite que você tome as melhores decisões na quadra ou lembre dos novos passos aprendidos na semana anterior em sua aula de dança de salão. Além disso, você tende a se sentir cansado mais rapidamente porque a falta de sono afeta negativamente o metabolismo da glicose.

Por outro lado, ter uma boa noite de sono pode melhorar seu desempenho. Essa foi a conclusão de pesquisadores da Stanford University que examinaram a relação entre os hábitos do sono e o desempenho atlético em seis jogadores de basquete de Stanford. Os

> **PASSO PARA AÇÃO**
>
> Para ajudar a adormecer mais rápido, evite se exercitar ou praticar esportes perto da hora de dormir.

pesquisadores mediram a velocidade na corrida dos sujeitos, assim como o aproveitamento dos lances livres e dos arremessos da linha de três pontos. Nas primeiras duas semanas, os jogadores universitários mantiveram seus hábitos regulares de sono; nas duas outras semanas, lhes disseram que dormissem o máximo possível. Após o período de sono estendido, os atletas foram mais velozes e os arremessos, mais precisos. A média de tempo de corrida diminuiu em dois segundos, os arremessos livres melhoraram cerca de 10 por cento e os da linha de três pontos aumentaram em mais de 10 por cento. O sono extra ofereceu outro bônus de desempenho: os atletas testados relataram ter mais energia.

Um estudo complementar envolvendo alunos das equipes de natação masculina e feminina de Stanford mostrou resultados semelhantes. Eles nadaram mais rápido, foram mais velozes nas reações, melhoraram o tempo de virada e aumentaram as braçadas após o período de duas semanas de sono estendido.

O sono pode oferecer outros benefícios aos atletas em todos os níveis – desde o melhor jogador da liga de basquete profissional ao jogador de golfe amador ou da pelada da companhia nos fins de semana. As pesquisas da Harvard Medical School sugerem que após treinamento inicial – seja aprendendo a executar as jogadas ofensivas da equipe da NBA, a dar uma tacada ou a chutar de trivela – o cérebro continua a aprender enquanto dormimos. Isso indica que o sono pode torná-lo um atleta melhor.

FALTA DE SONO PIORA O HUMOR

Em uma pesquisa de 2007, do Better Sleep Council, 44 por cento dos trabalhadores admitiram que, quando não dormem, ficam mais propensos a ter um humor desagradável ou inamistoso. Em geral, as pessoas cansadas devido à falta de sono tendem a se sentir irritadas e sem energia para fazer muita coisa. Se aninhar no sofá para assistir à televisão ou folhear uma revista pode ser toda a energia que se consegue reunir após uma noite sem dormir. Estudos mostram que a motivação reduzida devido à falta de sono o torna mais propenso a faltar

> **PASSO PARA AÇÃO**
> Faça com que dormir seja uma prioridade em sua vida e não algo secundário.

a eventos familiares, compromissos profissionais e outras atividades recreativas. As conexões sociais ajudam a manter o cérebro jovem, então faltar a reuniões e eventos devido à fadiga pode deprimir o humor e envelhecer precocemente o cérebro, o que pode ser muito problemático para os idosos, porque uma falta de vínculos e laços sociais pode acelerar o processo de envelhecimento do cérebro.

Além disso, quando você é privado de sono, fica menos inclinado a se exercitar ou a ter intimidade com o companheiro, ou companheira, o que priva o cérebro e o corpo de substâncias químicas de bem-estar que melhoram o humor. Se você deseja melhorar o humor, melhore os hábitos de sono.

A PRIVAÇÃO DO SONO FAZ MAL À SAÚDE

Deixar de dormir pode afetar a saúde de mais maneiras do que se pode imaginar. Pode, inclusive, diminuir o crescimento em pessoas jovens. A produção dos hormônios do crescimento no cérebro ocorre, em geral, enquanto dormimos. Se não dormem o necessário, os jovens podem não produzir hormônios suficientes para sustentar o crescimento. A perda crônica de sono também está associada a várias escolhas de estilo de vida ruins, assim como a problemas e distúrbios cerebrais que colocam a saúde física e mental em risco.

Maus hábitos de estilo de vida. Quando você não dorme o suficiente, fica inclinado a consumir mais cafeína, fumar mais, se exercitar menos e a beber mais álcool. Estudos mostram que os adolescentes privados de sono também são mais propensos a beber álcool, fumar maconha e usar outras drogas do que os que dormem o suficiente.

Diabetes tipo 2. A falta de sono pode colocá-lo em risco de contrair essa doença grave. Em um estudo sobre sono com voluntários saudáveis, os que dormiram menos de cinco horas e meia tiveram sua resistência à insulina e tolerância à glicose afetadas – dois indicadores da diabetes – após apenas duas semanas.

Depressão. A privação do sono foi relacionada aos problemas de humor e à depressão em vários estudos científicos. Um estudo publicado no periódico

Sleep revelou que os problemas de sono são um sinal precoce de depressão e que seu tratamento pode evitar que os indivíduos sofram desse mal. Da mesma forma, pesquisadores da Universidade de Roma que estudaram crianças entre as idades de 7 e 11 anos que sofriam de depressão descobriram que 82 por cento delas relataram ter problemas de sono. Outro estudo mostra que a insônia em adolescentes é um fator de risco significativo para a depressão mais tarde na vida. Entre os mais idosos, a privação de sono pode prolongar as crises de depressão.

Ansiedade. As pesquisas indicam que problemas crônicos de sono tornam a pessoa mais vulnerável ao desenvolvimento de distúrbios de ansiedade.

DDA. Os distúrbios do sono são muito comuns em crianças e adultos com DDA. Muitos têm dificuldade para adormecer, passam menos tempo no estágio restaurador de movimento rápido dos olhos (REM, na sigla em inglês) e dormem menos horas em geral do que os que não têm esse distúrbio. Noites maldormidas tendem a piorar os sintomas de DDA.

Mal de Alzheimer. Pesquisas descobriram que as pessoas com apneia do sono podem ser mais propensas a desenvolver o mal de Alzheimer e que a apneia do sono pode piorar a deficiência cognitiva nas pessoas com demência. Ao tratar a apneia do sono houve melhora da função cognitiva nas pessoas com essa doença.

> ## PASSO PARA AÇÃO
> Trate a apneia do sono imediatamente.

Doença de Parkinson. As pessoas que se agitam durante o sono – um problema chamado distúrbio do sono REM – podem ter um risco maior de desenvolver a doença de Parkinson, de acordo com um estudo publicado no periódico *Neurology*.

Derrame. A apneia do sono aumenta significativamente o risco de derrame.

Psicose. As pessoas podem se tornar psicóticas por falta de sono. Percebi isso quando fui chefe de Saúde Mental Comunitária em Fort Irwin, no deserto do Mojave. Fort Irwin abriga um centro de treinamento que ensina guerra no deserto a soldados. As tropas passavam dias seguidos em jogos de guerra sem dormir muito. Como resultado, após ficarem acordados por três dias seguidos, vários soldados começaram a ouvir vozes e a ficar paranoicos.

Há algum tempo meu tio começou a ter problemas de memória – ele não conseguia lembrar onde estacionara o carro e esquecia os nomes das pessoas. A família toda estava muito preocupada, então ele consultou um médico e voltou com um diagnóstico de mal de Alzheimer. Ele ficou arrasado. Seu exame SPECT mostrou uma diminuição grave da atividade na parte posterior do cérebro, um resultado consistente com graves problemas de memória, mas também consistente com o que vimos no caso de uma grave apneia de sono. Nos testes, ele foi diagnosticado com apneia grave. O tratamento da apneia melhorou sua capacidade cognitiva significativamente. Essa história mostra como é importante tratar os problemas de sono. Porém, a maioria das pessoas que sofre de falta de sono deixa de procurar ajuda. Elas não consideram que seja um problema que justifique a consulta a um médico e escolhem simplesmente viver com ele. Esse erro pode ameaçar a vida.

CONSEQUÊNCIAS PERIGOSAS DA PRIVAÇÃO DO SONO

A privação do sono diminui o tempo de reação, embota o raciocínio, afeta a visão, prejudica o processamento de informações e aumenta o comportamento agressivo. Tudo isso acrescenta perigo às estradas dos Estados Unidos. De acordo com a National Highway Traffic Safety Administration (NHTSA), a sonolência e a fadiga causam mais de 100 mil acidentes de automóvel a cada ano, deixando 40 mil feridos e provocando mais de 5.550 mortes. A National Sleep Foundation estima que os números sejam mais altos: 71 mil feridos e mais de 5.500 mortes por ano. Uma razão para as estatísticas do NHTSA serem baixas é que a fadiga não é relatada com frequência como um fator que contribui para a ocorrência de acidentes. Em mais da metade dos acidentes provocados por fadiga relatados, motoristas jovens estão ao volante.

Todos os dias, milhões de pessoas pegam a estrada se sentindo sonolentos. Mais da metade dos respondentes no Sleep in America Poll de 2009 relatou ter dirigido enquanto estava sonolento no ano passado, e 28 por cento admitiram ter cochilado ou adormecido no volante. Trabalhadores noturnos, pessoas com apneia do sono não tratada e jovens – sobretudo homens – entre 16 e 29 anos são, em geral, mais propensos a dirigir se sentindo sonolentos. A fadiga também exerceu um papel em muitos acidentes de avião, trem e barco, alguns deles fatais.

Imagem 10.1 Tomografia da apneia do sono

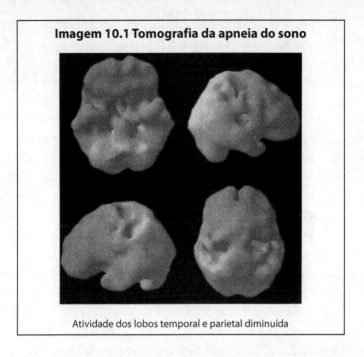

Atividade dos lobos temporal e parietal diminuída

O QUE CAUSA A PRIVAÇÃO DO SONO

Em nossa sociedade frenética, posso perguntar facilmente: "O que não causa privação do sono?" Há um número aparentemente sem-fim de razões por que milhões de pessoas perdem noites de sono. Eis uma lista de apenas algumas das muitas razões que podem causar problemas de sono.

- Medicamentos: muitos medicamentos, inclusive remédios para asma, anti-histamínicos, xaropes para tosse e anticonvulsivos atrapalham o sono.
- Cafeína: excesso de cafeína no café, chá, chocolate ou em alguns preparados de ervas – sobretudo quando consumidos mais tarde no dia ou à noite – pode interromper o sono.
- Álcool, nicotina e maconha: embora esses compostos inicialmente provoquem sonolência em algumas pessoas, eles têm um efeito inverso quando o efeito passa, o que pode fazê-las acordar várias vezes ao longo da noite.
- Síndrome das pernas inquietas: uma noite se sacudindo ou fazendo movimentos de pedalar que leva à loucura o companheiro da pessoa (assim como a pessoa que tem a síndrome).

- Questões femininas: gravidez, TPM, menopausa e pré-menopausa causam flutuações nos níveis hormonais que podem interromper o ciclo do sono.

> **PASSO PARA AÇÃO**
> Faça uma lista das coisas em sua vida que podem estar provocando viradas e giros na cama à noite.

- Distúrbios da tireoide.
- Insuficiência cardíaca.
- Dor crônica.
- Problemas psiquiátricos não tratados ou maltratados, tais como o transtorno obsessivo-compulsivo, a depressão e a ansiedade.
- Mal de Alzheimer: pacientes com demência "apagam" de noite ou aceleram e saem perambulando.
- Problemas gastrointestinais crônicos, tais como refluxo.
- Questões masculinas: a hipertrofia prostática benigna provoca muitas idas ao banheiro durante a noite, as quais interrompem o repouso.
- Ronco: roncar pode acordá-lo ou acordar a companheira, ou o companheiro, ou a todos da casa se o ronco for realmente alto.
- Apneia do sono: com esse problema, você para de respirar por curtos períodos de tempo a noite inteira, o que impede que você tenha uma noite tranquila de sono, deixando-o lerdo, inativo e esquecido o dia inteiro.
- Trabalho em turno: enfermeiras, bombeiros, seguranças, vendedores, motoristas de caminhão, pilotos de avião e muitos outros trabalhos noturnos que exigem dormir de dia. Ou, pelo menos, eles tentam dormir. Trabalhadores em turnos são especialmente vulneráveis aos padrões de sono irregular, o que leva a excesso de sonolência, produtividade reduzida, irritabilidade e problemas de humor.
- Eventos estressantes: a morte de um ente querido, um divórcio, um prazo de entrega importante de um trabalho ou um teste vindouro podem causar perda temporária do sono.
- Fadiga decorrente de viagem: as viagens internacionais atravessando os fusos horários destroem os ciclos de sono.

QUEM ESTÁ EM RISCO POR CAUSA DE NOITES MALDORMIDAS?

Ninguém está imune aos problemas de sono – eles podem afetar qualquer um, em qualquer momento da vida. Um estudo apresentado no encontro anual da American Psychiatric Association, em 2007, analisou os hábitos de sono de mais de 79 mil adultos e revelou que cerca de um terço das mães não está dormindo o suficiente. Como psiquiatra infantil, trabalho com muitas crianças problemáticas e percebo que as mães estão, em geral, exaustas e esgotadas. Elas trabalham tanto para ajudar os filhos a serem bem-sucedidos que tendem a negligenciar as próprias necessidades. Penso que as mães precisam fazer um trabalho melhor de cuidar delas mesmas, e isso começa por terem uma boa noite de sono.

Os pais têm os próprios problemas para obter descanso suficiente. De acordo com o mesmo estudo mencionado, cerca de 27 por cento dos pais casados e mais de 30 por cento de pais não casados relataram não dormir o suficiente.

A privação de sono é muito comum entre os adolescentes. Os pesquisadores descobriram que, quando as crianças chegam aos 10 anos, seus ciclos de sono mudam, tornando-os mais inclinados a ir dormir mais tarde e acordar mais tarde. Isso torna especialmente mais difícil para os adolescentes estarem em pé e alertas para os primeiros tempos de aula às 7 horas da manhã em algumas escolas. Um estudo de 1997 descobriu que quando uma escola de ensino médio mudou o horário do primeiro tempo de 7h15 da manhã para 8h40, os alunos relataram dormir mais e se sentirem menos cansados durante o dia. Eles também obtiveram notas maiores e ficaram menos propensos a se sentirem deprimidos. Um estudo de 2009 descobriu que começar o período inicial mais tarde aumentou o número de horas que os adolescentes dormiram durante a semana e diminuiu o número de acidentes de automóvel envolvendo adolescentes motoristas na área em 16,5 por cento.

Os universitários também são atormentados por problemas de sono. De acordo com um estudo publicado no *Journal of American College Health*, 33 por cento dos universitários relataram levar mais do que 30 minutos para adormecer, e 43 por cento acordou mais de uma vez à noite. Uma vez que os universitários, em geral, têm mais controle sobre seus horários de aula, incentive-os a escolherem mais aulas à tarde em vez de pela manhã cedo.

Os distúrbios do sono também são comuns na outra ponta do espectro etário. A noção de que as pessoas mais idosas não precisam de muito sono é uma concepção equivocada. Os estudos mostram que os idosos precisam das mesmas sete a oito horas à noite que outros adultos. Como parte do processo normal de envelhecimento, no entanto, a vovó e o vovô são propensos a ter sono mais perturbado. À medida que se envelhece, os padrões de sono tendem a mudar, e, em geral, torna-se mais difícil adormecer e continuar dormindo, o que pode acelerar o processo de envelhecimento do cérebro em um momento em que realmente se deseja manter toda célula cerebral que se tem.

DICAS PARA AJUDAR VOCÊ A IR DORMIR E A CONTINUAR DORMINDO

Eis 12 maneiras de facilitar a entrada na terra do sono e passar uma boa noite nela. Lembre-se de que somos todos únicos e o que funciona para uma pessoa pode não funcionar para outra. Continue tentando novas técnicas até encontrar algo que funcione para você.

1. Mantenha uma programação de sono regular – vá para a cama à mesma hora toda noite e acorde à mesma hora todos os dias, inclusive nos fins de semana. Levante à mesma hora todos os dias independentemente da duração do sono na noite anterior.
2. Crie uma rotina noturna reconfortante e que provoque o sono. Um banho quente, meditação ou massagem pode ajudá-lo a relaxar.
3. Algumas pessoas gostam de ler até dormir. Se você estiver lendo, certifique-se de que não se trata de uma história cheia de ação ou de terror – elas tendem a não ajudá-lo a cair no sono.
4. Não tire cochilos! Esse é um dos maiores erros que você pode fazer se tem insônia. Tirar cochilos quando se sente sonolento durante o dia aumenta as interrupções do ciclo de sono noturno.
5. Musicoterapia pode provocar uma sensação grande de paz e embalá-lo até você dormir. Inclua sons suaves da natureza, música tranquila, sinos de vento ou mesmo um ventilador.
6. Beba uma mistura de leite quente, uma colher de chá de vanilla (de verdade, não imitação) e algumas gotas de estévia. Isso aumenta os níveis de serotonina do cérebro e o ajuda a dormir.
7. Tire os computadores, jogos de vídeo e telefones celulares do quarto e desligue-os uma hora ou duas antes de ir dormir para permitir algum tempo para "desacelerar".
8. Não coma pelo menos três horas antes de ir para cama.
9. Exercício regular é muito benéfico para adormecer e continuar dormindo, mas não faça atividade física menos de quatro horas antes de cair na cama. Exercícios vigorosos tarde da noite podem energizá-lo e mantê-lo acordado.
10. Não tome bebidas com cafeína no fim da tarde ou à noite. Evite também chocolate, nicotina e álcool – sobretudo à noite. Embora o álcool possa, a princípio, fazê-lo adormecer, ele interrompe o sono.

11. Se você acorda no meio da noite, evite ficar olhando para o relógio. Verificar a hora pode fazer você ficar ansioso, o que agrava o problema.

12. Use a cama e o quarto apenas para dormir ou para atividade sexual. A atividade sexual libera muitos hormônios naturais, alivia a tensão muscular e aumenta a sensação de bem-estar. Os adultos com vida sexual saudável tendem a dormir melhor. Quando você não conseguir adormecer ou voltar a dormir com facilidade, levante e vá para a sala.

TRATAMENTOS NATURAIS PARA AJUDAR VOCÊ A DORMIR MELHOR

Devido aos problemas de sono, os médicos estão receitando remédios para dormir que podem afetar o humor e a memória em níveis alarmantes. Essas medicações também são cada vez mais receitadas para crianças de todas as idades. Um estudo que apareceu em uma edição de 2007 do *Sleep* mostrou que 81 por cento das crianças que consultaram um médico por causa de problemas relacionados ao sono receberam uma receita. Em meu consultório, a primeira coisa que faço não é receitar

> **PASSO PARA AÇÃO**
> Antes de pegar as pílulas para dormir, experimente a hipnose. Foi provado que funciona e não tem efeitos colaterais.

remédio para dormir. Primeiro, incentivo meus pacientes a eliminarem tudo que pode interferir no sono, tal como cafeína, álcool, ou ler Stephen King antes de deitar. Tento também suplementos e tratamentos naturais. Eis alguns dos remédios naturais que recomendo.

> **PASSO PARA AÇÃO**
> Se você tem problemas para dormir, mantenha um diário de sono e registre a hora em que vai dormir, quanto tempo leva para adormecer, com que frequência acorda, a que horas se levanta de manhã, como se sente ao acordar, quanta energia tem durante o dia e se tira qualquer cochilo durante o dia. Faça uma cópia do modelo a seguir do diário de sono e preencha-o diariamente.

MEU DIÁRIO DE SONO

Dia/data _____

(Responda as seguintes perguntas de manhã.)

Noite passada, meu ritual para dormir incluiu: _____
_____

(*Liste atividades como um banho quente, meditação, leitura etc.*)

Noite passada, fui para cama às _____

Noite passada, adormeci às _____

Noite passada, acordei às _____

Durante aquele tempo, acordei por _____ minutos

Noite passada, saí da cama às _____

Coisas que perturbaram meu sono: _____

(*Liste qualquer fator físico, mental, emocional ou ambiental que afetou seu sono.*)

Dormi por um total de _____ minutos

Saí da cama esta manhã às _____

Após acordar, me senti ___ renovado ___ tonto ____ exausto

(Responda as seguintes perguntas à noite.)

Durante o dia, adormeci ou cochilei: _____ vezes

Durante meus cochilos, dormi por _____ minutos

Durante o dia, me senti ___ renovado ___ tonto ____ exausto

Meu consumo de cafeína: _____ (quantidade) _____ vezes ao dia

Medicamentos ou indutores do sono que tomei: _____

Hipnose

Como estudante de medicina, vi pessoas serem hipnotizadas e achei o processo tão fascinante que fiz um mês inteiro de treinamento nessa técnica. Como residente no Walter Reed Army Medical Center, um hospital militar com 1.200 leitos, trabalhei com muitos pacientes que tinham dificuldades para dormir e desejavam comprimidos para ajudá-los a adormecer. É fácil entender como as pessoas podem ter dificuldades para ter uma noite de sono decente em um hospital imenso e barulhento. Nas noites em que estava de plantão, eu perguntava aos pacientes se podia tentar hipnotizá-los em vez de dar-lhes um comprimido para dormir. Quase todos diziam que sim, e funcionava. Receitava consideravelmente menos comprimidos para dormir do que meus colegas.

A hipnose é uma técnica muito poderosa. Trabalhei com um veterano que foi herói da Segunda Guerra Mundial. Ele ajudara a retirar judeus da Alemanha para lugares mais seguros. Nos anos seguintes, desenvolveu o mal de Parkinson e enfrentava dificuldades para dormir à noite. Quando eu estava de plantão, ele pedia comprimidos para dormir. Eu perguntei a ele se podia, em vez disso, tentar hipnotizá-lo. Ele concordou e, quando o coloquei em transe, seu tremor parou. Em geral, os tremores parkinsonianos param durante o sono, mas seus tremores pararam antes que ele realmente adormecesse.

Quando contei a meu neurologista assistente, Bahman Jabbari, na manhã seguinte, ele me olhou com impaciência, como se eu fosse a pessoa mais burra do planeta. Mais tarde repeti o exercício na frente dele, e funcionou. Ele ficou tão impressionado que filmamos nosso paciente entrando em um transe hipnótico e escrevemos um ensaio juntos sobre isso. Esse trabalho conjunto se tornou uma de minhas primeiras publicações profissionais.

A hipnose pode, inclusive, ajudar as pessoas com transtorno de estresse pós-traumático (TEPT) a melhorarem o sono. Muitas vezes, as pessoas com TEPT têm problemas para dormir. Em um estudo realizado em Israel, um grupo de 15 pacientes recebeu uma receita diária de comprimidos para dormir enquanto um segundo grupo de 17 pacientes foi submetido à hipnoterapia duas vezes por semana. Após duas semanas, o grupo hipnotizado mostrou melhoras na qualidade do sono. As melhoras continuaram evidentes um mês depois também, mostrando que a hipnose tem benefícios duradouros.

Em um momento durante minha residência eu tive problemas para dormir. Muitos de meus pacientes enfrentavam muitos problemas de saúde graves e alguns até morreram. Lidar com esse nível de responsabilidade era muito difícil para mim. Preocupo-me profundamente com o que acontece com meus pacientes, e isso estava me deixando ansioso e me mantendo acordado à noite. Foi quando comecei a praticar a auto-hipnose para me ajudar a dormir. Imaginei que se funcionava com meus pacientes, funcionaria comigo também. Com o passar do tempo, me tornei tão perito nessa técnica que conseguia me colocar para dormir em menos de um minuto. Para ajudar outras pessoas, criei um CD de hipnose especificamente para transtornos do sono que pode ser adquirido na página da AmenClinics (www.amenclinics.com).

Fototerapia

A fototerapia é uma técnica que melhora o sono em pessoas que sofrem de distúrbio afetivo sazonal (DAS), mais comumente conhecido como depressão de inverno. Vemos muitas pessoas com esse problema em nossa clínica em Tacoma, Washington. É também muito comum no Alasca e no Canadá, onde algumas regiões têm apenas poucas horas de sol por dia durante o inverno, e a falta de luz pode causar perturbações no sono. A fototerapia, na qual uma pessoa senta na frente de uma luz forte que tem os mesmos comprimentos de onda que o sol durante 30 minutos, pode reestabelecer os padrões do sono. Em minha experiência, descobri que a fototerapia funciona melhor de manhã.

Suplementos naturais para ter um sono mais reparador

Quando a privação do sono não é aliviada por outros métodos, receito suplementos naturais, tais como o triptofano, o 5-HTP, a valeriana, a kavakava, o magnésio e a melatonina. Algumas dessas intervenções naturais também podem ser úteis durante períodos de insônia temporários devido ao estresse, à mudança de fuso horário, à tentativa de dormir em um novo ambiente ou o trabalho em turnos. Veja Apêndice C, "A solução dos suplementos", para obter mais informações.

A solução do sono

Usurpadores de sono	Promotores do sono
Qualquer problema cerebral	Saúde cerebral
Trauma cerebral	Foco na proteção do cérebro
Nível baixo de açúcar no sangue	Pequenas refeições frequentes com pelo menos alguma proteína para manter o açúcar no sangue em níveis saudáveis
Cafeína	Nenhuma cafeína
Dieta de baixa qualidade	Dieta enriquecida
Álcool, abuso de drogas	Abstinência de álcool e de drogas
DDA	Tratamento efetivo para DDA
Algumas formas de depressão	Escrever um diário quando estiver triste ou ansioso, tratamento
Ansiedade	Meditação ou auto-hipnose para relaxamento
Pensamento negativo	Exterminar os PENAs (pensamentos negativos automáticos)
Mal de Alzheimer	Auxiliares do dormir, sobretudo a melatonina
Apneia do sono	Tratamento para apneia do sono
Flutuações hormonais	Hormônios equilibrados
Problemas na tireoide	Tratamento de problemas na tireoide
Dor crônica	Exercício físico
Estresse crônico	Plano de redução de estresse
Excesso de televisão, jogos de vídeo, computadores	Tecnologia desligada poucas horas antes de ir para a cama
	Música tranquila
	Fototerapia
	Suplementos, tais como melatonina, triptofano, 5-HTP, valeriana, kavakava e magnésio

11

A SOLUÇÃO DO ESTRESSE

Relaxe o cérebro para reduzir
as rugas e melhorar
o sistema imunológico

O estresse não é nada mais do que uma forma
de doença mental socialmente aceitável.
– RICHARD CARLSON, PH.D.

Maria tinha 40 anos quando foi aos nossos consultórios pedir ajuda. Ela estava infeliz por estar gorda na barriga e lutava há anos para perder peso. Ela também ficava estressada constantemente. A mãe sofrera um derrame vários anos antes, e Maria assumira o papel de cuidadora. Além disso, o filho começara a dar problema. Maria passara muito tempo cuidando dos outros em sua família, negligenciando a própria saúde e bem-estar. Disse-lhe o que digo a todos os meus pacientes: "Você precisa colocar sua máscara de oxigênio primeiro antes de ajudar os outros." O que quero dizer com isso é que é preciso cuidar de você primeiro para poder estar suficientemente saudável para cuidar dos que ama. Graças a algumas técnicas de gestão de estresse e um foco renovado em suas necessidades, Maria perdeu a gordura abdominal e se saiu muito melhor tomando conta da mãe e do filho.

O estresse é parte normal da vida cotidiana. O trânsito ruim, um prazo de entrega de trabalho muito curto, uma briga com o esposo – há centenas de coisas que podem nos fazer ficar estressados. Quando o evento passa, o estresse também, e podemos dar um grande suspiro de alívio. Com o estresse crônico não há alívio. Derivado de discórdias familiares, dificuldades financeiras, questões de saúde, conflitos no trabalho, ou problemas na escola, o estresse crônico pode ser implacável. E ele nos afeta demais. Em uma pesquisa recente, realizada pela American Psychological Association, um colossal 80 por cento dos americanos disse que a economia enfraquecida os está estressando de forma expressiva, o que significa problemas para o cérebro e para o corpo.

A RESPOSTA CÉREBRO-CORPO

Não me entenda mal. Um pouco de estresse pode ser bom. Quando o estresse nos atinge, o cérebro diz ao corpo para começar a bombear adrenalina (epinefrina) e cortisol, dois hormônios liberados pelas glândulas adrenais (localizadas sobre os rins). Segundos depois o coração começa a bater mais forte, a respiração é acelerada, o sangue corre mais rápido pelas veias e a mente fica extremamente alerta. Você está pronto para tudo – correr de um possível assaltante, proferir uma palestra em uma sala cheia de colegas ou fazer um teste.

Esses hormônios do estresse são as principais substâncias químicas da resposta luta ou fuga e são úteis, sobretudo, quando se enfrenta uma ameaça imediata, tal como uma cobra cascavel em seu jardim (o que aconteceu comigo uma vez). O que é maravilhoso é que o cérebro humano é tão avançado que apenas imaginar um evento estressante faz o corpo reagir à ameaça imaginada como se realmente estivesse acontecido. Você pode, literalmente, assustar o corpo com uma resposta estressante. O cérebro é um órgão muito poderoso.

Explosões breves dos hormônios do estresse são normais e benéficas. Elas motivam você a fazer um bom trabalho, estudar antes de um teste ou pagar as contas em dia. O problema com o estresse em nosso mundo moderno não são essas explosões de adrenalina e cortisol. O problema é que para muitos de nós as reações ao estresse nunca param – trânsito, contas, trabalho, escola, conflito familiar, sono insuficiente, questões de saúde e falta de tempo para dar conta de tudo nos mantêm em constante estado de estresse. Observe que não são apenas as adversidades da vida que nos estressam. Até mesmo os eventos felizes, tais como ter um filho ou conseguir uma promoção, podem ser grandes estressores. Veja a lista a seguir com apenas alguns dos muitos eventos e situações que podem causar estresse.

Eventos negativos que causam estresse

- Morte de um ente querido
- Ser dispensado do trabalho
- Divorciar-se

- Gravidez indesejada
- Aborto
- Problemas financeiros
- Ser envolvido em uma ação judicial
- Ter problemas de saúde
- Ter um parente doente
- Cuidar de um membro da família doente
- Ter um transtorno mental ou viver com alguém que tenha
- Problemas no trabalho
- Problemas na escola

Eventos positivos que causam estresse

- Casar
- Ter um filho
- Começar um novo trabalho
- Ser promovido
- Mudar para uma casa nova
- Mudar de escola
- Ir para a faculdade
- Escrever um livro campeão de vendas

COMO O ESTRESSE CRÔNICO PREJUDICA O CÉREBRO

O estresse crônico restringe o fluxo sanguíneo para o cérebro, o que diminui a função cerebral geral e envelhece o cérebro precocemente. Uma série de estudos publicados no periódico *Psychoneuroendocrinology* examinou a exposição de longo prazo aos hormônios do estresse, sobretudo o cortisol, e seu efeito sobre a função cerebral em pessoas de vários grupos etários. A pesquisa mostrou que os adultos mais velhos com níveis continuamente altos de cortisol se saíram pior nos testes de memória do que os adultos mais velhos com níveis de cortisol moderados a baixos. Os adultos mais velhos com níveis altos de cortisol também tinham um hipocampo – a área dos lobos temporais envolvidos com a memória – 14 por cento menor. O hipocampo é parte do sistema de resposta ao estresse e responsável por enviar sinais ao corpo para parar de produzir cortisol quando a ameaça desaparece. Porém, quando o número de células do cérebro no hipocampo diminui, ele deixa de mandar esse sinal, o que resulta na liberação de quantidades cada vez maiores de cortisol.

Os pesquisadores descobriram que picos curtos e temporários de cortisol tinham um efeito negativo – embora temporário – sobre a capacidade de pensamento e de memória de adultos jovens. Em crianças e adolescentes jovens, a pesquisa mostrou que os de status socioeconômico inferior tinham níveis mais elevados do hormônio do estresse do que as outras crianças. Juntos, esses estudos revelam que o estresse crônico prejudica a função cerebral das pessoas de todas as idades.

Quantidades excessivas de cortisol também afetam outras áreas do cérebro. Os pesquisadores canadenses usaram estudos de imagem cerebral funcional para mostrar que a exposição ao hormônio do estresse está associada à atividade diminuída não apenas no hipocampo, mas também na amígdala – parte do cérebro emocional e do córtex pré-frontal. Como resultado, o estresse crônico tem consequências negativas para a função cognitiva e o equilíbrio emocional.

Pior ainda. Uma sobrecarga contínua de cortisol reduz a reserva cerebral, o que torna você mais vulnerável aos muitos efeitos físicos do estresse. Ao machucar o cérebro, o estresse também pode destruir o corpo.

COMO O ESTRESSE CRÔNICO FAZ VOCÊ PARECER MAIS VELHO

Se você tem pé de galinha, rugas, queixo duplo ou pele fina, não culpe seus pais por isso. Novas pesquisas mostram que os fatores ambientais – inclusive o estresse crônico –, em vez da genética, podem ser os culpados. Em um estudo fascinante envolvendo gêmeos idênticos, fatores ambientais foram responsabilizados por fazer as pessoas parecerem mais velhas do que realmente são. Para o estudo, que foi publicado na página na internet do periódico *Plastic and Reconstructive Surgery,* um painel de cirurgiões plásticos examinou fotografias digitais de 186 pares de gêmeos idênticos que participaram do Twin Festival em Twinsburg, Ohio, em 2006 e 2007. Os médicos tentaram determinar a idade de cada indivíduo com base em seus traços faciais. O que eles descobriram é que os indivíduos que passaram por eventos estressantes pareciam mais velhos do que os irmãos que tiveram uma vida mais livre de estresse. Por exemplo, os gêmeos que eram divorciados pareciam quase dois anos mais velhos do que os irmãos que estavam casados, solteiros ou mesmo viúvos. Um dos autores do estudo citou a presença do estresse como um dos denominadores comuns nos gêmeos que pareciam mais velhos.

> ## PASSO PARA AÇÃO
> Antes de gastar centenas de dólares com removedores de rugas, considere que seus problemas de pele podem ser devido ao estresse e não ao processo natural de envelhecimento.

Outras comprovações científicas revelam que o estresse crônico pode imitar os efeitos do envelhecimento para fazê-lo parecer e se sentir como se tivesse envelhecido mais do que a idade que tem. De acordo com um estudo de 2009 com 647 mulheres, os efeitos físicos do estresse crônico foram considerados semelhantes aos efeitos do fumo, da obesidade ou de um acréscimo de dez anos à idade real. O estudo examinou a associação entre os níveis de estresse percebidos e o comprimento de telômeros, as capas protetoras localizadas nas extremidades dos cromossomos. Quanto mais longas as capas, mais proteção fornecem. Quanto menores, menos proteção fornecem.

Os telômeros encurtam naturalmente à medida que envelhecemos, tornando-se mais tarde tão curtos que acionam a morte das células. Nesse estudo, as mulheres com níveis mais elevados de estresse percebido tinham telômeros mais curtos do que as com nível mais baixo de estresse, indicando envelhecimento precoce.

Você pode ver os efeitos do envelhecimento induzido pelo estresse simplesmente olhando no espelho. Com o envelhecimento natural, a pele começa a perder colágeno e elastina, duas proteínas que fornecem suporte, elasticidade e uma aparência mais jovem. O estresse faz com que o colágeno e a elastina se dissolvam precocemente, o que provoca flacidez e rugas. Infelizmente, as rugas não são o único problema de pele oriundo do estresse implacável. Uma vez que o estresse crônico brinca com os hormônios, ele também pode levar ao aparecimento de acne em qualquer idade.

COMO O ESTRESSE CRÔNICO FAZ VOCÊ ADOECER

Seu corpo responde à forma como você pensa, sente e age. Por causa da conexão cérebro-corpo, sempre que você se sente estressado o corpo tenta lhe dizer quando algo não está certo. Por exemplo, a hipertensão ou uma úlcera de estômago pode se desenvolver após um evento particularmente estressante, tal como a morte de um ente querido. O estresse crônico enfraquece o sistema imunológico, tornando você mais propenso a pegar gripes, resfriados e outras infecções durante períodos difíceis do ponto de vista emocional. Ele também está associado a doenças cardíacas, hipertensão e até mesmo ao câncer. Na verdade, estresse em excesso pode realmente matá-lo.

Em uma edição de 2004 do *Psychological Bulletin*, uma equipe de psicólogos publicou descobertas de uma revisão completa de quase 300 estudos científicos ligando o estresse crônico ao sistema imunológico. De acordo com essa análise, os estudos, que datam de 1960 a 2001 e envolveram 18.941 sujeitos testados, mostram comprovações incontroversas de que o estresse causa mudanças no sistema imunológico. O que eles descobriram é que o estresse de curto prazo aumenta temporariamente a imunidade, mas o estresse crônico enfraquece o sistema imunológico, tornando a pessoa mais vulnerável às enfermidades comuns e às doenças graves. Em particular, os idosos e aqueles que já sofrem de uma doença são mais suscetíveis a mudanças no sistema imunológico devido ao estresse crônico.

Um estudo recente publicado no *Journal of Immunotoxicology* revelou que não é apenas o estresse que você está sentindo hoje que prejudica sua capacidade de combater doenças. Ele indica que a exposição ao estresse crônico muito cedo na vida o torna ainda mais predisposto a ter um sistema imunológico deprimido por toda a vida.

Da mesma forma, quando você se sente estressado, pode não cuidar da saúde tão bem quanto deveria. Pode não sentir vontade de se exercitar, ingerir alimentos nutritivos ou tomar os remédios que o médico receita. O abuso de álcool, tabaco ou outras drogas também pode ser um sinal de estresse crônico. Esses comportamentos interferem no seu objetivo de ter o corpo que ama.

COMO O ESTRESSE EXPANDE SUA PANÇA

Seu chefe está entregando envelopes de demissão. Você acaba de ter uma briga com sua filha adolescente. Está atrasado para uma reunião. Como você reage? Pode tentar acalmar os nervos com chocolate, sorvete, batatas fritas (ou todas essas alternativas). E há razão científica para isso. O estresse e o hormônio do estresse cortisol estão ligados ao aumento do apetite e à ânsia por carboidratos e alimentos açucarados que podem engordá-lo.

Dois estudos que apareceram no periódico *Physiology & Behavior* investigaram o efeito do estresse nos alimentos que as pessoas escolheram para

> **PASSO PARA AÇÃO**
>
> Se você está tendo problemas para perder peso, inclua o estresse como um fator. Além de adotar uma dieta nutritiva e de se exercitar, aprenda algumas maneiras de administrar o estresse.

comer e na quantidade de comida que consomem. Os resultados foram simplesmente o que se podia esperar. A primeira experiência descobriu que o estresse faz as pessoas se afastarem de alimentos com baixa gordura e saudáveis, tais como uvas, em favor de alimentos com muita gordura, como M&Ms. Na segunda experiência, os pesquisadores examinaram as oportunidades de consumo de alimentos entre homens e mulheres. Eles descobriram que as pessoas que estavam de dieta – sobretudo mulheres – eram mais propensas a comer mais quando estavam estressadas.

Estudos com animais nos mostram que o estresse crônico é uma receita para o ganho de peso perigoso. Um estudo feito na Georgia State University mostrou que quando enfrentaram estresse repetido ao longo de um período de 33 dias hamsters comeram em excesso, ganharam peso e, sobretudo, uma quantidade significativa de gordura abdominal, também conhecida como gordura visceral. Esse tipo de gordura – que dá às pessoas um formato de maçã, em vez do formato de pera – é o pior tipo de gordura, porque cerca órgãos vitais e está associada a várias doenças graves, como doença cardiovascular e diabetes.

Outro estudo, conduzido por pesquisadores da Georgetown University Medical Center, descobriu que o estresse crônico combinado com uma dieta com muita gordura e açúcar leva à obesidade abdominal em ratos devido a um neurotransmissor chamado neuropeptídeo Y (NPY). O cérebro libera NPY diretamente no tecido adiposo do abdômen. Os pesquisadores expuseram os ratos à água fria ou à agressão para criar um ambiente estressante. O estresse crônico estimulou a liberação de NPY na gordura abdominal e aumentou seu crescimento em 50 por cento em apenas duas semanas. Após três meses, uma barriga expandida não era a única mudança física que os ratos apresentaram. Eles também mostraram sintomas tipicamente associados à síndrome metabólica, inclusive hipertensão, inflamações, colesterol alto, intolerância à glicose e mais. O que esse estudo nos mostra é que o estresse crônico ajuda a acumular mais gordura abdominal do que se pode reter somente com uma dieta com alto teor de gordura e açúcar – e o faz rapidamente.

Os adolescentes também estão vulneráveis ao ganho de peso pelo estresse. Um estudo do *Journal of Adolescent Health* que examinou dados de 1.011 adolescentes e suas mães descobriu que quanto mais estresse tinham na vida, mais propensos ficavam para ter problemas de peso.

Viver com estresse diariamente o torna mais predisposto a ter problemas de peso por várias outras razões. Por exemplo, o estresse crônico, em geral, caminha lado a lado com a falta de sono, algo que incrementa a produção de cortisol e desequilibra os hormônios que controlam o apetite. Esse quadro o leva a comer em excesso, às ânsias por alimentos açucarados e a uma tendência maior para armazenar gordura. O fato de que o estresse crônico pode fazê-lo se sentir cansado e dolorido significa que você ficará menos inclinado a se exercitar, o que pode fazer o ponteiro da balança começar a subir. Situações estressantes também nos fazem escolher alimentos reconfortantes como forma de acalmar as emoções. Todos esses fatores tornam mais difícil combater a batalha com a pança.

O ESTRESSE ESTÁ TORNANDO VOCÊ INFÉRTIL?

Conforme mencionado, tenho um interesse pela hipnose médica desde a escola de medicina. Quando era residente psiquiátrico, hipnotizei muitos de meus pacientes e o pessoal que solicitava minha ajuda. Minha história favorita daquele ano foi quando ajudei uma enfermeira a ficar grávida. Como minha fama por usar a hipnose médica cresceu, uma enfermeira muito bonita veio me pedir se eu podia fazê-la engravidar. Esse era um pedido interessante, pensei. Ela me contou que ela e o marido vinham tentando engravidar há quatro anos, sem sucesso. Sempre que faziam sexo, ela começava a chorar e ficar muito angustiada por pensar que não engravidaria. Ela percebeu que o estresse estava interferindo na concepção.

Expliquei-lhe que as trompas de falópio (os tubos entre os ovários e o útero) estavam envolvidas por músculos macios e que, provavelmente, os hormônios do estresse estavam fechando os tubos, tornando mais difícil para ela engravidar. Coloquei-a em um transe hipnótico com sugestões de relaxamento profundo focado em seu abdômen inferior e também fiz uma fita de hipnose para ela ouvir após fazer amor com o marido. Três meses depois, ela estava grávida.

> **PASSO PARA AÇÃO**
> Se você está tendo problemas para conceber, reduzir o estresse deve ser seu primeiro passo antes de buscar tratamentos caros para a infertilidade.

Foi uma experiência feliz ver que curar a conexão corpo-cérebro foi tão útil para esse casal. O único erro que cometi foi contar à minha mulher que realmente ajudei a linda enfermeira do trabalho a engravidar. Brincadeira.

É evidente que o excesso de estresse afeta o funcionamento do corpo, inclusive a capacidade de reproduzir. Comprovações científicas mostram que o estresse crônico causa mudanças hormonais que interrompem a função reprodutiva.

Da mesma maneira que o estresse envelhece precocemente o corpo e a pele, ele também acelera o processo de envelhecimento do sistema reprodutor. Para as mulheres, é mais difícil conceber à medida que a idade avança, seja por causa do envelhecimento natural ou do estresse. As mulheres não são as únicas que sofrem de infertilidade devido ao estresse. Pesquisadores da Índia descobriram que o estresse emocional danifica as células dos espermatozoides. Além de causar problemas para a concepção natural, os níveis de estresse elevados também causam um impacto no sucesso dos tratamentos de infertilidade, tais como a fertilização *in vitro* (FIV).

Um estudo de 2005 publicado no *Human Reproduction* investigou os efeitos de eventos estressantes no tratamento FIV. Os pesquisadores pediram a 809 mulheres para completar um questionário sobre eventos estressantes e negativos durante os 12 meses anteriores ao início do tratamento de infertilidade. As mulheres que engravidaram após o tratamento relataram terem tido menos eventos estressantes do que as que não conceberam. Os pesquisadores concluíram que o estresse pode reduzir as chances de um resultado bem-sucedido no tratamento por FIV.

No mesmo periódico há um comentário que adoro de um psicólogo da University UNED, em Madri. Ele está convencido de que o estresse é o responsável por muitos casos de infertilidade e sugere que a redução do estresse deveria ser o primeiro nível de tratamento da infertilidade em vez de começar com tratamentos caros e invasivos, tais como o FIV. Faz sentido para mim – a redução do estresse não provoca efeitos colaterais e não envolve qualquer dilema ético ou religioso como alguns tratamentos para a infertilidade.

COMO O ESTRESSE PREGA PEÇAS NA SAÚDE MENTAL

O estresse crônico drena o bem-estar emocional e está associado à ansiedade, à depressão e ao mal de Alzheimer, os quais podem afetar o corpo. O estresse ativa o sistema límbico do cérebro, que é o centro emocional. Se você passa por alguma forma de trauma emocional – digamos, você se envolve em um acidente de automóvel ou é estuprada –, o sistema emocional fica muito ativo, o que pode torná-la mais angustiada e deprimida. Após passar por um trauma, algumas pessoas desenvolvem transtorno de estresse pós-traumático (TEPT), o que significa que o estresse nunca vai embora.

Em 16 de julho de 2003, Steven, 33 anos, trabalhava em uma loja de bicicletas em Santa Mônica, Califórnia. O mecânico de bicicletas decidiu visitar o mercado dos fazendeiros local para almoçar. Quando Steven chegou ao mercado, George Russell Weller, 87 anos, perdeu o controle de seu Buick LeSabre 1992 e destruiu o mercado. Ao ouvir os gritos e a comoção, Steven olhou para cima e viu o carro de Weller vindo diretamente em sua direção. Steven pensou que ia ser atingido, mas no último momento conseguiu pular para fora do caminho desviando do carro que vinha em sua direção.

Steven foi um dos únicos sortudos naquele dia – dez pessoas morreram e mais de 50 ficaram feridas. Ex-veterano da Guerra do Golfo, ele usou as habilidades médicas que aprendera no exército para ajudar a salvar os feridos ao seu redor. Apesar de seus esforços, uma mulher morreu em seus braços. Traumatizado, Steven voltou ao trabalho. Por meses após o acidente horrível ele não conseguia dormir nem parar de tremer.

Para ajudar Steven usamos a técnica de tratamento chamada dessensibilização e reprocessamento dos movimentos oculares (DRMO). Essa técnica envolve a busca pelos pacientes, de memórias emocionalmente problemáticas enquanto seus olhos seguem as mãos de um terapeuta treinado movendo-se horizontalmente de um lado para outro. Seguindo um protocolo específico, o clínico ajuda o paciente a minimizar as reações e os pensamentos negativos com relação ao evento traumático. Após apenas uma sessão, Steven começou a mostrar melhoras, e após somente oito horas de tratamento o tremor diminuir e ele se sentiu significativamente melhor.

O conceito de DRMO soa simples, mas não é uma terapia "faça você mesmo". É importante que o DRMO seja realizado por um terapeuta treinado. Você pode contatar o EMDR International Association em www.emdria.org para obter mais informações e uma lista de terapeutas que praticam DRMO.

Um estudo de 2008 da Rand Corporation relatou que um em cada cinco soldados que retornaram do Iraque e do Afeganistão apresentam sintomas de transtorno de estresse pós-traumático ou depressão profunda. Quando os soldados começarem a voltar do Iraque, podemos esperar que muitos deles sofram de transtorno de estresse crônico.

Sinais e sintomas comuns de estresse

- Dores de cabeça e enxaquecas frequentes
- Dentes cerrados ou bruxismo
- Gagueira
- Tremores, ou mãos ou lábios trêmulos
- Dor no pescoço, costas ou cãibras
- Delírio, fraqueza, vertigem
- Ouvir sibilação, zumbidos ou estalos
- Enrubescimento ou suor frequentes
- Mãos ou pés frios ou suados
- Boca seca ou problemas para engolir
- Resfriados, infecções ou ataques de herpes constantes
- Erupções, coceiras, urticárias, arrepios
- Ataques inexplicados e frequentes de alergia
- Azia
- Dor no estomago ou náusea
- Prisão de ventre ou diarreia
- Dificuldade para respirar ou suspirar
- Ataques repentinos de pânico
- Dor no peito ou palpitações
- Urinar com frequência
- Desejo ou desempenho sexual deficiente
- Ansiedade, preocupação, culpa ou nervoso excessivo
- Raiva, frustração ou hostilidade aumentada
- Depressão, frequentes ou violentas oscilações de humor
- Apetite aumentado ou diminuído
- Insônia, pesadelos ou sonhos perturbadores
- Dificuldades de concentração, pensamentos acelerados
- Problemas para assimilar novas informações
- Esquecimento, desorganização ou confusão
- Dificuldade para tomar decisões
- Sentimento de impotência frente ao mundo
- Frequentes ataques de choro ou pensamento suicida
- Sentimentos de solidão e de falta de valor
- Pouco interesse na aparência ou em ser pontual
- Hábitos nervosos, inquietação ou sapatear
- Irritabilidade ou nervosismo aumentado
- Reação exagerada a aborrecimentos pequenos
- Muitos acidentes pequenos
- Comportamento obsessivo ou compulsivo
- Redução da eficiência no trabalho ou da produtividade
- Mentiras ou desculpas para encobrir trabalho ruim
- Discurso rápido e murmurado

- Defesa ou desconfiança excessiva
- Problemas de comunicação ou compartilhamento
- Associabilidade ou isolamento
- Fadiga ou fraqueza constante
- Uso frequente de medicação não controlada

- Ganho ou perda de peso sem dieta
- Fumar mais
- Consumo maior de álcool e outras drogas
- Jogar excessivamente ou comprar por impulso

QUEM É VULNERÁVEL AO ESTRESSE?

Infelizmente, todo mundo é vulnerável aos efeitos do estresse crônico. Ele pode atacar qualquer um, em qualquer fase da vida. Quando o estresse crônico ataca você ou alguém ao seu redor, todos sofrem. Você já ouviu falar na teoria econômica dominó; há também a teoria do estresse dominó. Quando o chefe está estressado, todos ficam estressados no trabalho. Quando o cônjuge está estressado, todos na família ficam estressados.

Isso aconteceu em minha família quando eu era jovem. Meu pai tinha uma cadeia de mercearias juntamente com um sócio. Quando eu tinha 14 anos, ele decidiu vender as lojas para um grupo de mercearias muito maior, a Arden-Mayfair. Passar a trabalhar para outra pessoa foi um grande erro para meu pai. Ele é muito independente. Odiou isso e ficou muito estressado e infeliz, e não era muito divertido estar perto dele. O estresse sempre sobra para quem está embaixo.

DIMINUA O ESTRESSE EM SUA VIDA PARA PODER TER UM CORPO MELHOR

Em meu consultório lido com muitos pacientes que sofrem de estresse grave. A maior parte do tempo a razão disso é que ninguém lhes ensinou formas de administrar o estresse. Quando lhes mostro que há formas melhores de ajudá-los a diminuir o estresse, eles mostram um desempenho muito melhor. Aqui estão 16 maneiras diferentes de aliviar o estresse para ajudá-lo a ter uma pele melhor, uma imunidade maior e um corpo mais delgado. Escolha as quatro ou cinco formas de que você mais gosta.

1. Meditar ou rezar regularmente. Décadas de pesquisa mostraram que a meditação e a oração diminuem o estresse e aumentam a função cerebral. Na Amen Clinics realizamos um estudo SPECT sobre uma forma Kundalini ioga de meditação chamada Kirtan Kriya. Examinamos 11 pessoas em um dia em que elas não meditaram e, no dia seguinte, durante uma sessão de meditação. Para a meditação, os participantes recitaram os sons simples a seguir conhecidos como os cinco sons primitivos: "sa", "ta", "na", "ma", com "aa", o fim de cada som, considerado o quinto som. A meditação envolveu tocar o dedo indicador com o polegar nas duas mãos enquanto cantavam "sa"; o polegar e o dedo do meio enquanto cantavam "ta"; o dedo anelar enquanto cantavam "na" e o dedo mindinho enquanto cantavam "ma". Os sons e o dedilhado foram repetidos por dois minutos em voz alta, dois minutos sussurrando, quatro minutos silenciosamente, dois minutos sussurrando e dois minutos em voz alta.

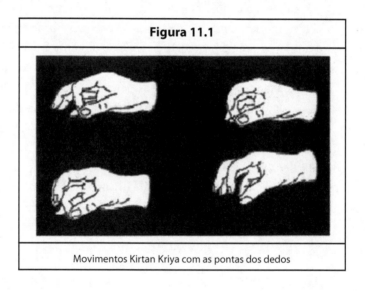

Figura 11.1

Movimentos Kirtan Kriya com as pontas dos dedos

As imagens do cérebro feitas após a meditação apresentaram decréscimos acentuados na atividade dos lobos parietais esquerdos, o que mostrou uma redução da consciência de tempo e espaço. Eles também indicaram aumentos significativos na atividade do córtex pré-frontal, o que mostrou que a meditação ajudou a colocar as pessoas em sintonia. Observamos, também, uma atividade aumentada no lobo temporal direito, uma área que foi associada à espiritualidade.

Meu amigo Andy Newberg, da University of Pennsylvania, também usou imagens SPECT do cérebro para estudar a neurobiologia da meditação, em parte porque é um estado espiritual facilmente duplicado em laboratório. Ele e seus colegas fizeram a tomografia em nove monges budistas antes e durante a meditação prolongada. Os exames revelaram mudanças distintas na atividade cerebral à medida que a mente entrava no estado meditativo. Especificamente, a atividade diminuiu nas partes do cérebro responsáveis pela geração de uma sensação de orientação tridimensional no espaço. Perder a sensação de localização física podia ser responsável pela sensação de transcendência espiritual – estar além do tempo e do espaço. Eles também revelaram uma atividade aumentada no córtex pré-frontal, associada com a capacidade de prestar atenção e com o poder de reflexão. A meditação parecia tornar as pessoas mais conscientes em vez de indiferentes. Outro estudo sobre meditação transcendental (MT) com imagens do funcionamento do cérebro mostrou calma no cingulado anterior e no gânglio basal, diminuindo a ansiedade e as preocupações e promovendo o relaxamento.

Os benefícios da meditação vão além do alívio do estresse. Estudos mostraram que ela também melhora a atenção e o planejamento, reduz a depressão e a ansiedade, diminui a sonolência e protege o cérebro do declínio cognitivo associado ao envelhecimento natural. Em um estudo realizado por pesquisadores da UCLA, o hipocampo e o córtex frontal foram considerados significativamente maiores em pessoas que meditavam regularmente. A meditação também provou ajudar na perda de peso, na redução da tensão muscular e no enrijecimento da pele.

Muitas pessoas pensam que é preciso anos de prática para aprender a meditar. Não é verdade. Um estudo chinês fascinante, realizado pelo meu amigo neurocientista Dr. Yiyuan Tang, mostrou que as pessoas que receberam apenas 20 minutos de treinamento em meditação por cinco dias consecutivos apresentaram um decréscimo significativo no cortisol relacionado ao estresse. Você também não precisa dedicar muito tempo à prática da meditação. Em minha clínica, frequentemente recomendo meditação como parte integral de um plano de tratamento. Muitos de meus pacientes relataram que se sentiram mais calmos e menos estressados após apenas alguns minutos de meditação diária.

Se todo o conceito de meditação parece um pouco Nova Era demais para você, observe que você pode fazê-la em quase qualquer lugar e a qualquer hora. Não precisa sentar no chão com as pernas cruzadas, queimar incensos ou fazer qualquer dessas coisas que você talvez associe à meditação. Se estiver no trabalho, pode simplesmente fechar a porta do escritório, sentar na cadeira, fechar os olhos e relaxar por alguns minutos. Em casa, pode sentar na beira da cama após acordar e passar alguns minutos acalmando sua mente. Tente a seguinte Resposta de Relaxamento para uma introdução simples à meditação.

A Resposta de Relaxamento

Uma maneira simples de meditar e reduzir o estresse é uma técnica chamada Resposta de Relaxamento, desenvolvida por Herbert Benson, M.D., na Harvard Medical School. Incentivo você a reservar de dez a 20 minutos hoje para tentar essa meditação. Eis a seguir a técnica delineada no livro do Dr. Benson, *The Relaxation Response*.

Instruções

Sente calmamente em uma posição confortável.

Feche os olhos.

Relaxe profundamente todos os músculos, começando pelos pés e subindo até o rosto. Mantenha-os relaxados.

Respire pelo nariz. Conscientize-se de sua respiração. Ao expirar, diga a palavra "um" (ou alguma outra palavra relaxante que quiser) silenciosamente. Por exemplo, inspire... expire, "um", inspire... expire, "um" etc.

Continue por dez a 20 minutos. Você pode abrir os olhos para verificar o tempo, mas não use um alarme. Ao terminar, sente-se calmamente por vários minutos, a princípio com os olhos fechados e, em seguida, com eles abertos. Não levante por alguns minutos.

Não se preocupe em atingir um nível profundo de relaxamento. Mantenha uma atitude passiva e permita que o relaxamento ocorra no seu ritmo. Quando pensamentos distrativos ocorrerem, tente ignorá-los não insistindo neles e voltando a repetir "um". Com prática, a resposta deve vir com pouco esforço. Pratique a técnica uma ou duas vezes por dia, mas não antes de duas horas após qualquer refeição, uma vez que os processos digestivos parecem interferir no surgimento da Resposta de Relaxamento.

Rezar também oferece os mesmos benefícios para a saúde e o alívio do estresse que a meditação proporciona. Os médicos Larry Dossey (*Healing Words*), Dale Matthews (*The Faith Factor*) e outros escreveram livros descrevendo as comprovações científicas dos benefícios médicos da oração e de outros estados meditativos. Alguns desses benefícios incluem a sensação de estresse reduzido, níveis mais baixos de colesterol, melhoria do sono, redução da ansiedade e da depressão, menos dores de cabeça, mais músculos relaxados e períodos de vida mais longos. As pessoas que rezam ou leem a Bíblia todos os dias são 40 por cento menos propensas a sofrer de hipertensão do que as que não o fazem.

Um estudo de 1998 da Duke University com 577 homens e mulheres hospitalizados com doenças físicas mostrou que quanto mais os pacientes usavam estratégias de superação espiritual positiva (buscando apoio espiritual em amigos e líderes religiosos, tendo fé em Deus, rezando), menor era o nível dos sintomas depressivos e maior a qualidade de vida. Em uma pesquisa de 1996 com 269 famílias os médicos descobriram que 99 por cento acreditavam que a oração, a meditação ou qualquer prática espiritual e religiosa pode ajudar no tratamento médico; mais da metade disse que já incorpora o relaxamento ou as técnicas de meditação nos tratamentos dos pacientes.

2. Faça aulas de ioga. A ioga é uma forma antiga e venerada de aliviar o estresse. Muitas aulas de ioga promovem calma, autoconhecimento e concentração no momento presente – tudo isso traz uma sensação de relaxamento e bem-estar. Existem contundentes comprovações científicas de que a ioga pode ser útil para abaixar a pressão arterial, tratar vertigem de altura, ansiedade, artrite, asma, síndrome do túnel do carpo, depressão, epilepsia, doenças cardíacas e pulmonares, abuso de substâncias químicas e aumentar a qualidade de vida. A ioga se tornou tão popular que é possível encontrar aulas para qualquer idade e em todos os níveis de capacidade.

3. Aprenda a delegar. Muitas vezes, as pessoas têm agendas abarrotadas de compromissos que deixam pouco ou nenhum espaço para respirar. Tentar correr de uma atividade para outra, buscando dar conta de reuniões de trabalho, obrigações escolares e familiares, pode ser uma tarefa avassaladora. Em nosso mundo moderno, parece que estar muito ocupado é um tipo de medalha de honra. Pergunte a qualquer pessoa o que ela planeja fazer naquele dia e é provável que ela responda lhe dizendo o quanto está incrivelmente ocupada. "Estou terminando um projeto para o trabalho; oferecendo um jantar de gala; fazendo fantasias para as crianças para uma peça na escola; sendo voluntária na igreja e indo ao meu grupo de leitura." Ufa! É de se ficar estressado só de pensar nisso tudo.

Interrompemos nossa programação normal! Você não precisa aceitar todos os convites, assumir todos os projetos ou se voluntariar para todas as atividades que surgirem em seu caminho. Duas das maiores habilidades da vida que você pode aprender são a arte de delegar e a capacidade de dizer não. Muito frequentemente também, apenas para agradar os outros, concordamos com coisas sem pensar em nós primeiro ou se o que foi solicitado se encaixa em nossas vidas. Muitas pessoas dizem sim sem primeiro processar a solicitação através do córtex pré-frontal. Quando alguém lhe pede para fazer algo, uma boa primeira resposta seria "Deixe-me pensar sobre isso". Então, você pode ter um tempo para processar o pedido e ver se ele se encaixa em sua agenda, em seus desejos e em seus objetivos. Quando você tiver coisa demais para fazer, delegue.

4. Pratique a gratidão. Se deseja que seu cérebro funcione melhor, seja agradecido pelas coisas boas da vida. A psicóloga Noelle Nelson e eu fizemos um estudo sobre a gratidão e a apreciação. Ela estava trabalhando em um livro chamado *The Power of Appreciation* e teve o cérebro examinado duas vezes. A primeira vez foi após 30 minutos de meditação sobre todas as coisas pelas quais estava agradecida na vida. Após a "meditação de apreciação", o cérebro pareceu muito saudável.

Então, ela voltou a fazer o exame vários dias depois, após se concentrar nos principais medos de sua vida. Um dos medos era sobre o que aconteceria se seu cachorro ficasse doente e ela não conseguisse trabalhar. Ela tinha uma cadeia de pensamentos ameaçadores: "Se meu cachorro ficasse doente, não poderia ir trabalhar porque teria de ficar em casa cuidando dele... Se não fosse trabalhar, no entanto, perderia meu emprego... Se perdesse meu emprego, não teria dinheiro suficiente para levar meu cachorro ao veterinário e, provavelmente, ele morreria... Se o cachorro morresse, eu ficaria tão deprimida que aí mesmo não conseguiria trabalhar... Então, perderia minha casa e ficaria na rua."

Examinei seu cérebro após ela remoer esses pensamentos. O cérebro amedrontado parecia muito diferente daquele saudavelmente agradecido e mostrou um acréscimo grave de atividade em duas partes. O cerebelo se fechara completamente. O cerebelo, também chamado de pequeno cérebro, é responsável pela coordenação física, como andar ou praticar esportes. Novas pesquisas também sugerem que o cerebelo é responsável pela velocidade do processamento, como a velocidade do relógio em um computador, e pela coordenação do pensamento ou pelo quanto rapidamente podemos assimilar novas informações. Quando a atividade do cerebelo está lenta, as pessoas tendem a ser desajeitadas e menos propensas a encontrar soluções para os seus problemas. Elas pensam e processam informações mais lentamente e ficam confusas com mais facilidade.

A outra área do cérebro afetada foram os lobos temporais, sobretudo o do lado esquerdo. Os lobos temporais estão envolvidos com o humor, a memória e o controle do temperamento. Problemas nessa parte do cérebro foram associados com algumas formas de depressão, pensamentos soturnos e violentos e com problemas de memória. Nos exames de Noelle, quando ela praticava a gratidão, os lobos temporais pareciam saudáveis. Quando se assustava com pensamentos negativos, seus lobos temporais se tornavam muito menos ativos. Padrões de pensamento negativo mudam o cérebro de uma maneira negativa. Praticar a gratidão o ajuda a, literalmente, ter um cérebro pelo qual será agradecido.

Imagem 11.1-4

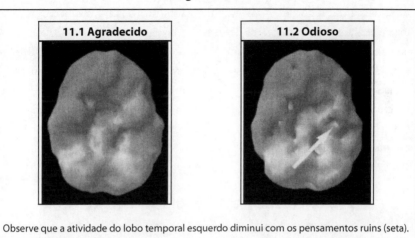

Observe que a atividade do lobo temporal esquerdo diminui com os pensamentos ruins (seta).

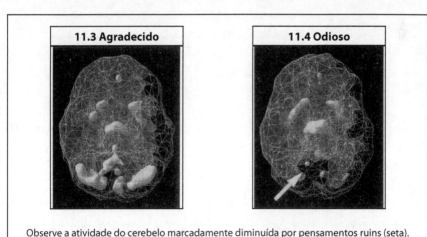

Observe a atividade do cerebelo marcadamente diminuída por pensamentos ruins (seta).

Concentrar-se nas coisas boas da vida pode torná-lo mais feliz, qualquer que sejam as circunstâncias, segundo décadas de pesquisa do Dr. Martin Seligman, o famoso diretor da University of Pennsylvania Positive Psychology Center. Seligman defende o fascinante conceito de psicologia positiva, que se baseia na teoria de que a felicidade não é o resultado de genes bons, mas pode ser cultivada. Em seu livro *Authentic Happiness* ele escreveu que mostrar gratidão diariamente é uma das chaves para o aumento da sensação de alegria, de felicidade e de satisfação na vida.

Eis um exercício de gratidão rápido que você pode fazer. Escreva cinco coisas pelas quais você é grato todos os dias. Use o formulário fornecido a seguir, faça cópias dele, ou simplesmente use um bloco para escrever as coisas pelas quais é grato. O ato de escrever ajuda a solidificá-las no cérebro. Em minha experiência, quando pacientes deprimidos faziam esse exercício todos os dias, eles realmente precisavam de menos antidepressivos. Outros pesquisadores também descobriram que as pessoas que expressam gratidão regularmente são mais saudáveis, mais otimistas; avançam mais no caminho para alcançar seus objetivos; têm uma sensação maior de bem-estar e são mais úteis para outros. Os médicos que praticam gratidão regularmente acertam mais o diagnóstico de seus pacientes.

Cinco coisas pelas quais sou grato hoje

1. _____
2. _____
3. _____
4. _____
5. _____

5. Durma o suficiente. Dormir o necessário aumenta a capacidade de combater o estresse. Leia o Capítulo 10 para rever as muitas maneiras de ajudar o cérebro.

6. Mexa-se. A atividade física alivia muito o estresse. Leia o Capítulo 5 para aprender mais sobre por que o exercício é o que há de mais importante para seu cérebro.

7. Aprenda a esquentar as mãos usando apenas a mente. Veja o Capítulo 8, "A solução do coração", para obter mais detalhes.

8. Pratique a respiração diafragmática. O simples ato de respirar leva oxigênio para os pulmões, onde o sangue o pega e o transporta para todas as células do corpo. Respirar também elimina os resíduos, tais como o dióxido de carbono, do corpo. O excesso de dióxido de carbono no sistema pode causar sensações estressantes de desorientação e pânico. As células do cérebro são particularmente sensíveis ao oxigênio uma vez que começam a morrer quatro minutos após ficarem sem esse gás. Até as mudanças mais sutis na taxa de oxigênio no ar podem alterar a forma como você se sente.

A respiração diafragmática, na qual você dirige e controla a respiração, possui vários benefícios imediatos. Ela acalma o gânglio basal, a área do cérebro que controla a ansiedade, ajuda o cérebro a funcionar com mais eficiência, relaxa os músculos, aquece as mãos e regula os batimentos cardíacos.

Eis como fazê-la. Quando inspirar, deixe a barriga se expandir, o que empurrará os pulmões para baixo, aumentando a quantidade de ar (e oxigênio) disponível nos pulmões, no corpo e no cérebro. Quando expirar, contraia a barriga para empurrar o ar para fora dos pulmões, o que permitirá que você expulse mais ar e o motivará a inspirar mais profundamente. Mantenha a respiração nesse ritmo e os sentimentos estressantes podem diminuir.

Exercício de respiração diafragmática
Tente este simples exercício em três passos para se certificar de que está respirando profundamente.

Deite de costas e coloque um livro pequeno sobre a barriga.

Quando inspirar, faça o livro levantar.

Quando expirar, faça o livro abaixar.

Eis outra dica de respiração que pode amenizar o estresse. Sempre que se sentir estressado, respire profundamente, prenda a respiração por quatro ou cinco segundos e expire vagarosamente (demore entre seis e oito segundos para expirar completamente). Inspire profundamente mais uma vez (o mais profundo que conseguir), prenda a respiração por quatro a cinco segundos, e novamente expire vagarosamente. Faça isso dez vezes, e é possível que você comece a se sentir bem relaxado.

9. Ouça música suave. A música tem poderes curativos que podem levar paz a uma mente estressada. Claro, depende do tipo de música que se ouve. Ouvir música que tenha um efeito calmante, tal como música clássica ou ambiental, mostrou reduzir o estresse e aliviar a ansiedade. Outros tipos de música podem ser indutores do estresse e destrutivas. Acredito que não seja coincidência que a maioria dos adolescentes que acabam sendo enviados para as instituições de recuperação ou lares coletivos ouve mais música heavy metal do que outros da mesma faixa etária. A música que tem letra cheia de ódio e desespero pode motivar esses mesmos estados mentais nos adolescentes em desenvolvimento. O que seus filhos ouvem pode feri-los ou ajudá-los. Ensine-os a amar a música clássica quando são jovens.

PASSO PARA AÇÃO

Uso música em minha vida para ajudar a aliviar o estresse. Eis uma lista de algumas de minhas gravações favoritas que pessoalmente acho curativas. Você pode tentar ouvi-las também.

- Don Campbell, *Mozart as Healer: Classical Healing for the New Millennium, Essence: The Ambient Music of Don Campbell* e *Healing Powers of Tone and Chant.*
- Compilado por Joan Z. Borysenko e Don Campbell, *Inner Peace for Busy People: Music to Relax and Renew*
- Michael Hoppé, *Solace*
- David Lanz, *Beloved*
- Dean Evenson, *Artic Refuge: Gathering of Tribes* (com vários artistas), *Ascension to Tibet, Healing Dreams* (com Scott Huckabay), *Healing Sanctuary, Music for the Healing Arts, Native Healing, Peace Through Music* (com vários artistas).

---

10. Cerque-se com o doce aroma da lavanda. O sistema límbico profundo é a parte do cérebro que processa diretamente o olfato. Ele também é o centro emocional do cérebro, o que significa que os aromas podem ter grande impacto sobre o humor. O aroma de lavanda tem sido usado desde a Antiguidade por suas propriedades calmantes e de alívio do estresse. Esse aroma popular tem sido assunto de inúmeras pesquisas, as quais mostram que ele reduz os níveis de cortisol e promove o relaxamento e a redução do estresse.

Um estudo extraordinário que apareceu no periódico *Early Human Development* examinou dois grupos de mães dando banho em seus bebês. O primeiro grupo usou óleo de lavanda no banho; o segundo, não. O primeiro grupo de mães pareceu mais relaxado, sorriu mais e tocou com mais frequência seus bebês durante o banho do que o segundo grupo de mães. Os bebês banhados com lavanda choraram menos e dormiram mais profundamente após o banho.

O primeiro grupo de mães e seus bebês também apresentou níveis de cortisol mais baixos do que o segundo grupo, o qual não usou o óleo de lavanda no banho.

Você pode encontrar esse aliviador de estresse natural na forma de óleo, vela, pulverizador, loções, sachê e *pot-pourri*. Acredita-se que muitos outros aromas, tais como gerânio, rosa, cardamomo, também têm um efeito calmante e reduzem o estresse.

11. Ensaie ou treine situações que causam estresse. Ninguém está completamente imune ao estresse. Todo mundo fica estressado com algo de vez em quando. Para muitas pessoas, algo, como falar em público, ir a uma entrevista de emprego ou a um evento em que não se conhece ninguém pode fazer as palmas das mãos suarem e o coração acelerar. Nesses casos, você pode se beneficiar de um pouco de prática. Quanto mais fizer algo, menos estressante isso se tornará.

12. Viva no presente. A noção de viver no presente é um conceito simples, mas é um dos mais difíceis de implementar. Muitos de nós lutam com o passado, mantêm ressentimentos por algo que aconteceu há anos ou mesmo décadas, preocupando-se com uma briga com um colega ou se sentindo mal com algo que aconteceu conosco no ensino médio. Você pode estar de férias em uma praia ensolarada, mas sentindo raiva por causa de um comentário que a cara-metade fez na semana anterior. Igualmente comum é o caso daqueles que temem o futuro, preocupando-se com coisas ruins que *podem* acontecer. No extraordinário livro de Eckhart Tolle *O poder do agora*, ele incentiva os leitores a acabar com as dores do passado, parar de temer o futuro e viver no momento presente. Ele acredita que o presente é tudo que realmente temos, que não podemos mudar o passado e que é o que fazemos neste momento que molda o futuro.

PASSO PARA AÇÃO

A princípio, concordo que seja uma boa ideia viver no presente. Se preocupar com o passado e temer o futuro só acrescenta mais estresse. No entanto, através das imagens do SPECT, descobri que quando alguém tem lembranças felizes sobre fatos que ocorreram no passado, elas aumentam a função cerebral. Em vez de apagar o passado completamente, assegure-se de que a versão dele que está em sua cabeça é a positiva.

13. Pratique a auto-hipnose. Da mesma forma que a meditação e a oração, a auto-hipnose é uma ferramenta poderosa para equilibrar a função cerebral e diminuir o estresse. Quando você se sentir assolado pelo estresse, use o mesmo exercício de auto-hipnose que sugeri no Capítulo 10, "A solução do sono". No entanto, em vez de adormecer no final, permaneço em meu "lugar especial" por cerca de dez ou 15 minutos, depois volto à consciência plena. Em geral, isso faz eu me sentir bem renovado e relaxado. Esse é um dos meus exterminadores de estresse favoritos.

14. Evite substâncias que prejudicam o cérebro. Consumir cafeína, ingerir alimentos açucarados, beber álcool e fumar são algumas das mais comuns – e, infelizmente, algumas das piores – maneiras de lidar com o estresse. O pesquisador da Duke University, James Lane, Ph.D., tem estudado os efeitos da cafeína sobre o estresse por mais de uma década. De acordo com suas descobertas, a cafeína interrompe o processo natural que controla o estresse. Quando ingerida, ela evita a liberação de adenosina, uma substância química que regula as funções corporais. Normalmente, quando ficamos estressados, os níveis de adenosina aumentam, para reduzir a resposta do corpo ao estresse.

Com cafeína, no entanto, a adenosina é anulada e a resposta do corpo ao estresse aumenta. Os dados de pesquisa de Lane mostram que consumir cafeína aumenta os níveis do hormônio do estresse quando as pessoas são confrontadas com eventos ou tarefas estressantes. Basicamente, isso significa que tomar um grande café com leite antes de um teste ou uma reunião importante aumenta qualquer sensação de estresse que você poderia ter vivenciado naturalmente.

Muitas vezes, as pessoas pegam uma taça de vinho ou alguma bebida alcoólica para aliviar os efeitos do estresse. No entanto, as pesquisas mostram que, em muitas pessoas, beber na verdade induz ao estresse e eleva os níveis do hormônio do estresse. O álcool também diminui o fluxo sanguíneo total e a atividade no cérebro, o que diminui a capacidade de lidar com o estresse.

O mesmo se aplica ao fumo. Quando os fumantes ficam estressados, tendem a acender um cigarro para buscar alívio. Porém, dentro do corpo, a história é outra. A nicotina faz com que a pressão arterial suba e os batimentos cardíacos acelerem, os quais são sinais de estresse aumentado. E, como o álcool, o fumo faz os vasos sanguíneos se contraírem, o que reduz a quantidade de oxigênio para o cérebro e, subsequentemente, diminui a função cerebral.

Inúmeros estudos mostram que, quando o estresse impiedoso ataca, ele faz com que busquemos consolo em uma taça grande de sorvete, uma barra imensa de chocolate ou um pacote inteiro de biscoitos recheados. Infelizmente, os alimentos com alto teor de gordura também podem acionar reações estressantes. Os pesquisadores da University of Calgary examinaram as reações ao estresse em dois grupos de alunos. O primeiro ingeriu um café da manhã com alto teor de gordura enquanto o do segundo grupo tinha um teor baixo. Duas horas depois, os sujeitos da experiência passaram por uma série de tarefas estressantes. Em todas as tarefas, o grupo que consumiu a refeição gordurosa apresentou reações ao estresse maiores do que o segundo grupo.

> **PASSO PARA AÇÃO**
> Quando você se sentir estressado, evite o álcool, o cigarro e os doces. Eles diminuem a função cerebral e, no fundo, aumentam o estresse.

15. Ria mais. Há cada vez mais literatura que sugere que rir neutraliza o estresse e é bom para o sistema imunológico. Não estou brincando! Um estudo com pacientes com câncer descobriu que rir reduz o estresse e melhora as atividades celulares associadas ao aumento da resistência a doenças.

De acordo com o professor Lee Berk, da University of Califórnia, "Se pegássemos o que sabemos sobre os benefícios médicos do riso e o engarrafássemos, precisaríamos da aprovação das autoridades da vigilância sanitária". O riso diminui o fluxo dos perigosos hormônios do estresse que atacam o sistema imunológico, aumentam a pressão arterial e o número de plaquetas, o que causa coágulos e pode provocar o bloqueio fatal das coronárias. O riso também facilita a digestão e alivia as dores no estômago, um sintoma comum do estresse crônico. Além disso, uma gargalhada sonora aumenta a liberação das endorfinas, o que faz você se sentir melhor e mais relaxado. Rir pode ser verdadeiramente o melhor remédio quando se trata de aliviar o estresse.

Em geral, uma criança ri centenas de vezes por dia. Em média, os adultos riem apenas uma dezena de vezes por dia. Injete mais humor em seu cotidiano. Assista a comédias (essa pode ser uma forma útil de televisão), vá a shows de comédia, participe de brincadeiras de crianças, leia livros de piadas (meu favorito é *The Far Side*, por Gary Larson, que é meio perverso, mas, afinal, eu sou um psiquiatra) e troque piadas com seus amigos e colegas de trabalho.

Nunca será demais enfatizar como é importante aprender a rir de si mesmo. Quando você deixar cair a jarra de leite e os pedaços se espalharem pelo chão da cozinha; quando chamar um colega de trabalho pelo nome errado; ou tropeçar nas palavras quando estiver dando aula, seja o primeiro a rir de si mesmo. Quando parar de se levar a sério, seus níveis de estresse diminuirão.

16. Procure ajuda para o estresse crônico. Se você está cronicamente estressado, pode ser uma boa ideia consultar um psicoterapeuta para falar sobre seus problemas e aprender maneiras para administrar melhor o estresse. Muitas pessoas têm uma atitude negativa com relação a consultar um psicoterapeuta, mas os considero consultores da vida. Quando um grande negócio tem problemas, é provável que eles sejam tratados imediatamente e que os melhores consultores sejam contratados para ajudar. Deveríamos ter a mesma atitude em nossa vida pessoal. Para lidar com o estresse, frequentemente indico a terapia biofeedback, a hipnoterapia e uma psicoterapia chamada dessensibilização e reprocessamento do movimento ocular (DRMO), as quais ajudam a combater a ansiedade, lidar com os traumas do passado e melhorar o desempenho.

SUPLEMENTOS QUE ALIVIAM O ESTRESSE

Alguns suplementos podem ser úteis para amenizar o estresse, incluindo vitaminas B, tiamina, GABA, erva-de-são-joão, 5-HTP, magnésio e valeriana. Tome esses suplementos sob a supervisão de um médico. Só porque algo é natural não significa que seja completamente inócuo. Veja Apêndice C, "A solução dos suplementos", para obter mais informações. Você também pode obter informações mais detalhadas online em www.amenclinics.com/cybcyb.

A solução do estresse

Indutores de estresse	Alivadores de estresse
Qualquer problema cerebral	Estilo de vida saudável para o cérebro
Dormir pouco	Dormir o suficiente, pelo menos sete horas
Abuso de álcool/drogas	Abstinência de álcool ou drogas
Cafeína	Cafeína limitada
Depressão	Tratamento para depressão
Ansiedade	Meditação para relaxar

Falta de exercício	Atividade física, incluindo ioga
Fumar	Parar de fumar
	Respiração diafragmática
	Música suave
	Aromas calmantes, como a lavanda
	Auto-hipnose
	Rir
	Plano de redução de estresse
	Vitaminas B, tiamina, GABA, erva-de-são-joão, 5-HTP, magnésio e valeriana

1 2

A SOLUÇÃO DA MEMÓRIA

Lembre-se do que precisa fazer todos os dias

Não é necessário ser um quarto para ser
assombrado,
Não é necessário ser uma casa;
O cérebro tem corredores que ultrapassam
o lugar físico.

— Emily Dickinson, "Ghosts"

John tinha 65 anos e diabetes tipo 2. As instruções do médico foram claras: exercite-se, adote uma dieta saudável e tome remédios. Porém, ele esquecia. Regularmente, comprava doces e café cheio de creme e açúcar. Frequentemente, esquecia de tomar a medicação, a não ser que a esposa lhe desse. Frustrada, ela o reprendia, e ele prometia melhorar. O diabetes estava desviando o fluxo sanguíneo saudável do cérebro, sobretudo do córtex pré-frontal (controle de impulsos e memória de curto prazo) e do interior dos lobos temporais (onde as informações entram na memória de longo prazo). Muito embora John soubesse o que fazer, frequentemente esquecia e voltava a seu comportamento usual. E isso lhe custou caro. Ao longo do tempo, perdeu a visão e teve as duas pernas amputadas. A pele parecia muito mais velha do que era, e ele estava muito acima do peso.

Um corpo saudável exige uma boa memória. Você precisa lembrar o que fazer todos os dias para manter-se saudável e NÃO esquecer. Isso é diferente da força de vontade, em que ânsias e desejos intensos assaltam o córtex pré-frontal. Ter memória significa ser capaz de manter um plano em mente para que se possa perseguir consistentemente os objetivos e realizá-los. A memória exige concentração para colocar as informações no cérebro; e depois, uma vez internalizadas, elas precisam passar para os compartimentos de armazenagem de longa duração. Algumas pessoas sofrem uma deterioração da memória à medida que envelhecem; outras nunca tiveram uma memória muito boa. De qualquer maneira, você pode melhorar a sua se melhorar a saúde geral do cérebro e do corpo.

Se pensarmos que o número de casos de mal de Alzheimer deve triplicar nos próximos 25 anos, é fundamental para todos nós pensar em otimizar nossos centros de memória. Vi esse distúrbio destruir famílias, deixando todo mundo estressado e parecendo mais velhos do que eram. Neste capítulo ajudarei você a entender os diferentes tipos de memória, seus problemas específicos, como lidar com eles e como incrementar sua memória em geral.

TIPOS DE MEMÓRIA

A memória é uma gravação de experiências armazenadas no cérebro – seja uma conversa interessante, uma informação, uma "cena memorável" ou um evento excelente. Há três tipos de memória diferenciados por período de tempo entre a experiência e a lembrança dela. Cada tipo de memória ativa áreas diferentes do cérebro quando tentamos lembrar a experiência.

A **memória de trabalho** reside no lobo frontal e dura menos de um minuto. Essa forma de memória é comumente considerada como o intervalo de atenção da pessoa e dura até um minuto antes de ser apagada. Tentar memorizar os passos de uma dança que alguém acabou de lhe mostrar é um exemplo de memória de trabalho.

A **memória de curto prazo** reside no interior dos lobos temporais, em uma área chamada hipocampo, e dura de alguns minutos a algumas semanas, antes de ser apagada. Quando você tenta lembrar os passos de dança que aprendeu na aula da semana passada, essas áreas do cérebro são ativadas. Nem todas as suas experiências momento a momento ativam a memória de curto prazo. Apenas essas experiências novas, interessantes, ou que você pretendeu lembrar, terão estimulado suficientemente as células nervosas nessa área do cérebro para gravá-las.

A **memória de longo prazo** pode durar uma vida inteira. Os cientistas ainda não têm certeza de quais áreas do cérebro estão diretamente envolvidas com a memória de longo prazo, mas elas estão espalhadas por várias áreas do cérebro. Quando tenta lembrar o nome da primeira professora de dança que teve quando era criança, você está acessando a memória de longo prazo.

CAMPO DE TREINAMENTO DA MEMÓRIA

Para ter a melhor memória possível você precisa manter o cérebro e o corpo saudáveis, trabalhar a memória regularmente e tratar qualquer problema de memória imediatamente.

Pesquisas interessantes sugerem que aprender algo novo e fazer algo antigo de uma forma diferente pode ajudar o cérebro a permanecer saudável e jovem. O tédio não é apenas, bem, entediante, ele é também potencialmente prejudicial, a longo prazo, ao bem-estar do cérebro. Vários estudos científicos recentes revelam que o mal de Alzheimer ocorre mais em pessoas que não se envolvem com atividades de aprendizagem regulares ao longo da vida.

O cérebro é como um músculo. Quanto mais se usa, mais se pode continuar a usar. Aprender algo novo cria novas conexões e o torna mais astuto e eficiente. Sem aprendizagem, o cérebro de fato se desliga. Ao contrário de um músculo, no entanto, o cérebro fica facilmente entediado e exige desafios novos e diferentes para permanecer saudável. Quando realmente aprende algo, tal como navegar pelas ruas de uma cidade, o cérebro usa cada vez menos energia para realizar a tarefa. Para se manter ativo ele precisa de uma série constante de desafios novos. Novas aventuras, novos lugares e novas habilidades melhoram a saúde do cérebro. Eis três formas fantásticas de manter o cérebro jovem.

1. Imersão no estrangeiro Fazer um curso de culinária na Itália, a menos que você já tenha feito isso várias vezes, é uma maneira perfeita de manter o cérebro jovem. Viajar para novas terras, sobretudo aquelas repletas de história e lugares fascinantes, mantém o cérebro aprendendo e trabalhando com eficiência total. Além disso, conhecer culturas diferentes frequentemente envolve aprender uma nova língua, o que realmente impele os centros linguísticos e da memória a se esforçarem. Se você também acrescenta outra habilidade, tal como cozinhar – contanto que você não beba muito vinho –, há um benefício ainda maior. Da mesma forma, pense em viajar para uma nova cidade próxima à sua; assistir a um filme estrangeiro; ir a um restaurante internacional ou ouvir músicas novas; tudo isso também expõe o cérebro a novas experiências. Aprender expande as células do hipocampo, uma parte do centro emocional e da memória do cérebro.

2. Novos caminhos Um exercício mais simples, barato e mais perto de casa é começar a pegar caminhos novos e diferentes para ir e voltar do trabalho todos os dias. Ir sempre pelo mesmo velho caminho coloca o cérebro no piloto automático, o que não o favorece em nada. Procure caminhos para variar sua ida para o trabalho, seja de transporte público ou de carro. Por exemplo, de vez em quando, pegue ruas laterais em vez de vias principais para ver vizinhanças diferentes. Novas rotas de navegação ampliam os lobos parietais do cérebro, os quais estão envolvidos com o sentido de direção. Dirigir para casa pela rota cênica pode ajudar a diminuir o nível de estresse, o que terá um efeito positivo global no cérebro.

3. Mexa-se Explorar novos exercícios é talvez uma das formas mais poderosas de manter o cérebro jovem. Um dos meus exercícios favoritos para o cérebro é dançar. O exercício em si aumenta o fluxo sanguíneo e ajuda a mantê-lo jovem. Quando você acrescenta música a um exercício de coordenação, tal como aprender um passo novo de dança, o cerebelo e os lobos temporais – os dois maiores centros de processamento e aprendizagem no cérebro – são estimulados. O exercício físico fornece um estímulo extra ao cérebro. Porém, vá com calma nas bebidas alcoólicas gaseificadas – beber arruína o efeito positivo.

NÃO IGNORE OS PROBLEMAS DE MEMÓRIA

Os problemas de memória são considerados uma questão típica de idosos. Em minha experiência, no entanto, sendo psiquiatra tanto de crianças quanto de adultos, já vi problemas de memória em todas as fases da vida. Eles aparecem comumente em crianças com problemas de aprendizagem; em adolescentes e adultos que fumam maconha e em adultos com depressão e que abusam de substâncias químicas. No nível cognitivo, os problemas de memória ocorrem junto com o envelhecimento e com muitas formas de demência. Ao tratá-los, é importante considerar

- causas médicas, tais como funcionamento deficiente da tireoide ou insuficiência de vitamina B12
- medicamentos que interferem na memória, tais como aqueles que tratam os distúrbios da ansiedade, como a benzodiapezina, ou analgésicos, como a oxicodona
- doenças do cérebro, tais como a depressão ou o DDA
- estágios iniciais do mal de Alzheimer
- excesso de estresse – descobriu-se que os hormônios do estresse matam as células no hipocampo

- falta de sono ou apneia do sono
- pós-anestesia – algumas pessoas reagem negativamente à anestesia geral e reclamam de problemas de memória posteriores
- toxinas ambientais, tais como o polimento de mobília ou a pintura de automóveis em um lugar fechado
- abuso de drogas e álcool

ENTENDENDO E TRATANDO A PERDA DE MEMÓRIA

A causa predominante da perda de memória é uma família de doenças chamada mal de Alzheimer e transtornos afins (ADRD, na sigla em inglês), que inclui, mas não se limita, ao mal de Alzheimer, à demência vascular, à doença de Parkinson e à demência do lobo frontal. Além da ADRD, muitos outros distúrbios causam a perda da memória. Para simplificar, as tabelas a seguir listam as principais causas de perda de memória, o tratamento apropriado e os possíveis resultados do tratamento.

TABELA 12.1 MAL DE ALZHEIMER E TRANSTORNOS AFINS		
Doença	**Tratamento**	**Resultado do tratamento**
Mal de Alzheimer, postulado como sendo causado pela formação de placas beta-amiloides e pelo excesso de proteínas tau nas células cerebrais, assim como por inflamações.	Medicamentos ou suplementos para aumentar a acetilcolina do neurotransmissor, o fluxo sanguíneo para o cérebro ou para regular o neurotransmissor glutamato. Exercícios físicos e mentais também podem ajudar.	Estabilização e, às vezes, melhora.
Demência do lobo frontal, postulado como sendo causada por excesso de proteínas tau.	Não há tratamento estabelecido.	Em geral, pouco útil.

Doença de Parkinson (DP), postulado como sendo causada pela morte de células nas áreas do cérebro que produzem o neurotransmissor dopamina.	Medicamentos ou suplementos para incrementar o neurotransmissor dopamina no cérebro. Determinadas cirurgias cerebrais podem ajudar a diminuir o tremor associado à DP.	Estabilização e, às vezes, melhora.
Doença vascular causada por pequenos ou grandes derrames ou alguma forma de fluxo sanguíneo insuficiente para o cérebro.	Tratar as doenças e os fatores de risco, tais como diabetes, hipertensão e doença cardíaca.	Estabilização e, às vezes, melhora.

TABELA 12.2 OUTRAS CAUSAS DE PERDA DE MEMÓRIA E DEMÊNCIA		
Doença	**Tratamento**	**Resultado do tratamento**
DDA	Exercício, dieta com mais proteína e menos carboidratos e suplementos estimulantes ou medicamentos.	Melhora
Dependência etílica	Abstinência	Melhora se detectada bem cedo.
Ansiedade	Terapias de hipnose, biofeedback e relaxamento, tais como meditação, correção de padrões de pensamentos negativos e suplementos antiansiolíticos ou medicação.	Melhora
Infecções no cérebro	Antibióticos intravenosos	Melhora se detectadas bem cedo
Câncer	Diagnóstico e tratamento	Frequente melhora
Quimioterapia para câncer	Reabilitação cognitiva, tratamento com oxigênio hiperbárico, suplementos e medicação.	Frequente melhora

Depressão	Correção de padrões de pensamentos negativos, exercício, óleo de pescado e suplementos antiansiolíticos ou medicação.	Melhora se detectada bem cedo
Diabetes	Dieta, exercício, suplementos e medicação	Melhora se detectado bem cedo
Abuso de drogas	Abstinência	Melhora se detectado bem cedo
Fadiga	Diagnosticar a causa e tratar	Frequente melhora
Ferimentos na cabeça	Reabilitação cognitiva, tratamento com oxigênio hiperbárico, suplementos e medicação.	Frequente melhora
Hidrocefalia	Cirurgia para colocação de válvula de desvio.	Frequente melhora
Medicamentos	Ajustar medicação	Melhora se detectado bem cedo
Problemas de metabolismo	Diagnosticar a etiologia e tratar	Melhora se detectado bem cedo
Doença da tireoide	Hormônio da tireoide	Melhora se detectado bem cedo
Deficiência de vitamina B12	Ingestão de vitamina B12	Melhora se detectado bem cedo
Deficiência de vitamina D	Ingestão de vitamina D	Melhora se detectado bem cedo

EXAMES MÉDICOS A SEREM SOLICITADOS NA AVALIAÇÃO DOS PROBLEMAS DE MEMÓRIA

Quando uma pessoa apresenta problemas de memória, os exames a seguir podem ser úteis na avaliação do problema:

- exame de urina
- testes de função hepática
- nível de homocisteína
- nível de vitamina D 25-hidroxi-calciferol
- exames de avaliação da função da tireoide
- HIV
- genótipo apolipoproteína E
- para homens, nível de testosterona

- se há problemas de sono, um estudo do sono para descartar apneia do sono
- exame completo do sangue
- exame para verificar o ácido fólico
- nível de vitamina B12
- nível de glicose no sangue
- teste de sífilis
- taxa de sedimentação de eritrócitos
- painel de lipídeos em jejum
- para mulheres após a menopausa, nível de estradiol
- imagem SPECT do cérebro

Após examinar 55 mil imagens, não tenho dúvidas de que as luzes no sótão ofuscam com a idade, a menos que trabalhemos ativamente para manter o cérebro saudável. Ao examinar os dados de tomografias que cobrem faixas etárias que vão desde os 3 aos 100 anos, fica claro que o cérebro normal tem cada vez menos recursos com o avanço da idade. Há menos fluxo sanguíneo, que leva oxigênio e glicose para alimentar os neurônios e que retira resíduos, e há menos antioxidantes para proteger contra a formação de radicais livres, além de níveis mais baixos de hormônios para mantê-lo jovem. Esse é o destino do cérebro típico. No entanto, o seu não precisa sucumbir à idade no mesmo ritmo que os outros. Há soluções simples que você pode adotar hoje para evitar doenças e manter o cérebro saudável o máximo de tempo possível.

Para permanecer saudável o cérebro e o corpo precisam se restaurar constantemente. Não é como um carro que se pode levar a uma oficina quando precisa de regulagem ou de substituir uma peça. O cérebro e o corpo possuem mecanismos para recuperar os danos resultantes do uso normal no dia a dia. As partes físicas do cérebro – neurônios, dendritos, axônios, sinapses e outros – precisam de cuidados. O cérebro precisa manter os 100 bilhões de neurônios para funcionar consistentemente bem. Se o número de neurônios em qualquer circuito cortical diminui em mais de um terço – como é o caso no mal de Alzheimer –, o circuito não consegue mais compensar a perda e os sintomas aparecerem.

As doenças relacionadas ao envelhecimento do cérebro causam, em geral, os seguintes problemas:

- Redução do número de células do cérebro, tais como no mal de Alzheimer.
- Redução do número de conexões entre as células, o que ocorre quando há depressão ou falta de exercício físico ou mental.
- Deficiência na geração de atividade elétrica, o que pode acontecer quando se ingere três ou mais doses de álcool de uma vez.

- Interrupção dos mecanismos celulares de produção de energia, o que acontece na doença de Parkinson, no diabetes ou na quimioterapia e na radioterapia para tratamento de câncer.
- Danos aos axônios para desacelerar a velocidade dos sinais no cérebro, tais como na hipertensão, na doença cardíaca, nos derrames e nas contusões na cabeça.

CONHEÇA E REDUZA O RISCO DE TER DOENÇAS CAUSADAS PELO ENVELHECIMENTO CEREBRAL

A lista a seguir contém os fatores de risco para doenças causadas pelo envelhecimento cerebral. Os números entre parênteses indicam o grau de importância do fator de risco. Por exemplo, 2,0 significa que há duas vezes o risco de ter um problema; 4,0 significa que o risco é quadruplicado. Verifique os que se aplicam a você.

1. _____ (3,5) um membro da família com mal de Alzheimer ou outra causa de demência
2. _____ (7,5) mais de um membro da família com mal de Alzheimer ou outra demência
3. _____ (2,0) um ferimento simples na cabeça com perda de consciência por alguns minutos
4. _____ (2,0) vários ferimentos na cabeça sem perda de consciência
5. _____ (4,4) dependência de álcool ou drogas no passado ou no presente
6. _____ (2,0) depressão profunda diagnosticada por um médico no passado ou no presente
7. _____ (1,0) derrame
8. _____ (2,5) doença cardíaca (artéria coronária) ou ataque cardíaco (infarto do miocárdio ou IM)
9. _____ (2,1) colesterol alto (hiperlipidemia)
10. _____ (2,3) pressão arterial alta (hipertensão)
11. _____ (3,4) diabetes
12. _____ (3,0) história de câncer ou tratamento de câncer
13. _____ (1,5) ataques epiléticos no passado ou no presente
14. _____ (2,0) exercício físico limitado (menos de duas vezes por semana ou menos de 30 minutos por sessão)
15. _____ (2,0) educação inferior ao ensino médio

16. ____ (2,0) empregos que não exigem aprendizagem de novas informações periodicamente
17. ____ (2,3) fumar cigarros por dez anos ou mais
18. ____ (2,5) ter um gene apolipoproteína E4 (se conhecido)
19. ____ (5,0) ter dois genes apolipoproteína E4 (se conhecido)
20. ____ (38) ter mais de 85 anos

____ Total (Some os pontos entre parênteses de todos os itens marcados.)

Interpretação:

Se o total for 0, 1 ou 2, então você tem fatores de risco baixos para desenvolver as doenças cerebrais associadas ao envelhecimento.

Se o total for 3, 4, 5 ou 6, então você tem um risco moderado para desenvolver doenças cerebrais associadas ao envelhecimento e a prevenção deve ser levada a sério.

Se o total for maior que 6, então as estratégias de prevenção deveriam fazer parte de sua vida.

FATORES DE RISCO GENÉTICOS

Uma história familiar que inclui problemas de memória é uma causa de preocupação e requer ação preventiva. Isso é especialmente verdade com relação às pessoas que têm parentes de primeiro grau (pai, mãe, irmã ou irmã) com mal de Alzheimer, derrame ou mal de Parkinson. Vários genes estão associados ao mal de Alzheimer e a outras causas de problemas de memória, sobretudo a versão E4 do gene apolipoproteína E (apoE) no cromossoma 19. Todos nós temos dois genes apoE, e se um deles – ou pior, os dois – for apoE4, as chances de essa pessoa ter problemas de memória são imensas. Claro, os genes apoE sozinhos não são perigosos; precisamos deles para funcionar, mas o tipo E4 aumenta nosso risco de termos problemas relacionados ao envelhecimento. Há três versões do gene apoE: E2, E3 e E4, sendo esse último o culpado. Assim como com

> **PASSO PARA AÇÃO**
> Conhecer seu risco para ter problemas de memória causados por envelhecimento é o primeiro passo para a prevenção.

PASSO PARA AÇÃO

Para descobrir seu genótipo apolipoproteína E você pode pedir a seu médico para solicitar um exame de sangue simples. Aconselho que ele seja feito de forma estritamente confidencial para que as companhias de seguro ou outros não venham a obter essa informação e possivelmente tentar usá-la contra você. Seria melhor que você pagasse pelo teste e o guardasse, sem permitir que ele seja incluído em sua ficha médica.

todos os genes, herdamos uma cópia deles de cada um dos progenitores, e qualquer pessoa pode ter a seguinte combinação:

E2/E2, E2/E3, E2/E4
E3/E3, E3/E4 ou
E/4, E/4.

Se uma pessoa tem dois genes E4, isso significa que ela recebeu um de cada progenitor. Em cerca de 15 por cento da população geral pelo menos um de seus genes apoE é o gene E4. As pessoas que não têm o gene apoE4 de forma alguma têm apenas de 5 a 10 por cento de probabilidade de sofrer do mal de Alzheimer após os 65 anos, enquanto que as que possuem um gene apoE4 têm cerca de 25 por cento de probabilidade. Dado o aumento do risco de problemas com esse gene, seria aconselhável saber seu genótipo apoE.

ABUSO DE ÁLCOOL E DROGAS

O álcool é uma faca de dois gumes. Ele pode aumentar o risco de derrame, de doença cardíaca e, possivelmente, de desenvolver o mal de Alzheimer. Cinco por cento de todos os derrames que ocorrem nos Estados Unidos estão associados ao álcool. Quatro ou mais doses de álcool por dia aumentam o risco de derrame e de doença cardíaca, enquanto que uma dose de vez em quando de fato reduz esses riscos (possivelmente por aumentar o colesterol HDL, que limpa os outros tipos de colesterol que causam o endurecimento das artérias).

Evidentemente, o abuso de drogas causa danos ao cérebro. Há mais de 100 estudos de imagens do cérebro que demonstram que o abuso de drogas – incluindo cocaína, metanfetaminas, maconha, heroína e outros narcóticos – diminui a função cerebral e danifica os neurônios. Uma das primeiras coisas que aprendi ao fazer imagens do cérebro em uma ampla variedade de pacientes psiquiátricos foi que o abuso de drogas danifica as funções vistas nos exames SPECT. Fiz vários pôsteres sobre os efeitos das drogas na função cerebral que estão expostos em mais de 50 mil escolas, prisões e centros de tratamento do abuso de drogas nos Estados Unidos inteiro. Recentemente descobriu-se que a cocaína inibe algumas das células responsáveis pela produção de energia, um achado que também foi associado ao mal de Parkinson.

Reduzir o risco de envelhecimento provocado pelo álcool e pelo abuso de drogas é simples – pare de usar as coisas que prejudicam a função cerebral. Se beber constitui um problema, recomendo parar totalmente e procurar tratamento caso necessário. Se não é um problema, limite a ingestão para não mais do que uma ou duas doses de tamanho normal por semana.

O CÂNCER E SEU TRATAMENTO

Além dos cânceres que invadem o cérebro e podem causar demência, alguns *tratamentos* para o câncer se infiltram no cérebro e também podem causar demência. No entanto, existem poucos estudos sobre essa questão. Um dos estudos realizados examinou o efeito da quimioterapia em 100 mulheres com câncer de mama. O Dr. F. S. van Dam, do Instituto do Câncer da Holanda, descobriu que as mulheres que receberam quimioterapia mais tamoxifeno eram quatro a oito vezes mais propensas a desenvolver deficiências cognitivas do que as com câncer de mama no estágio inicial que não receberam quimioterapia. Uma síntese de estudos, realizada em 1995, sobre crianças que sobreviveram ao câncer há muito tempo, sobretudo o câncer no cérebro e a leucemia, mostraram que os dois efeitos mais comuns de longo prazo da radioterapia e da quimioterapia são deficiências cognitivas e hormonais. Surpreendentemente, foi descoberto que a deficiência cognitiva é progressiva e não estática. Tudo que você faz para diminuir o risco de câncer, tal como se exercitar, comer mais frutas e legumes, diminuir o estresse e parar de fumar, também ajuda o cérebro a permanecer saudável.

DOENÇA CARDIOVASCULAR

Todas as formas de doença cardiovascular aumentam o envelhecimento cerebral. O coração e o sistema de vasos sanguíneos levam sangue e nutrientes ao cérebro. Tudo que é bom para o coração, é bom para o cérebro. Tudo que é ruim para o coração e para o sistema de vasos sanguíneos, é ruim para o cérebro. As formas de doença cardiovascular incluem arteriosclerose, doença arterial coronariana, insuficiência cardíaca, arritmias cardíacas, colesterol alto e hipertensão.

A forma mais eficiente de prevenir os problemas cardiovasculares é prevenir as doenças que os provocam. Exercícios físicos e dieta são fatores importantes sobre os quais você exerce algum controle. Você também pode investigar sua história familiar. Se ela inclui doenças cardíacas, derrames, diabetes ou colesterol alto, então você deveria consultar um médico e lhe pedir para investigar essas doenças na idade apropriada de risco para elas ou, em geral, após chegar aos 40 anos. Um exame anual após os 50 anos é extremamente aconselhável. Exercício cardiovascular regular por 30 minutos ou mais ajuda muito a melhorar o metabolismo de lipídeos de modo a reduzir os depósitos deles nas paredes dos vasos sanguíneos. O foco principal de sua dieta deveria ser não exagerar nas gorduras saturadas, encontradas em quantidades altas nos colesterois ruins, as quais contribuem para os depósitos de gordura nos vasos sanguíneos que causam arteriosclerose. Alimentos com muita gordura saturada incluem manteiga, queijo, biscoitos, doces, massas, sorvetes, carne gordurosa etc.

DOENÇA VASCULAR CEREBRAL (DOENÇA DOS VASOS SANGUÍNEOS CEREBRAIS)

O risco de uma pessoa que teve um derrame desenvolver problemas cerebrais graves é seis a dez vezes maior do que a população em geral. Até mesmo um derrame tão pequeno quanto uma borracha na ponta de um lápis aumenta o risco de demência de quatro a 12 vezes.

Um derrame é um ataque simples e prejudicial, mas os fatores de risco que levam a ele, tais como a hipertensão, o fumo, a doença cardíaca e o diabetes, se desenvolvem ao longo do tempo. Você pode reduzir o risco de derrame tomando as seguintes providências:

- Controle a pressão arterial. Verifique a pressão arterial com frequência e, se estiver alta, siga as orientações médicas para abaixá-la. Tratar a pressão arterial alta reduz o risco de ter derrames e doenças cardíacas.
- Pare de fumar. O tabagismo está associado a um risco maior de derrames e doenças cardíacas. O risco de derrames nas pessoas que estão sem fumar de dois a cinco anos é menor do que nas pessoas que continuam a fumar.

- Exercite-se regularmente. O exercício físico torna o coração mais forte e melhora a circulação. Ele também ajuda a controlar o peso. Estar acima do peso aumenta a chance de elevar a pressão arterial, ter arteriosclerose, doença cardíaca e diabetes (tipo 2), o qual surge na idade adulta. As atividades físicas, como andar, andar de bicicleta, nadar e jogar tênis diminuem o risco de ter um derrame e desenvolver uma doença cardíaca. Fale com seu médico antes de começar um programa de exercícios rigorosos. Veja Capítulo 5, "A solução do exercício".
- Tenha uma dieta saudável e balanceada e controle o diabetes. Se não for tratado, o diabetes pode danificar os vasos sanguíneos em todo o corpo e levar à arteriosclerose. Veja Capítulo 4, "A solução da nutrição".

Os sinais de alerta de derrames incluem a fraqueza ou o entorpecimento repentino no rosto, braço ou perna, sobretudo de um lado do corpo; confusão repentina, dificuldade de fala ou entendimento; dificuldade repentina para ver com um ou os dois olhos; dificuldades repentinas para andar; tonteira; perda do equilíbrio ou da coordenação; dores de cabeça fortes, repentinas e sem causa conhecida. Se você suspeita de que está tendo um derrame, ou percebe que alguém está, chame uma ambulância imediatamente, mesmo se os sintomas parecerem ter desaparecido. Às vezes, os sinais de alerta duram apenas alguns minutos e depois desaparecem, mas isso não significa que o problema foi resolvido. Você pode ter tido um derrame temporário, chamado de acidente isquêmico transitório (TIA, na sigla em inglês) e, embora não dure muito, ele é um sintoma de um problema de saúde maior. Não ignore uma TIA – consulte seu médico imediatamente.

DEPRESSÃO

A depressão foi associada ao aumento no risco de desenvolver demência. Um histórico prévio de depressão tratada com medicamentos pode ser responsável por um aumento de três vezes nesse risco. Em um estudo impressionante, os Drs. Yaffe e Blackwell, da University of California, São Francisco, estudaram a associação entre a depressão e o declínio cognitivo. Como parte de um estudo prospectivo ainda em andamento, eles avaliaram 5.781 idosas. Eles as estudaram em um momento inicial e quatro anos depois, usando testes de depressão, memória e concentração. No momento inicial, 211 (3,6 por cento) das mulheres tinham seis ou mais sintomas de depressão. Apenas 16 (7,6 por cento) dessas mulheres estavam sendo tratadas, o que significa que 92,4 por cento das que estavam deprimidas no estudo não estavam recebendo qualquer tratamento. Sintomas cada vez maiores de depressão foram associados a uma piora no desempenho entre o momento inicial da pesquisa e momentos posteriores em todos os testes. As mulheres com três a cinco sintomas de depressão tinham 1,6 mais chances de deterioração cognitiva, enquanto mulheres com seis ou mais sintomas de depressão tinham 2,3 mais chances para ter problemas, mais do que o dobro do risco. Eles concluíram que a depressão nas idosas está associada tanto ao mau funcionamento cognitivo quanto ao declínio cognitivo subsequente.

É fundamental observar que a maioria das doenças psiquiátricas em geral é, em última análise, doença do cérebro. Foi demonstrado que a esquizofrenia, por exemplo, afeta os lobo frontal e temporal, e a depressão provoca uma redução na atividade nos lobos frontais. Essas doenças também são exacerbadas pelo estresse crônico; foi comprovado que os hormônios do estresse aumentados matam as células no hipocampo.

O tratamento logo no início é essencial para evitar a destruição causada pelas doenças psiquiátricas. Nosso trabalho com as imagens SPECT nos ensina que com tratamento apropriado o cérebro se torna mais equilibrado e funciona de uma maneira muito mais eficiente. O tratamento pode envolver medicação, psicoterapia, suplementos, ou uma combinação desses três. A medicação e os suplementos funcionam alterando determinados neurotransmissores no cérebro – por exemplo, antidepressivos que aumentam a serotonina, noradrenalina ou dopamina. Foi demonstrado recentemente, também, que a psicoterapia afeta os sistemas de neurotransmissores e aumenta a atividade vista nos exames SPECTs.

DIABETES

O diabetes prejudica quase todos os órgãos, inclusive o cérebro, tornando os vasos sanguíneos duros e quebradiços. Isso aumenta a possibilidade de derrames, doenças cardíacas e hipertensão, e todas essas aumentam os problemas causados pelo envelhecimento do cérebro. No diabetes, há problemas em manter o açúcar (glicose) no sangue em níveis apropriados, o que prejudica a memória e outras funções cognitivas. Às vezes, o tratamento do diabetes diminui demais a glicose no sangue (hipoglicemia), o que pode prejudicar a memória e outras funções cognitivas.

As pessoas com uma história familiar de diabetes devem fazer um exame Hg A1C e o teste de glicose sanguínea em jejum uma vez por ano após os 40 anos. Da mesma forma, se houver sintomas, como o aumento de vezes que se urina, muita sede ou apetite, então deve-se fazer o teste de glicose sanguínea em jejum para verificar se há diabetes. Umas das prevenções mais eficientes do diabetes é o exercício, que melhora a capacidade da insulina para regular o açúcar no sangue. Embora haja muitas razões por que o exercício diário é melhor do que o exercício apenas a cada três dias, os dados disponíveis sugerem que se exercitar pelo menos uma vez a cada três dias ajuda a proteger contra o diabetes e várias outras doenças. As dietas com uma quantidade alta de açúcar aumentam o risco de diabetes.

FALTA DE EDUCAÇÃO

Vários estudos que tentaram identificar os fatores de risco associados à demência constataram uma relação inversa entre educação e demência – quanto mais educação, menos demência. Esse é um fator de risco controverso porque o histórico educacional e o êxito pessoal podem introduzir vários outros fatores que, em geral, afetam a saúde e as oportunidades. Apesar da controvérsia, há provas contundentes que sustentam a ideia de que a educação (e a atividade mental aumentada) gera uma reserva funcional no cérebro, o que pode fornecer proteção contra o desenvolvimento da demência. A filosofia "use-o ou perca-o" está claramente em jogo no cérebro. Quanto mais ele é desafiado e estimulado (sem exagerar, o que leva aos efeitos danosos do estresse), mais capacidade ele terá ao envelhecer.

> **PASSO PARA AÇÃO**
>
> Manter sua mente ativa lendo, fazendo palavras cruzadas, viajando, fazendo cursos e, de outras formas, adquirindo conhecimentos fora de sua experiência típica ou usual ajuda a reduzir o risco de ter problemas de envelhecimento.

Ninguém que eu conheça estudou se as deficiências na aprendizagem e outros distúrbios, tais como DDA, que frequentemente leva ao fracasso escolar, estão associados ou não à demência. Suspeito fortemente de que exista uma conexão. Qualquer distúrbio que impacte negativamente na função cerebral pode colocar o cérebro em risco com relação a outros problemas mais tarde.

Acredito que deveríamos tratar ousadamente crianças e adolescentes com problemas escolares para que permaneçam na escola e, quem sabe, aprendam a gostar de aprender e se tornem os aprendizes contínuos que precisam ser para ajudar a proteger seu cérebro.

NÍVEIS ALTOS DE HOMOCISTEÍNA

A homocisteína é um aminoácido regulado pelo ácido fólico nos glóbulos vermelhos do sangue. Se elevada, ela aumenta o risco de doença da artéria coronariana, derrames e demência. O risco é quase todo eliminado se o nível de homocisteína for dez ou menos. Níveis altos de homocisteína no sangue aumentam o colesterol LDL, o que estreita os vasos sanguíneos coronarianos. Um estudo com pessoas que precisaram abrir as artérias coronarianas através de um procedimento chamado

> **PASSO PARA AÇÃO**
> Se seus níveis de homocisteína estiverem altos, pense em tomar um suplemento com B6, B12 e ácido fólico.

angioplastia coronariana mostrou que os níveis de homocisteína acima de 11 podiam ser tratados com ácido fólico (1 mg), vitamina B12 (400 mg) e vitamina B6 (10 mg) para reduzir os níveis para cerca de sete. A redução de homocisteína ajudou a prevenir o estreitamento das artérias coronarianas após a cirurgia de angioplastia e reduziu à metade a chance de que esses vasos sanguíneos se fechassem novamente e exigissem outra cirurgia angioplástica. Níveis altos de homocisteína também podem formar coágulos com mais facilidade do que o normal, aumentando o risco de entupimento dos vasos sanguíneos e derrames ou ataques cardíacos.

Normalmente, a homocisteína é transformada em outros aminoácidos que serão usados pelo corpo. Se seu nível de homocisteína é alto demais, você pode não ter vitamina B suficiente para ajudar nesse processo. A maioria das pessoas com um nível de homocisteína alto não consome folato suficiente (também conhecido como ácido fólico), vitamina B6 (piridoxina) ou vitamina B12 em suas dietas. Consumir essas substâncias ajuda a fazer os níveis de homocisteína voltarem ao normal. Outras causas possíveis de um nível de homocisteína alto incluem níveis baixos do hormônio da tireoide, doença renal, psoríase, alguns remédios ou deficiências herdadas nas enzimas usadas para processar a homocisteína no corpo.

HORMÔNIOS

Deficiência de estrogênio induzida pela menopausa

Seis entre dez estudos mostram que as mulheres que tomaram estrogênio tiveram um risco reduzido de desenvolver o mal de Alzheimer (MA). O melhor desses estudos foi o Baltimore Longitudinal Study of Aging, no qual 472 mulheres que estavam passando pela menopausa ou já a tinham completado foram acompanhadas por 16 anos. As mulheres que nunca usaram estrogênio durante o estudo tinham duas vezes mais possibilidades de desenvolver demência.

Esse estudo e outros mostrando os efeitos benéficos do estrogênio foram contestados pelos relatórios da Women's Health Initiative, discutidos no Capítulo 7, que descobriram que as mulheres que usaram um estrogênio feito com ovários de cavalo tinham duas vezes mais probabilidade de desenvolver MA do que as que não o usaram. No entanto, o estudo do Women's Health Initiative não examinou o risco de MA usando formas de estrogênio feito com ovários humanos, tais como o estradiol. Indícios que sugerem que essas formas mais naturais para mulheres podem ainda reduzir o risco de MA e fornecer outros benefícios são oriundos do estudo mais abrangente já feito sobre a forma mais grave de deficiência de estrogênio – a histerectomia com remoção dos ovários. Esse estudo com 100 mil mulheres que participaram do National Mortality Followback Survey de 1986 revelou que as que haviam feito histerectomia tinham duas vezes mais probabilidade de desenvolver demência. O que se pode concluir desse labirinto completo de resultados de pesquisa aparentemente contraditórios é que as mulheres devem evitar as formas de estrogênio que não sejam feitas com ovários humanos. No entanto, reduções significativas no nível do estrogênio feminino são igualmente prejudiciais e devem ser tratadas.

Há uma grande quantidade de pesquisas científicas básicas demonstrando razões fortes por que o estrogênio, em quantidades corretas, protege o cérebro, os vasos sanguíneos e os ossos. As formas de estrogênio humanas, tomadas nas menores quantidades necessárias para evitar que os níveis de estradiol no sangue caiam muito nas mulheres após a menopausa, são razoavelmente seguras e não foram consideradas prejudiciais, até o momento, pela Women's Health Initiative ou por qualquer outro estudo. Se houver uma história familiar de demência, então vale a pena fazer um exame de sangue para verificar o nível de estradiol após a menopausa para determinar se você tem deficiência de estrogênio. Você pode, então, avaliar, juntamente com seu médico, se vale a pena tomar uma dosagem baixa de estradiol ou de outro estrogênio natural.

A situação é mais complexa nas mulheres com uma história familiar tanto de MA quanto de câncer de mama ou de útero, pois alguns estudos descobriram que o uso do estrogênio aumenta o risco desses dois cânceres. Se as doses baixas de estradiol aumentam ou não significativamente o risco de doenças cardíacas ou derrames em mulheres sem sintomas é ainda mais controverso. Os benefícios relativos de tomar uma dosagem baixa de estradiol após a menopausa (redução do risco de MA e osteoporose) podem ser maiores do que os riscos relativos (aumento do risco de câncer endometrial, de mama e, talvez, derrame e doença cardíaca), mas a decisão relativa ao tratamento depende da história pessoal e dos fatores de risco para cada uma dessas doenças.

Embora nem todos os estudos concordem, o uso do estrogênio após a menopausa parece reduzir significativamente o risco de MA. O uso de estrogênio nas mulheres com deficiência desse hormônio pode também melhorar a fluência verbal e possivelmente a memória de curto prazo. A evista é uma forma de estrogênio considerada mais segura para as mulheres que têm um risco maior de contraírem câncer de mama ou de útero.

DEFICIÊNCIA DE TESTOSTERONA NOS HOMENS

Os níveis de testosterona normalmente começam a declinar após os 50 anos. Aos 80 anos, os níveis de testosterona são de 20 a 50 por cento os de um adulto jovem. Níveis de testosterona baixos podem aumentar o risco de demência. Um estudo de caso-controle envolvendo 83 pacientes com MA e 103 voluntários normais de idades semelhantes mostrou níveis de testosterona total extremamente reduzidos nos homens com MA. Entretanto, até que um estudo de grupo bem-projetado seja realizado, não é certo se a deficiência de testosterona é ou não um fator de risco para MA.

Os homens que têm ou tiveram câncer de próstata ou os com 50 anos ou mais podem desenvolver uma deficiência cognitiva devido à deficiência de testosterona, o que pode ser verificado em um exame de sangue. Sintomas, tais como deficiência visual não provocada por problemas nos olhos, dificuldades para lembrar locais ou rostos ou outros objetos de interesse, aumento do peito, ou uma mudança na distribuição dos pelos do corpo devem ser um alerta para os homens verificarem a possibilidade de deficiência de testosterona.

DOENÇA DE PARKINSON

O mal de Parkinson (DP) é causado pela perda das células que produzem dopamina. Há uma conexão significativa entre o DP e a MA. Não há cura conhecida para o DP, mas, caso seja detectado cedo, existem medicamentos que ajudam a aliviar os sintomas. Foi também sugerido que a coenzima Q10, um antioxidante poderoso, juntamente com altas doses de vitamina C e E, pode ser útil no retardamento da necessidade de tomar medicações mais fortes. A vitamina B6 aumenta a produção de dopamina e pode ser útil no início do processo da doença. Foi descoberto que o hormônio natural melatonina, que regula o sono, reduz os tremores e protege contra os danos causados pelos radicais livres nos neurônios dopamina. Os óleos de pescado e de linhaça, que contêm os ácidos graxos ômega-3, têm efeitos estimulantes sobre os nervos e podem incrementar a dopamina.

ATAQUES EPILÉTICOS E MEDICAÇÃO

Cerca de 125 mil norte-americanos desenvolvem epilepsia todos os anos. Centenas mais têm ataques epiléticos isolados que podem ou não acontecer novamente no futuro. Os ataques recorrentes são definidos como epilepsia. O tratamento desse problema melhorou muito recentemente. Os ataques podem ser frequentemente controlados, e as chances de remissão a longo prazo estão melhorando o tempo inteiro. No entanto, os ataques e determinados medicamentos para epilepsia podem ter um efeito negativo sobre a função cerebral e estar associados à demência. Durante os ataques, há uma atividade dramaticamente aumentada, e depois, no período entre crises, há atividade significativamente diminuída. Os medicamentos para a epilepsia funcionam aumentando a inibição no cérebro. Se isso é feito com entusiasmo demais – como ocorria com os medicamentos antigos para a epilepsia, como a fenitoína e o fenobarbital –, pode haver atividade geral diminuída e danos às células saudáveis situadas ao redor das que promovem os ataques.

Obviamente, os ataques precisam ser tratados vigorosamente. Quando uma pessoa não tem um ataque há dois anos, no entanto, muitos neurologistas começam a diminuir os remédios para a epilepsia para ver que dosagem é necessária. Da mesma forma, medicamentos mais novos, tais como a oxcarbazepina, são menos propensos a causar uma inibição geral excessiva da função cerebral. Se você toma medicação para a epilepsia e percebe problemas de memória, esse é um sintoma de que os lobos temporais podem ter sido acalmados demais. A causa mais comum de ataques epiléticos em alguém com epilepsia é não tomar a medicação para os ataques conforme receitado. Para algumas pessoas cujos ataques não podem ser controlados com medicação, existe a opção de cirurgia para remover o tecido danificado. Às vezes, é possível identificar um determinado evento ou ação que sempre produzirá ataques em pessoas sensíveis a ele. Os "gatilhos" de ataques incluem luzes piscantes, respiração muito rápida e profunda, ingestão de uma quantidade excessiva de líquidos e, até mesmo em casos muito raros, ler ou ouvir uma determinada música. A privação de sono (como ficar acordado a noite inteira estudando) pode causar os ataques; assim como o uso excessivo de álcool ou a abstinência de determinadas drogas. O açúcar em excesso também tem sido apontado como causador de ataque, e as dietas cetogênicas, que eliminam os açúcares, foram consideradas úteis.

APNEIA DO SONO

A apneia obstrutiva do sono – um distúrbio associado aos roncos altos, paradas completas da respiração por períodos breves muitas vezes durante a noite e cansaço crônico – pode causar danos cognitivos. Em nossa clínica, vimos centenas de pessoas com apneia do sono, e elas uniformemente tinham cérebros problemáticos, sobretudo nas áreas associadas à memória. Em um estudo SPECT do cérebro sobre a apneia obstrutiva do sono pesquisadores descobriram atividade significativamente reduzida no lobo parietal esquerdo. A atividade reduzida do lobo parietal esquerdo pode prejudicar a compreensão, tornando difícil entender conversas ou ler livros. O tratamento da apneia do sono com pressão positiva contínua dos dutos aéreos nasais (CPAP, na sigla em inglês), uma máquina que empurra ar com pressão alta pelas passagens nasais, reverteu completamente a atividade cerebral prejudicada desses pacientes. A apneia do sono deve ser avaliada e tratada o mais cedo possível.

FUMO

O tabagismo é a causa número 1 de mortes evitáveis nos Estados Unidos, sendo responsável por quase 500 mil mortes por ano. O fumo é responsável por 12 por cento de todos os derrames nos Estados Unidos e é, portanto, um dos maiores fatores de risco para demência. Fumar também constitui um risco para contrair câncer de pulmão, estômago e bexiga, assim como hipertensão e doença cardíaca. A nicotina estreita os vasos sanguíneos menores em todos os órgãos do corpo, inclusive no cérebro, e envelhece tudo precocemente.

Obviamente, pare de fumar. Sei que isso é, muitas vezes, mais fácil dizer que fazer. Ao longo dos anos, ajudei muitas pessoas a pararem de fumar e descobri que um único programa não funciona para todos. A hipnose é eficiente para alguns; o uso de adesivos de nicotina ou goma funciona para outros; a medicação com bupropiom, um antidepressivo que aumenta a dopamina, é útil para outros e alguns respondem à terapia de grupo. Em minha experiência, em geral, é preciso fazer uma combinação de tratamentos.

> **PASSO PARA AÇÃO**
> Pare de fumar agora! Para ajudá-lo a parar, considere fazer hipnose, mastigar goma ou usar adesivos de nicotina e tomar um antidepressivo.

Manter a memória saudável é fundamental para ajudá-lo a ter um corpo melhor e vice-versa. Para manter a memória saudável você precisa manter o corpo saudável também. Como você viu, as estratégias são simples – pare de poluir seu corpo, coma comida boa, exercite a mente e o corpo e trate as doenças cedo.

SUPLEMENTOS PARA MELHORAR A MEMÓRIA

O uso racional de suplementos também pode ser muito útil para a memória. Ginkgo biloba, fosfatildilserina (PS), sálvia, vimpocetina, curcumina e huperzine A provaram ser úteis para melhorá-la. Os medicamentos que foram considerados úteis para isso incluem os princípios ativos memantine, donepezila e o remédio Reminyl. Veja o Apêndice C para obter mais informações sobre suplementos e também visite www.amenclinics.com.

A solução da memória

Usurpadores da memória	Estimuladores da memória
Qualquer problema no cérebro	Programa de saúde cerebral geral
Lesão cerebral	Foco na proteção do cérebro
Dormir pouco	Dormir adequadamente (pelo menos sete horas)
Nível baixo de açúcar no sangue	Refeições pequenas e frequentes com pelo menos alguma proteína para manter o teor de açúcar no sangue em níveis saudáveis

Dieta de baixa qualidade	Dieta enriquecida
Abuso de álcool/drogas	Abstinência de álcool ou drogas
Depressão	Tratamento para depressão
Ansiedade	Meditação para relaxamento e para melhorar o CPF
Falta de exercícios físicos	Exercícios físicos
Falta de exercícios mentais	Aprender a vida toda
Assistir à televisão ou usar computador em excesso	Limitar o tempo diante da TV e do computador
Problemas hormonais (i.e., tireoide, testosterona, estrogênio, cortisol)	Níveis hormonais otimizados
Problemas de saúde, tais como deficiência de B12	Tratamento de qualquer problema médico subjacente
Medicamentos, tais como os com alprazolam ou oxicodona	Óleo de pescado para diminuir a inflamação e aumentar o fluxo sanguíneo
Diabetes	Dieta e exercícios
Mal de Alzheimer	Plano de prevenção do Alzheimer descrito anteriormente
Derrame	Parar de fumar
Perda pós-anestesia	Programa de saúde cerebral geral
Toxinas ambientais	Muita ventilação e eliminação de qualquer toxina
Qualquer inflamação sistemática	Programa de anti-inflamação, incluindo óleo de pescado, dieta saudável, ácido fólico ou doses baixas de anti-inflamatório ou aspirina infantil
Quimioterapia	Dieta para prevenção do câncer, muitas frutas e legumes Suplementos, incluindo gingko biloba, huperzine A, fosfatidilserina, sálvia, curcumina e vimpocetina

1 3

A SOLUÇÃO DOS PENAs

PENSE UMA MANEIRA DE SER MAIS MAGRO, JOVEM E FELIZ

Não acredite em todo pensamento negativo que passa por sua cabeça.

"Nunca vou perder peso."

"Não consigo evitar ser gordo – minha família inteira é gorda."

"É culpa da minha mulher eu ser gordo – ela sempre coloca comida demais no meu prato."

"Fazer dieta é inútil – vou ganhar todo o peso de volta."

"Sou um perdedor, porque não consigo perder peso."

"Estou estressado, então preciso comer."

"Sempre adorei doces – nunca consegui parar de comer chocolate."

"É muito difícil fazer dieta."

"Nunca fui de dormir muito."

"Não preciso contar calorias, já sei tudo."

"Não preciso dormir muito – posso tomar algumas xícaras de café para ficar acordado."

"Minha memória é terrível, mas isso é normal porque tenho 45 anos."

"Tenho certeza de que sofrerei do mal de Alzheimer, porque meu pai teve."

"Não há nada que eu possa fazer para evitar as rugas."

"Todo mundo acima de 50 anos tem bolsas embaixo dos olhos."

"Não quero ir ao médico porque sei que ele encontrará algo errado."

"Meus filhos estão sempre gripados, então é normal que eu pegue gripe também."

"Simplesmente sei que vou ter câncer um dia."

"Não tenho controle algum sobre minha hipertensão – tomar remédio é a única saída."

Algum desses pensamentos soa familiar? Se a resposta é sim, você tem mentido para si mesmo. Esses tipos de pensamento são MENTIRAS, e eles impedem que você tenha o corpo e o cérebro que deseja. A boa notícia é que você não precisa acreditar em toda mentira estúpida que passa por sua cabeça. Melhor ainda, você pode responder a essas mentiras. Quantos de vocês eram bons em responder aos pais quando adolescentes? Eu era excelente! Você precisa ser bom em responder a si mesmo.

A maioria de nós não pensa o suficiente. Pensar é algo natural para todos nós. Durante os anos de educação, ninguém jamais nos ensinou a pensar, o que pensar ou o que não pensar. Para muitos de nós, vale tudo em nossas mentes, com pensamentos aleatórios que passam voando sem qualquer lógica. Outros de nós ficam presos nos mesmos pensamentos negativos repetitivos e não conseguem se livrar deles. Isso é bom para o nosso cérebro? Não! Isso é bom para nosso corpo? Não! Os pensamentos negativos tomaram conta de nosso cérebro, e precisamos retomar o controle. É hora de treinar seu pensamento. A função cerebral aprimorada, um corpo melhor, o humor mais equilibrado, maior imunidade e uma pele brilhosa serão suas recompensas.

COMO OS PENSAMENTOS AFETAM SEU CÉREBRO E SEU CORPO

Você sabia que os pensamentos são tão poderosos que causam reações físicas no cérebro e no corpo? É verdade. Pensamentos ruins, enlouquecidos, tristes, desesperançosos ou impotentes liberam substâncias químicas que nos fazem sentir mal. As mãos ficam frias, você começa a suar mais, o coração acelera e acalma (a variabilidade baixa dos batimentos cardíacos está associada ao pensamento negativo e à doença cardíaca... o que não é bom para a saúde), você respira mais rápido e mais raso e os músculos ficam tensos. Esses pensamentos horríveis, deprimentes e negativos fazem o cérebro e o corpo funcionarem com menos eficiência. Por outro lado, pensamentos felizes, positivos, esperançosos e amorosos liberam substâncias químicas que nos fazem sentir bem. As mãos ficam mais quentes, sua-se menos, o coração bate mais devagar e se torna mais variável (o que é bom), a respiração desacelera e fica mais profunda e os músculos relaxam. Esses efeitos acontecem imediatamente e fazem o cérebro e o corpo funcionarem melhor.

Como sabemos que o corpo reage aos nossos pensamentos? Os instrumentos da biofeedback, tais como os usados pelos testes de detector de mentiras, nos dão essa resposta. Como sabemos que o cérebro reage aos nossos pensamentos? Sabemos graças aos estudos das imagens do cérebro. Anteriormente, mencionei um estudo que fizemos comparando os efeitos de pensamentos negativos e a gratidão sobre a função cerebral. Os resultados foram surpreendentes. Os exames mostraram que a gratidão e o pensamento positivo aumentam a função cerebral. Isso torna mais fácil tomar decisões melhores com relação à dieta e à saúde em geral. Os pensamentos negativos, no entanto, causam doenças graves na atividade do cerebelo e nos lobos temporais, sobretudo no lobo temporal esquerdo. Quando a atividade no cerebelo é baixa, é mais difícil pensar e processar informações rapidamente – definitivamente, não é algo que você deseja que aconteça quando precisa decidir se aceita ou não a terceira taça de vinho que seu anfitrião acaba de lhe oferecer, ou se deseja a versão gigantesca de sua refeição que a atendente de lanchonete acaba de sugerir.

> **PASSO PARA AÇÃO**
> Seus pensamentos importam. Se você deseja se sentir bem, tenha bons pensamentos.

A atividade diminuída nos lobos temporais está associada ao humor, à memória e à dificuldade para controlar o mau humor. Sentimentos depressivos, dificuldades para lembrar informações importantes e atos violentos podem ocorrer. Essas reações trazem consequências sérias para o corpo. A depressão foi relacionada ao excesso de peso ou à obesidade. Se você não tem uma boa memória, não lembrará tudo que precisa fazer para manter uma boa saúde. E a violência pode levar a ferimentos corporais. Ai!

Vários outros estudos confirmam esses resultados. Pesquisadores do National Institute of Mental Health realizaram um estudo instigante sobre os efeitos dos pensamentos na função cerebral. Eles examinaram a atividade cerebral em dez mulheres saudáveis em três condições diferentes: quando tinham pensamentos felizes, neutros e tristes. Durante os pensamentos felizes, as mulheres demonstraram um esfriamento do cérebro emocional e se sentiram melhor. Durante os pensamentos ruins, houve um aumento significativo na atividade do cérebro emocional, o que é consistente com a depressão. Outro estudo de imagens neurais feito por pesquisadores canadenses descobriu que a tristeza e as emoções negativas influenciavam significativamente, e de forma negativa, a função e a plasticidade cerebral.

APRESENTO-LHE OS PENAs:
PENSAMENTOS NEGATIVOS AUTOMÁTICOS

Os PENAs (pensamentos negativos automáticos) são pensamentos negativos que entram na mente o dia inteiro, o entristecem e evitam que você adote comportamentos saudáveis. Eles sabotam os planos de comer de forma saudável, diminuem o desejo de se exercitar, destroem a autoestima e fazem você se sentir arrasado.

Criei o conceito de PENAs como uma forma de ajudar meus pacientes mais jovens a entenderem a noção de pensamentos negativos. Um dia, cheguei em casa e deparei com uma invasão de formigas na cozinha. Eram milhares de insetos repulsivos por todos os lados. Peguei o inseticida e comecei a matá-las. Enquanto jogava inseticida nelas, pensei: "Essas formigas são como pensamentos dentro da cabeça de meus pacientes." Algumas delas não constituem um grande problema, mas quando se tem uma infestação, isso estraga o dia. Os PENAs fazem a mesma coisa. Um pensamento negativo aqui e outro ali não causam muito problema, porém, se você tiver milhares de pensamentos horríveis, isso o fará se sentir horrível.

Em nosso curso para escolas de ensino médio "Melhorando ainda mais seu cérebro", ensinamos sobre os PENAs. Os estudantes consideram essa sessão uma das mais valiosas do curso. Eles ficam fascinados ao aprenderem que não precisam acreditar em todos os seus pensamentos e ficam chocados por ninguém ter-lhes ensinado esse conceito antes. Ouvimos dos alunos que a ideia de que eles podem dar um basta aos pensamentos negativos lhes confere muito poder e os ajuda a acreditar que podem controlar seus pensamentos em vez de deixar que eles os controlem.

Em minha clínica, identifiquei nove "espécies" de PENAs que podem usurpar sua felicidade e arruinar sua vida:

1. Tudo ou nada
2. Exagerado
3. Foco no negativo
4. Pensando com seus sentimentos
5. Sentimento de culpa
6. Rotulando
7. Previsão do futuro
8. Leitura da mente
9. Culpa

Vamos examinar cada uma das espécies PENAs mais de perto.

1. Tudo ou nada Estes são os PENAs que infestam o cérebro quando se pensa que algo é todo bom ou todo ruim. É o mesmo que pensamento preto no branco. Se for fiel ao planejamento de exercícios físicos por um mês, você achará que é a pessoa mais disciplinada do planeta. Se perder um dia de ginástica, achará que não tem disciplina, desistirá e voltará a ser um viciado em televisão. Uma abordagem melhor é reconhecer que não fez seus exercícios diários e depois voltar aos eixos no dia seguinte. Uma deslizada não significa que você deve desistir completamente.

2. Exagerado Ele ocorre quando você pensa em palavras que generalizam demais, tais como *sempre, nunca, todas as vezes* ou *todo mundo*. Avaliemos alguns dos pensamentos do começo deste capítulo: "Nunca vou conseguir perder peso", "Sempre adorei doces – nunca consegui parar de comer chocolate", "Meus filhos estão sempre gripados, então é normal que eu pegue gripe também". Esse tipo de pensamento faz você se sentir como se estivesse fadado a fracassar no objetivo de comer corretamente e permanecer saudável. É como se não tivesse qualquer controle sobre seu comportamento ou suas ações.

3. Foco no negativo Este PENA o faz enxergar apenas os aspectos negativos das situações até mesmo quando existem muitos positivos. "Sei que perdi 5 quilos, mas desejava perder 10, então, sou um fracasso" é um exemplo desse tipo de pensamento. Focar no negativo o torna mais propenso a desistir de seus esforços. Realçar o aspecto positivo desse mesmo pensamento – "Uau! Perdi 5 quilos. Estou a caminho de atingir meu objetivo de perder 10" – motiva-o a manter o bom trabalho e se sentir muito melhor consigo mesmo.

4. Pensando com seus sentimentos "Sinto que minha pele nunca ficará bonita." Pensamentos como esse ocorrem quando se tem um sentimento com relação a algo e se presume que ele está correto, então, nunca o questionamos. Os sentimentos podem mentir também. Procure por provas. Nesse exemplo, marque uma consulta com o dermatologista para descobrir se há algo que você pode fazer para melhorar a pele.

5. Sentimento de culpa Pensar em palavras como "devo", "tenho de" e "preciso de" são característicos deste PENA, que envolve usar a culpa excessiva para controlar o comportamento. Quando sentimos que somos levados a fazer algo, nossa tendência natural é recuar, o que não significa que a culpa é totalmente ruim. Certamente, há situações na vida em que precisamos ou não fazer algo se desejamos ter o melhor corpo possível: "Quero comer as batatas fritas e o guacamole da festa, mas em vez disso, eu devia comer cenouras cruas" ou "Estou com vontade de ficar na cama, mas eu devia fazer ginástica." Não confunda isso com os PENAs de sentimento de culpa.

6. Rotulando Quando você chama a si mesmo ou a alguém de nomes ou usa termos negativos para descrever-se ou descrevê-los, você tem um PENA de rotulagem no cérebro. Muitos de nós fazemos isso regularmente. Você pode ter dito uma das seguintes frases em algum momento da vida: "Sou um fracasso" ou "Sou preguiçoso". O problema de se atribuir nomes é que isso acaba com seu controle sobre suas ações e seus comportamentos. Se você é um perdedor, um fracassado ou um preguiçoso, então, por que se incomodar tentando mudar seus comportamentos? É como se tivesse desistido antes de ter tentado. Essa atitude derrotista pode arruinar seu corpo.

Cuidado com os PENAs capitais

Esses últimos três PENAs são os piores do grupo. Os chamo de PENAs capitais porque realmente nos fazem sofrer.

7. Previsão do futuro Prever o pior muito embora você não saiba o que acontecerá é a principal característica do PENA da previsão do futuro. Provavelmente, você tem estes PENAs no cérebro se já disse frases como "Sei que não serei capaz de continuar meu programa de exercícios físicos"; "Vou trapacear se tentar fazer dieta"; "Acabei de fazer uma biópsia, tenho certeza que estou com câncer e que vou morrer". O problema com a previsão do futuro é que a mente é tão poderosa que pode fazer acontecer o que você vê. Então, quando estiver convencido de que a biópsia trará más notícias, você fica estressado com isso, o que deprime seu sistema imunológico e aumenta suas chances de ficar doente. Na verdade, o estresse crônico foi associado a várias doenças, inclusive ao câncer.

Ninguém está a salvo dos PENAs de previsão de futuro, nem mesmo eu. Vários anos atrás escrevi um artigo para a revista *Parade* chamado "Como sair do próprio caminho". Após o artigo ter sido publicado, meu escritório recebeu mais de 10 mil cartas pedindo mais informações sobre o comportamento autossabotador. A mídia veio a saber do volume de respostas, e fui convidado para aparecer na CNN. Era uma grande oportunidade de divulgar meu trabalho na Amen Clinics, mas nunca fora à televisão antes e estava nervoso – *muito* nervoso.

Sentei na "sala verde" logo antes de entrar em cena e, de repente, tive um ataque de pânico. Não conseguia respirar; meu coração acelerou e eu quis sair de lá de qualquer jeito. Felizmente, trato pessoas com esse problema. Digo-me as mesmas coisas que digo a meus pacientes: "Se estiver tendo um ataque de pânico em uma situação segura, não saia do lugar, ou o pânico dominará sua vida. Desacelere sua respiração. Escreva seus pensamentos e que tipo de PENAs eles são." Portanto, fiquei parado, respirei fundo e peguei uma caneta e escrevi meus pensamentos: "Vou esquecer meu nome" – previsão do futuro. "Vou gaguejar" – previsão do futuro. "Dois milhões de pessoas vão achar que sou burro" – previsão do futuro.

Com apenas uma olhada, sabia que tinha uma infestação de PENAs de previsão do futuro. Então, assim como falo para meus pacientes, disse para mim mesmo, para responder a meus pensamentos: "Tudo bem, se eu esquecer meu nome, tenho minha carteira de motorista em meu bolso e posso procurar lá."

Não gaguejo em geral, mas se o fizer, todos os gagos que estiverem assistindo terão um médico com quem poderão simpatizar.

E quanto às pessoas que acham que sou burro, lembrei-me da regra 18/40/60, que diz que quando você tem 18 anos, você se preocupa com o que os outros pensam de você. Aos 40, você não liga a mínima para o que alguém pensa de você. E aos 60, você percebe que ninguém pensou o que quer que fosse de você. A maioria das pessoas passa os dias se preocupando e pensando nelas mesmas.

Esse pequeno exercício me ajudou a me acalmar e consegui aparecer na televisão e me sair bem. Não esqueci meu nome, não gaguejei. E não recebi nenhum telefonema, carta ou e-mail dos 2 milhões de pessoas me dizendo que eu era burro. Quando fui convidado novamente para aparecer na televisão, não fiquei nervoso. E em cada aparição subsequente fiquei mais descontraído. Desde aquela vez, apareci na televisão mais de 100 vezes, e isso não me deixa mais nervoso, de forma alguma. Pense bem, se eu tivesse ouvido meus PENAs mentirosos e de previsões do futuro e tivesse fugido do estúdio, provavelmente nunca teria aceitado outro convite para aparecer na televisão, e isso teria mudado dramaticamente minha vida e carreira de uma forma negativa.

8. Leitura da mente Quando você pensa que sabe o que alguém está pensando muito embora essa pessoa não lhe tenha dito e você não lhe tenha perguntado, isso se chama leitura da mente. Provavelmente, você está familiarizado com estes PENAs: "Ele está olhando para meu traseiro – ele deve estar pensando que estou gorda demais" e "Ela está me fitando – provavelmente ela está pensando que pareço velho demais porque tenho pés de galinha".

Tenho 25 anos de estudos – a maioria em como diagnosticar, tratar e ajudar pessoas – e não consigo ler a mente de ninguém. Não faço a menor ideia do que as pessoas estão pensando, a menos que me digam. Uma olhada em sua direção não significa que alguém está julgando sua aparência. Ela pode estar olhando para seu traseiro porque você acaba de se sentar em algo que se grudou em suas calças. Ou ela pode estar pensando que lindos olhos você tem.

9. Culpa De todos os PENAs, este é o pior deles. Culpar os outros por seus problemas e não assumir a responsabilidade por seus sucessos e fracassos é um pensamento tóxico. Você conhece o tipo de pensamento sobre o qual estou falando: "É sua culpa que eu esteja fora de forma, porque você não se exercita junto comigo"; "É culpa de minha mãe que eu esteja acima do peso, porque ela faz comidas muito engordativas" ou "Só comecei a fumar porque você fuma, então é sua culpa que eu tenha problemas respiratórios".

Um dos meus pacientes era uma jovem que passou sua primeira sessão inteira culpando outras pessoas por todos os seus problemas. Fiz com que comprasse um cofrinho e colocasse todas as desculpas que usou nele. Sempre que acusasse alguém, ela teria de colocar 25 centavos no cofre. A princípio, havia muitas moedas de 25 centavos no cofre. Disse-lhe que ela e eu podíamos escrever um livro juntos que se chamaria *101 razões por que não sou responsável pelo que minha vida se tornou*. Logo a seguir ela entendeu a mensagem e desistiu de culpar os outros.

PASSO PARA AÇÃO

Cuidado com os PENAs de culpa. Pare de culpar os outros e assuma a responsabilidade por suas ações. Se você está fumando, é porque escolheu começar, e você pode escolher parar.

Sempre que você começa uma frase com "É sua culpa...", isso estraga a vida. Esses PENAs o transformam em uma vítima. E quando se é uma vítima não há poder para mudar o comportamento. Para ter o melhor corpo possível você precisa mudar seu comportamento, então mate os PENAs de culpa.

TRANSFORME SEU PENSAMENTO, TRANSFORME SEU CÉREBRO E SEU CORPO

Quando você aprende a desafiar e a corrigir pensamentos negativos e menti-rosos, elimina o poder deles de controlar você e seu corpo. Em vez disso, ao assumir o controle do pensamento, você também assume o controle de seus comportamentos e de suas ações e, então, pode ter o corpo que deseja. Ao transformar seus pensamentos, você pode ficar mais magro, saudável e feliz. Eis um conceito que uso com muitos de meus pacientes para ajudá-los a assumir o controle sobre seus pensamentos.

Desenvolva um exterminador de PENAs no cérebro que possa destruir to-dos os pensamentos negativos que surgirem e que atrapalharem seus esforços para ter um corpo melhor. Ensine seu exterminador de PENAs a responder aos PENAs incômodos para poder se livrar deles. Sempre que se sentir mal, louco, triste, nervoso ou frustrado, escreva seus pensamentos e os tipos de PE-NAs, depois escreva o que seu exterminador de PENAs diria àquele PENA para matá-lo. Assim que escrever a verdade, isso dispersará qualquer sentimento negativo, e você começará a se sentir melhor. Veja o quadro a seguir para obter exemplos de como responder a seus PENAs.

PENAs	Espécies	Exterminadores de PENAs
Comi biscoitos. Agora minha dieta está arruinada.	Tudo ou nada	Gostei dos biscoitos e comerei menos calorias no jantar para equilibrar.
Sei que sofrerei do mal de Alzheimer.	Previsão do futuro	Não sei disso. Se tomar cuidado com a saúde de meu cérebro agora, posso não sofrer disso.
É culpa sua.	Culpa	Preciso assumir a responsabilidade por minhas próprias ações e comportamentos.

TERAPIA CONTRA OS PENAs PARA TER UM CORPO MELHOR

O conceito de transformar os pensamentos para transformar o comporta-mento está enraizado em uma terapia de melhoria do cérebro comprovada, denominada terapia cognitiva ou terapia para contra-atacar os pensamentos negativos automáticos. Usada para ajudar os pacientes a superarem todos os tipos de comportamentos indesejáveis, a terapia cognitiva também pode ajudá-lo a ter um corpo melhor. Essa é a premissa de *The Beck Diet Solution*, um livro excelente da Dra. Judith S. Beck. Nesse trabalho, Beck mostra como a terapia cognitiva pode ajudar na dieta e na perda de peso ensinando-lhe a "treinar o cérebro para pensar como uma pessoa magra". O simples ato de pensar da maneira como uma pessoa magra pensa o ajuda a se comportar como uma pessoa magra. E esse comportamento é o que ajudará você a perder peso.

Pense como uma pessoa mais magra

"Fui a uma festa ontem à noite e comi muito guacamole e batatas fritas; hoje, peso mais meio quilo. Vou tentar comer melhor hoje."

"Não consigo resistir a biscoitos amanteigados. Quando for ao supermercado, vou evitar a gôndola de biscoitos para não ficar tentado a comprar alguns."

"Quando me sinto estressado, tomo um banho quente ou ando pelo quarteirão em vez de abrir a lata de biscoitos."

"Vou dizer à minha mãe o quanto adoro seu suflê de queijo, mas que não o comerei dessa vez porque estou tentando controlar meu peso. Dessa forma, ela não ficará ofendida e não me sentirei culpado quando não comer nada no jantar de família."

"Aqueles pãezinhos servidos no intervalo parecem muito bons, mas acabei de tomar meu café da manhã, então vou comer um só."

"Quando criança, me ensinaram a limpar o prato, então vou colocar pequenas porções de comida no meu prato. [Ou, vou usar pratos menores.]"

> ## PASSO PARA AÇÃO
> Transforme sua maneira de pensar para começar a pensar como uma pessoa mais jovem, com um corpo melhor, com mais energia, mais saudável ou magra. Seus pensamentos se traduzirão em ações, e essas ações farão seu corpo se transformar no que você sempre desejou.

Pense como uma pessoa com uma aparência mais jovem

"Só porque vou a um jantar não significa que eu tenha de tomar bebida alcoólica, que desidrata minha pele e me faz parecer um chato."

"Vou evitar lugares em que as pessoas estejam fumando porque não quero ser tentado a fumar."

"Não vou ficar na balada até muito tarde porque desejo parecer bem de manhã."

"É muito fácil passar hidratante que tenha protetor solar, e ele protege minha pele dos danos causados pelo sol."

"Não importa minha idade, sempre posso melhorar a aparência de minha pele cuidando dela."

"Em vez de me estressar com o trabalho, vou passar cinco minutos meditando."

Pense como uma pessoa mais saudável

"Dormir bastante é uma prioridade para mim, porque me ajuda a adoecer menos."

"Vou falar com meu médico para saber o que posso fazer para evitar doenças graves."

"Se não me sinto bem ou acho que posso ter um problema de saúde mental, vou buscar a ajuda de um profissional em vez de esperar piorar."

"Sempre me sinto muito melhor após me exercitar, então vou levantar e fazer exercícios muito embora me sinta cansada esta manhã."

"Gosto de ter um corpo saudável e quero mantê-lo assim, então não farei esportes que não sejam seguros para meu cérebro e, em vez disso, vou jogar tênis ou tênis de mesa."

O TRABALHO: UMA FORMA SIMPLES PORÉM EFICAZ DE EXTERMINAR PENAs

Um dos meus livros favoritos, *Ame a realidade,* foi escrito por minha amiga Byron Katie. Nesse livro extremamente inteligente Katie, como seus amigos a chamam, descreve uma transformação impressionante que aconteceu em sua vida. Quando tinha 43 anos, Katie, que passara os dez anos anteriores em uma espiral ladeira abaixo de raiva, desespero e depressão suicida, acordou um dia e descobriu que todas aquelas emoções horríveis haviam desaparecido. Em seu lugar estavam sentimentos de alegria e felicidade absoluta. A grande revelação de Katie, a qual veio em 1986, foi que não é a vida que nos faz sentir deprimidos, zangados, abandonados e desesperados; ao contrário, são nossos pensamentos que nos fazem sentir dessa forma. Essa percepção levou Katie à noção de que nossos pensamentos poderiam, com igual facilidade, nos fazer sentir felizes, calmos, conectados e cheios de vida.

Ela também percebeu que nossas mentes e nossos pensamentos afetam nosso corpo. "O corpo nunca é o problema. O problema é sempre um pensamento no qual inocentemente acreditamos", ela escreveu em seu livro *On Health, Sickness, and Death*. No mesmo livro, ela também escreveu, "Corpos não anseiam, corpos não desejam, corpos não sabem, não se importam, não ficam famintos ou sedentos. É o que sua mente apreende – sorvete, álcool, drogas, sexo, dinheiro – que o corpo reflete. Não há doenças físicas, apenas mentais. O corpo segue a mente. Ele não tem escolha."

Katie queria compartilhar sua revelação com outros para ajudá-los a eliminar seu sofrimento por meio de mudanças nos pensamentos. Ela desenvolveu um método simples de pesquisa – o Trabalho – para questionar seus pensamentos. O Trabalho é simples. Ele consiste em escrever qualquer pensamento incomodativo, preocupante ou negativo, depois fazer-se quatro perguntas e virá-lo ao contrário. O objetivo do Trabalho não é ter pensamentos positivos inviáveis; é ter pensamentos curadores. As quatros perguntas são:

1. É verdade? (O pensamento negativo é verdade?)
2. Posso ter certeza absoluta de que é verdade?
3. Como reajo quando tenho esse pensamento?
4. Quem eu seria sem esse pensamento? Ou como me sentiria se não tivesse esse pensamento?

Após responder às quatro perguntas você pega o pensamento original e o vira ao contrário e se pergunta se o oposto do pensamento original que está causando sofrimento não é verdade ou até mesmo mais verdadeiro. Depois, vire o pensamento ao contrário e aplique-o a você (como o oposto do pensamento se aplica a mim pessoalmente?). Em seguida, vire o pensamento ao contrário e aplique-o a outra pessoa, se o pensamento envolve outra pessoa (como o oposto se aplica à outra pessoa?).

Fiz esse Trabalho e ele me ajudou a passar por um período muito doloroso de minha vida. Quando fiz o Trabalho, imediatamente me senti melhor. Fiquei mais relaxado, menos ansioso e mais honesto ao lidar com meus pensamentos e emoções. Agora, sempre carrego essas quatro perguntas comigo e as uso muito em minha clínica e com meus amigos e familiares. Eis alguns exemplos de como usar as quatro perguntas para exterminar PENAs que estão evitando que você tenha um corpo que adora.

Faça o Trabalho para perder peso

Gina esperava perder 10 quilos antes de seu casamento, então mudou sua dieta três meses antes do grande dia. Após as primeiras duas semanas, perdeu alguns quilos e se sentia bem consigo mesma. Porém, após a terceira semana, subiu na balança e viu que ganhara meio quilo apesar de não ter saído da dieta. Pensou: "Nunca perderei peso antes de meu casamento." Eis como ela trabalhou esse pensamento.

Pensamento negativo: "Nunca perderei peso antes de meu casamento."

Pergunta 1: É verdade que não perderei peso antes do casamento?

"Sim", ela respondeu.

Pergunta 2: Você tem certeza absoluta de que não perderá peso antes do casamento?

Inicialmente, ela disse sim, que ela não perderia peso. Depois, pensou e disse: "Bem, talvez eu perca. Perdi peso nas duas primeiras semanas. Talvez isso seja apenas um revés temporário, e perderei alguns quilos semana que vem."

Pergunta 3: Como você se sente quando tem o pensamento "Nunca perderei peso antes do casamento"?

"Sinto-me frustrada e fracassada. Tenho medo de estar gorda no dia do meu casamento e não caber no vestido. Estou preocupada se as pessoas vão pensar que não sou uma noiva bonita."

Pergunta 4: Quem você seria sem esse pensamento "Nunca perderei peso antes do casamento"?

Ela pensou sobre isso por um momento, depois respondeu: "Eu simplesmente estaria feliz por estar me casando."

Reviravolta: Qual é o pensamento oposto de "Nunca perderei peso antes do casamento"?

Gina pensou sobre isso e disse que se continuasse a seguir a dieta "Perderei peso a tempo do casamento". Então, sentiu uma energia renovada para manter-se vigilante sobre o que comia em vez de desistir da dieta.

Faça o Trabalho para uma pele melhor

Pensamento negativo: "Tenho mais de 50 anos, então, não há nada que eu possa fazer para evitar as rugas."

Pergunta 1: É verdade que não há nada que você possa fazer?

"Sim, porque já tenho rugas."

Pergunta 2: Você tem certeza absoluta de que sabe que é verdade que estar com mais de 50 anos a torna incapaz de evitar rugas?

"Não. Quer dizer, já tenho algumas rugas, mas rugas novas podem ser evitadas."

Pergunta 3: Como você se sente quando tem o pensamento?

"Sinto-me triste, velha e nada atraente."

Pergunta 4: Quem você seria ou como se sentiria sem o pensamento?

"Sentiria como se tivesse mais controle sobre minha aparência."

Reviravolta: "Há algo que posso fazer para evitar rugas."

Em seguida, encontre exemplos para apoiar esse pensamento. "Eu posso parar de fumar, tentar dormir mais e começar a usar protetor solar. Isso pode ajudar."

Faça o Trabalho para o vício de açúcar

Pensamento negativo: "Não posso passar um dia sem comer chocolate."

Pergunta 1: Isso é verdade?

"Sim."

Pergunta 2: Você tem certeza absoluta de que isso é verdade? Você morreria se não comesse chocolate um dia?

"Não, claro que não."

Pergunta 3: Como esse pensamento a faz se sentir?

"Ele faz eu me sentir triste, porque sei que comer muito chocolate me engorda, e isso me faz odiar meu corpo."

Pergunta 4: Quem eu seria sem esse pensamento?

"Eu me sentiria muito melhor porque poderia perder algum peso, o que melhoraria minha autoestima."

Reviravolta: "Posso passar um dia sem comer chocolate."

Faça o Trabalho para sua saúde

Pensamento negativo: "Meu pai teve um ataque cardíaco aos 60 anos, então sei que vou ter um com essa idade também."

Pergunta 1: Isso é verdade?

"Sim, é hereditário."

Pergunta 2: Você tem certeza absoluta disso?

"Não, não tenho. Meu pai fumava, nunca fazia exercício, comia mal e nunca ia ao médico. Não fumo, e se comer corretamente, me exercitar e tomar medicamentos para baixar o colesterol, provavelmente, posso evitar ou, pelo menos, retardar a doença cardíaca."

Pergunta 3: Como você se sente quando tem esse pensamento?

"Sinto-me muito estressado e apavorado."

Pergunta 4: Como você se sentiria sem esse pensamento?

"Eu não ficaria tão preocupado, então, provavelmente, conseguiria dormir melhor."

Reviravolta: "Não sei se terei um ataque cardíaco."

Esse pensamento é verdade ou mais verdadeiro do que o pensamento original? "Esse pensamento é verdade." Nesse momento, se a reviravolta não fizer sentido e se seu pensamento original for realmente verdade, você pode não se importar com o pensamento e viver com ele ou fazer algo a respeito. O objetivo é não se iludir, mas ser honesto consigo mesmo.

Faça o Trabalho para sua memória

Pensamento negativo: "Minha memória é horrível. Tenho certeza de que estou desenvolvendo o mal de Alzheimer."

Pergunta 1: É verdade que sua memória é tão ruim assim?

"Sim."

Pergunta 2: Você tem certeza absoluta de que isso é verdade 100 por cento das vezes?

"Não, eu me lembro da maioria das coisas, mas sinto como se esquecesse de coisas com mais frequência agora. No entanto, tenho estado estressado ultimamente e aí é quando tendo a esquecer as coisas."

Pergunta 3: Como você se sente quando tem esse pensamento?

"Sinto-me apavorado e preocupado e em dúvida se serei capaz de cuidar de mim mesmo, se terei que ir para um asilo e perder minha família e todos os meus amigos."

Pergunta 4: Como você se sentiria sem esse pensamento?

"Muito melhor."

Reviravolta: "Minha memória não é horrível, e não estou desenvolvendo o mal de Alzheimer."

Isso é verdade ou mais verdadeiro do que a afirmação original? "Provavelmente. Posso pedir a meu médico para testar minha memória."

COMO FAZER SEU CÉREBRO INCONSCIENTE TRABALHAR NO SEU CORPO

O cérebro é um órgão incrivelmente poderoso e pode fazer acontecer o que ele vê. Se ele vê medo, o corpo todo sentirá medo. Ver-se velho, gordo, enrugado ou demente causa mais estresse e produção de cortisol, o que afeta a saúde, o peso, a pele e a mente de uma maneira destrutiva. Se o cérebro vê alegria, o corpo todo se sentirá mais leve, mais saudável e mais feliz. Pensamentos negativos podem fazer coisas negativas acontecerem, enquanto pensamentos positivos podem ajudá-lo a atingir seus objetivos de saúde.

Os médicos sabem que há séculos a mente e o cérebro podem exercer um papel crucial na saúde. Até 100 anos atrás a história dos médicos terapeutas era, em grande parte, a relação médico-paciente e o "efeito placebo" (placebos sendo substâncias inócuas que não têm efeito fisiológico conhecido sobre o problema). De fato, a maioria dos tratamentos realizados por médicos no passado teria sido mais prejudicial do que benéficos para o paciente se não fosse pela crença no poder curador do médico. Os benefícios do efeito placebo são determinados pelas expectativas e esperanças compartilhadas pelo paciente e o médico.

Embora um placebo seja uma substância considerada farmacologicamente inócua, ele é, sem dúvida, muito mais do que "nada". É uma ferramenta terapêutica potente – em média, cerca de 50 a 67 por cento tão poderosa quanto a morfina no alívio da dor extrema. Agora foi reconhecido que um terço da população total responde a placebos em situações clínicas relativas à dor, seja esta oriunda de cirurgia, doença cardíaca, câncer ou dor de cabeça. Está muito claro que as respostas placebos não são simplesmente o resultado de o paciente se fazer de bobo ou se enganar de que não está sentindo dor. A administração do placebo pode produzir verdadeiras mudanças fisiológicas. Alguns dos caminhos fisiológicos pelos quais o efeito placebo funciona foram identificados.

Um estudo realizado por uma equipe de pesquisadores da University of California descobriu que a administração de naloxona, uma substância que neutraliza a morfina, realmente conseguiu bloquear o efeito placebo de alivio da dor em pacientes dentários. A partir desse estudo e de outros, ficou claro que a crença no alívio da dor estimula o corpo a produzir as próprias substâncias alivadoras da dor, chamadas endorfinas, que agem da mesma maneira que a morfina, exceto pelo fato de que são muito mais potentes. Em um estudo recente, médicos do Veterans Affairs Medical Center, em Houston, realizaram uma cirurgia de artroscopia nos joelhos de um grupo de pacientes com artrite, raspando e lavando as juntas do joelho. No outro grupo, os médicos fizeram pequenos cortes nos joelhos dos pacientes para imitar as incisões de uma operação de verdade e depois os enfaixaram. O alívio da dor relatado pelos dois grupos foi idêntico. Em um estudo de imagem de cérebros, pesquisadores descobriram que, quando um placebo funcionava com pacientes deprimidos, a função do cérebro também mudava de uma maneira positiva. Transforme suas crenças, transforme seu cérebro, transforme seu corpo.

Diga ao cérebro o que deseja e mude o comportamento de forma apropriada para obtê-lo. Se sua mente absorve o que vê e faz isso acontecer, é fundamental visualizar o que deseja e depois mudar o comportamento para obtê-lo.

Muitas pessoas se deixam levar pelos modernismos, em vez de usar o córtex pré-frontal para focar no que desejam e, depois, continuar em direção a seus objetivos.

Da mesma forma que os atletas bem-sucedidos visualizam seu sucesso antes de um jogo, você deve fazer o mesmo para aumentar o poder do cérebro a favor de seu corpo. Muito frequentemente as pessoas que se veem gordas e doentes realmente fazem suas mentes inconscientes colaborarem para fazê-los gordos e doentes. Se você se vê gordo, seu cérebro continuará a

---

PASSO PARA AÇÃO

Para aumentar a capacidade do cérebro para melhorar o corpo e a saúde, faça quatro coisas:

1. Defina claramente o corpo que deseja ter. Escreva isso.
2. Passe alguns minutos cada dia visualizando seu corpo saudável.
3. Coloque fotografias em sua casa ou no trabalho nas quais aparece na forma mais saudável em que já esteve.
4. Pergunte-se todos os dias se seu comportamento está lhe dando o corpo que você deseja.

---

fazer o que é preciso para engordá-lo. Se você se vê saudável e magro, seu cérebro o ajudará a atingir seu objetivo para obter um corpo melhor.

A solução dos PENAs

Usurpadores de felicidade	Proporcionadores de felicidade
Pensamento distorcido	Pensamento preciso
Tudo ou nada	Pensamento equilibrado
Exagerado	Honestidade e flexibilidade
Focar no negativo	Foco no positivo
Pensar com seus sentimentos	Pensar com lógica
Sentimento de culpa	Usando "devos" apenas quando eles lhe servem
Rotular	Evitar rotular a si mesmo e aos outros
Prever o futuro	Ser curioso com relação ao futuro de uma maneira positiva
Ler mentes	Pedir esclarecimentos quando necessário
Culpar	Evitar acusar a si mesmo e aos outros, assumir responsabilidade pela mudança

Nunca refletir sobre seus pensamentos	Usar o Trabalho para questionar seus pensamentos sempre que se sentir triste, irritado ou nervoso
Pensar como uma pessoa gorda (doente ou idosa)	Pensar como uma pessoa magra (saudável ou jovem)
Visualizar o fracasso	Visualizar sucesso

14

A SOLUÇÃO DA PAIXÃO

FAÇA AMOR PARA RECARREGAR O CÉREBRO E O CORPO

> Sexo... que outra atividade é gratuita, divertida, de baixa caloria e
> aeróbica?
>
> – BARBARA WILSON, M.D.,
> NEUROLOGISTA E ESPECIALISTA EM DOR

O símbolo do amor é o coração. "Eu amo você com todo o meu coração." "Meu coração é seu." "Meu coração DÓI quando você vai embora." Que tolice, porque a maior parte do amor realmente acontece na massa de tecido gelatinoso que existe entre suas orelhas. Porém, simplesmente não soa muito romântico dizer: "Amo você com todo o meu cérebro." "Meu cérebro é seu." Isso soa como uma experiência científica esquisita. Ou "Meu cérebro dói quando você vai embora".

O cérebro é que é o órgão do amor, da aprendizagem e do comportamento, e, como tal, com cerca de 1,5 kg, ele é o maior órgão sexual do corpo. E, nesse caso, *tamanho* é mesmo documento. As pesquisas nos dizem claramente que estar em um relacionamento amoroso, saudável e carinhoso ajuda a ser mais feliz, viver mais, ter um corpo melhor e até ajuda a se proteger da depressão e dos problemas de memória. Ter uma vida sexual saudável é importante para ter um cérebro e um corpo melhores.

QUEM DESEJA VIVER ATÉ OS 100 ANOS?

Em agosto de 1982, durante meu ano de residência médica no andar de esterilização para cirurgias no Walter Reed Army Medical Center, em Washington, D.C., Jesse teve alta do hospital. Ele fora internado para ser operado de emergência de uma hérnia duas semanas antes e houve algumas complicações pequenas. Lembro de Jesse tão vivamente agora porque ele tinha 100 anos, mas falava e agia como se fosse 30 anos mais jovem. Do ponto de vista mental, ele parecia, em todos os sentidos, tão astuto quanto qualquer paciente com quem falei naquele ano ou desde então. Ele e eu construímos um vínculo especial, porque, ao contrário dos residentes de cirurgia que passavam um máximo de cinco minutos no quarto dele todos os dias, passei horas durante sua hospitalização conversando com ele sobre sua vida. Os outros residentes estavam motivados a aprender sobre as últimas técnicas de cirurgia. Eu estava interessado na história de Jesse e queria saber sobre o segredo de sua longevidade e felicidade.

Jesse passou o aniversário de 100 anos no hospital, e foi um evento e tanto. Sua mulher, na verdade a segunda, três décadas mais jovem do que ele, planejou a festa com a equipe da enfermagem. Havia muito amor, brincadeiras e afeição física entre Jesse e sua mulher. Claramente, eles ainda tinham "tesão" um pelo outro.

Logo antes de sua alta, ele me viu junto com as enfermeiras tomando notas. Entusiasticamente, acenou para que eu fosse até seu quarto. Suas malas estavam prontas e ele vestia um terno marrom, camisa branca e boné azul. Ele olhou profundamente em meus olhos e calmamente me perguntou: "Quanto tempo, doutor?"

"Quanto tempo o quê?", indaguei.

"Quanto tempo até eu poder fazer amor com minha mulher?"

Pausei, e ele continuou com voz abafada: "Você quer saber o segredo de viver até os 100 anos, doutor? Nunca perca uma oportunidade de fazer amor com sua mulher. Quanto tempo devo esperar?"

Um sorriso lento surgiu em seu rosto. "Penso que uma semana e pouco e você estará bem. Vá com calma no princípio." Então, dei-lhe um abraço e disse: "Obrigado. Você me deu esperança por muitos anos ainda."

> ## PASSO PARA AÇÃO
> Se você deseja viver muito, ficar menos doente, sentir mais alegria, experimentar menos dor e ter mais fertilidade, faça mais sexo (preferivelmente com um(a) companheiro(a) amoroso(a) e dedicado(a)).

Finalmente, a ciência alcançou Jesse 25 anos mais tarde. Agora, há uma quantidade imensa de pesquisas conectando a atividade sexual saudável com a longevidade, assim como com a saúde física e mental. Embora haja muitos ingredientes bem conhecidos para uma vida longa – bons genes, uma perspectiva positiva, uma mente curiosa e exercícios físicos –, a atividade sexual frequente é um deles também. Neste capítulo apresento o elo entre a frequência sexual, o prazer sexual, a longevidade e a saúde física e mental.

CURA: SEXO É UM DOS MELHORES REMÉDIOS

Muitos estudos investigaram a relação entre a atividade sexual saudável e a saúde física. Os perigos potenciais da atividade sexual, incluindo doenças sexualmente transmissíveis e gravidezes inesperadas, foram ampla e corretamente reportados. No entanto, estudos menos divulgados sugerem que a atividade sexual com um(a) companheiro(a) dedicado(a) melhora o bem-estar aumentando a longevidade, a função do sistema imunológico, a alegria e o controle sobre a dor, além de melhorar a saúde sexual e reprodutiva. Esses estudos afirmam que a atividade sexual pode ser uma medida preventiva contra duas das principais causas de morte nos Estados Unidos: doenças cardíacas e câncer. A seguir apresento algumas das formas como o sexo pode melhorar sua saúde.

Longevidade

Aprender a melhorar o maior órgão sexual do corpo (o cérebro) e usá-lo bem para conectá-lo intimamente com outros pode acrescentar anos à sua vida e, provavelmente, fazê-lo mais feliz. As pesquisas sérias sobre a sexualidade começaram nos Estados Unidos na década de 1950, com Alfred Kinsey. Ele relatou que o sexo reduz o estresse e que as pessoas com vida sexual satisfatória são menos ansiosas, violentas e hostis. As pesquisas atuais comprovam isso, pois o contato físico aumenta o hormônio oxitocina, o qual aumenta a confiança e diminui os níveis de cortisol, o hormônio do estresse crônico.

Em um estudo realizado na Duke University, pesquisadores acompanharam 252 pessoas ao longo de 25 anos para determinar os importantes fatores do estilo de vida para influenciar a longevidade. A frequência sexual e o prazer passado e presente da relação sexual foram os três dos fatores estudados. Para os homens, a frequência da relação sexual era um indicador importante de longevidade. Embora a frequência da relação sexual não fosse um indicador de longevidade para as mulheres, as que relataram terem tido prazer nas relações no passado viveram muito mais. Esse estudo sugere uma associação positiva entre a relação sexual, o prazer e a longevidade.

Em 1976, as pesquisas publicadas no *Psychosomatic Medicine* concluíram que a incapacidade para atingir o orgasmo pode ter um impacto negativo nos corações femininos. Apenas 24 por cento das mulheres no grupo de controle saudável relataram insatisfação sexual, enquanto que 65 por cento das mulheres que tiveram ataques cardíacos relataram problemas com sexo. Nesse estudo, as duas causas mais comuns de insatisfação nas mulheres eram devido à impotência e à ejaculação precoce dos maridos. A saúde sexual não é uma questão apenas individual. Ela afeta tanto a satisfação quanto a saúde geral de ambos.

Um estudo sueco descobriu um risco aumentado de morte nos homens que desistiram de ter relações sexuais cedo na vida. A pesquisa foi realizada com 400 homens e mulheres idosos. Com 70 anos, eles tiveram a vida sexual pesquisada e depois foram acompanhados ao longo do tempo. Cinco anos depois, as taxas de mortalidade foram significativamente mais altas entre os homens que pararam de fazer sexo muito jovens.

> ## PASSO PARA AÇÃO
> Para homens, os estudos mostram que fazer sexo duas, três ou mais vezes por semana pode diminuir o risco de ataque cardíaco, derrame e morte.

Um grupo ousado de pesquisadores da Queens University em Belfast, Irlanda, incluiu uma pergunta sobre a atividade sexual em um estudo de longo prazo sobre saúde. Os autores estudaram quase mil homens entre as idades de 45 e 59 anos que viviam em Caerphilly, País de Gales, ou nas proximidades. Eles registraram a frequência de relações sexuais por semana e em um mês. Os pesquisadores dividiram os homens em três grupos: frequência alta de orgasmos (aqueles que faziam sexo duas ou mais vezes por semana); um grupo intermediário e frequência baixa de orgasmos (os que relataram fazer sexo menos do que uma vez por mês). Os homens foram monitorados novamente dez anos depois. Os pesquisadores descobriram que a *taxa de mortalidade, de todas as causas para os homens menos sexualmente ativos, era duas vezes mais alta do que a do grupo mais ativo.* A taxa de mortalidade no grupo intermediário era 1,6 vez maior do que a do grupo ativo.

Muitas perguntas surgem com relação a esse tipo de estudo, tais como: "É o orgasmo que está efetuando a cura? Ou são o toque e a conexão física e emocional que acompanham a relação sexual? Saúde debilitada diminui a atividade sexual? Outros fatores, tais como falta de exercício físico, álcool e/ou depressão causam saúde ruim e menos atividade sexual?" Os pesquisadores descobriram que a robustez desses resultados persistia mesmo após ajustes para levar em conta as diferenças de idades, classe social, ser fumante ou não, pressão arterial e comprovações da existência de doença cardíaca coronariana na entrevista inicial. Isso sugere um papel provavelmente mais protetor da atividade sexual.

Os pesquisadores escreveram: "A associação entre frequência de orgasmos e mortalidade no estudo presente é, pelo menos – se não mais –, convincente do ponto de vista epidemiológico e biológico do que muitas das associações reportadas em outros estudos e merece maior investigação na mesma medida. Programas de intervenção também podem ser objeto de consideração, talvez com base na empolgante campanha 'Pelo menos cinco vezes por dia' que objetivava promover o consumo de frutas e legumes – embora o imperativo numérico possa necessitar de um ajuste."

Em um segundo estudo realizado em 2001 esse mesmo grupo de pesquisa descobriu que fazer sexo três ou mais vezes por semana reduz pela metade o risco em homens de ter um ataque cardíaco ou um derrame. Se uma empresa farmacêutica surgisse com um remédio que tivesse um desempenho tão bom, o preço de suas ações atingiriam a estratosfera.

> ## PASSO PARA AÇÃO
> Procurando uma atividade física que queime calorias, forneça benefícios à saúde e seja muito divertida? Sexo é a resposta.

O coautor do estudo, Shah Ebrahim, Ph.D., enfatizou os resultados dizendo: "A relação encontrada entre a frequência de relações sexuais e a mortalidade é de considerável interesse público." Existe alguma verdade no ditado que diz que uma maçã por dia mantém o médico longe. Pode também ser verdade que um orgasmo por dia mantenha o médico longe.

Perda de peso, preparo físico geral

Um dos benefícios mais convincentes do sexo vem dos estudos sobre preparo físico. Foi estimado que o ato sexual queima cerca de 200 calorias, o equivalente a correr vigorosamente durante 30 minutos. A maioria dos casais passa em média 24 minutos fazendo amor. Durante o orgasmo, os batimentos cardíacos e a pressão arterial quase dobram, tudo sob a influência da oxitocina. As contrações musculares durante a relação sexual trabalham pélvis, coxas, glúteos, braços, pescoço e tórax. A revista *Men's Health* chegou a chamar a cama de o equipamento para exercício físico individual mais sensacional já inventado.

Uma aparência mais jovem

Orgasmos regulares podem, inclusive, ajudá-lo a parecer mais jovem. De acordo com uma pesquisa feita por David Weeks, um neuropsicólogo clínico do Royal Edinburgh Hospital, fazer amor três vezes por semana em um relacionamento isento de estresse pode fazê-lo parecer dez anos mais jovem. O Dr. Weeks estudou mais de 3.500 homens e mulheres entre as idades de 18 e 102 anos. Ele concluiu que a genética era responsável apenas por 25 por cento da aparência jovem – o resto tem a ver com o comportamento. Nesse estudo, um painel de juízes viu os participantes através de um espelho unidirecional e depois adivinhou a idade de cada sujeito. Um grupo de homens e mulheres cujas idades foram subestimadas em 7 a 12 anos foi rotulado como superjovem. Entre essas pessoas "superjovens", um dos pontos em comuns mais fortes para a aparência remoçada era uma vida sexual ativa. Eles relataram fazer amor, pelo menos, três vezes por semana, em comparação com a média de duas vezes por semana do grupo de controle. Viu-se também que os superjovens estavam mais à vontade e confiantes com relação à identidade sexual.

O Dr. Weeks, cujos resultados foram publicados em *Superyoung: The Proven Way to Stay Young Forever,* diz que isso se deve, em parte, ao fato de que, nas mulheres, a atividade sexual ajuda a acionar a produção do hormônio humano do crescimento que as auxilia a manter uma aparência mais jovem. A atividade sexual também bombeia oxigênio pelo corpo, aumentando a circulação e o fluxo de nutrientes para a pele. Ademais, estar em um relacionamento sexual pode, em si mesmo, ser um grande incentivo para cuidar da aparência e permanecer em forma.

**Níveis maiores do hormônio do crescimento
(DHEA, estrogênio e testosterona)**
A Dra. Winnifred Cutler, uma especialista em endocrinologia comportamental, relatou que as mulheres que fazem sexo regularmente tinham níveis significantemente mais altos de estrogênio no sangue do que as que faziam de vez em quando ou nunca. Os benefícios do estrogênio incluem um sistema cardiovascular saudável, colesterol ruim mais baixo, colesterol bom mais alto, densidade óssea aumentada e pele mais macia. Há também muitos indícios de que o estrogênio é benéfico para o funcionamento do cérebro, conforme mencionado. (Ver Capítulo 7, "A solução hormonal", e Capítulo 12, "A solução da memória".)

Outro hormônio importante que parece ser afetado pela atividade sexual é o DHEA. Antes do orgasmo, o nível de DHEA sobe a um patamar várias vezes superior ao normal. Acredita-se que esse hormônio melhore a função cerebral, equilibre o sistema imunológico, ajude a manter e reparar os tecidos, promova uma pele saudável e, possivelmente, melhore a saúde cardiovascular.

A testosterona aumenta como resultado da atividade sexual regular. A testosterona pode ajudar a fortalecer os ossos e os músculos, sendo também benéfica para a saúde do coração e do cérebro. O risco de desenvolver o mal de Alzheimer é duas vezes maior em pessoas com níveis de testosterona mais baixos. Níveis baixos de testosterona também estão associados a pouca libido. Com base nessa conexão, pode-se inferir que se você não está interessado em sexo, sua memória pode estar em risco também.

Função imunológica incrementada

De acordo com o ginecologista Dr. Dudley Chapman, os orgasmos aumentam as células que combatem as infecções em até 20 por cento. Psicólogos da Wilkes University, na Pensilvânia, descobriram que os alunos que faziam sexo regularmente tinham os níveis de imunoglobulina A (IgA) um terço mais altos. A imunoglobulina é um anticorpo que estimula o sistema imunológico e pode ajudar a combater gripes e resfriados. Em um estudo, foi relatado que mulheres que fazem sexo oral nos companheiros são menos propensas a sofrer de pré-eclâmpsia, um aumento perigoso da pressão arterial na mulher durante a gravidez. Além disso, o esperma carrega TGF beta, uma molécula que pode aumentar a atividade das células exterminadoras naturais, as quais atacam as células descontroladas que dão origem aos tumores.

Um estudo do Institute for Advanced Study of Human Sexuality, conduzido pelo Dr. Ted McIlvenna examinou a vida sexual de 90 mil americanos adultos e descobriu que pessoas sexualmente ativas tiram menos licenças para tratamento de doença e gozam mais a vida.

Potencial agente de luta contra o câncer

Um estudo realizado por Graham Giles, da Austrália, concluiu que quanto mais frequentemente os homens ejaculam entre as idades de 20 e 50 anos, menor a possibilidade de desenvolvem câncer de próstata. Um estudo publicado pelo *British Journal of Urology International* afirmou que os homens com cerca de 20 anos podem reduzir em um terço as chances de contrair câncer de próstata ejaculando mais do que cinco vezes por semana.

Pesquisadores sugeriram que a expressão sexual pode levar a um declínio no risco de contrair câncer por causa do aumento nos níveis de oxitocina e de DHEA, os quais estão associados à excitação e ao orgasmo em mulheres e homens. Um estudo de 1989 descobriu que a frequência aumentada de atividade sexual correspondia a uma incidência reduzida de câncer de mama entre mulheres que nunca tiveram filhos. O estudo examinou 51 francesas que foram diagnosticadas com câncer de mama menos de três meses antes da entrevista. Elas foram comparadas com outras 95 mulheres no grupo de controle. Um risco mais elevado de câncer de mama também está relacionado à falta de um companheiro sexual e a relações sexuais escassas, definido como menos de uma vez por mês.

Melhor comportamento sexual e reprodutivo

Pesquisas realizadas pela Dra. Winnifred Cutler indicaram que as mulheres que têm relações sexuais com um companheiro pelo menos uma vez por semana são propensas a ter mais ciclos menstruais regulares do que as que são celibatárias ou que raramente fazem sexo. Nos casais de mesmo sexo, as mulheres que se envolviam em atividade sexual pelo menos três vezes por semana também tinham ciclos mais regulares. Em seu "Papel branco para a paternidade planejada", a Dra. Cutler relatou que a saúde sexual e reprodutiva de homens e mulheres é influenciada pela atividade sexual. Ela relata que o sexo regular pode ter efeitos positivos na saúde reprodutora. Eis alguns exemplos.

Fertilidade. A atividade sexual frequente pode aumentar a fertilidade. Os estudos sobre a variabilidade dos ciclos menstruais e a frequência das relações sexuais têm demonstrado que a atividade sexual íntima com um companheiro promove a fertilidade ao regular os ciclos menstruais.

> ## PASSO PARA AÇÃO
> Antes de optar por tratamentos de fertilidade caros, tente fazer mais sexo.

Regularidade do ciclo menstrual. Uma série de estudos descobriu que as mulheres que faziam sexo pelo menos uma vez por semana tinham ciclos mais regulares do que as que faziam esporadicamente ou que eram celibatárias.

Alívio de cólicas menstruais. Cerca de 190 a cada 1.900 mulheres afirmaram que haviam se masturbado nos três meses anteriores para aliviar cólicas menstruais.

Gravidez. Uma revisão de 59 estudos escritos entre os anos de 1950 e 1996 concluiu que a atividade sexual durante a gravidez não machuca o feto, contanto que não haja outro risco envolvido, tal como doenças sexualmente transmissíveis. Além disso, algumas pesquisas mostraram que a atividade sexual durante a gravidez pode servir como proteção contra o parto prematuro, sobretudo durante o terceiro trimestre (entre 29 e 39 semanas). Em mais de 1.800 mulheres, excluindo as que não conseguiam fazer sexo por motivos de saúde, partos prematuros foram significantemente reduzidos nas que tiveram relações sexuais no final da gravidez.

Próstata saudável. A glândula da próstata é responsável por produzir algumas das secreções no sêmen; às vezes, a próstata fica inflamada e causa muita dor (prostatite). Em homens solteiros que tinham prostatite, mais de 30 por cento dos que se masturbavam com mais frequência relataram uma melhoria significativa ou moderada de seus sintomas. Além disso, há indícios de que a ejaculação frequente possa ajudar a evitar as infecções crônicas não bacterianas da próstata.

Dormir mais

O prazer sexual pode ajudar as pessoas a dormir. O orgasmo causa um aumento da oxitocina e das endorfinas que podem agir como um sedativo. Um estudo descobriu que 32 por cento de 1.866 norte-americanos que relataram se masturbar nos três meses anteriores à entrevista o fizeram para os ajudar a adormecer. Como a maioria das mulheres sabe, os homens frequentemente caem no sono logo após fazerem sexo.

Alívio da dor

Estudos mostraram que os orgasmos podem ajudar a tratar alguns tipos de dor. Pesquisas realizadas por Beverly Whipple e Barry Komisaruk, da Rutgers University, Nova Jersey, descobriram que em função de orgasmos regulares as mulheres tinham maior tolerância à dor gerada por problemas que abrangiam desde dores no pescoço até artrite. Logo antes do orgasmo, os níveis do hormônio oxitocina sobem subitamente para cinco vezes o patamar normal. Essa elevação, por sua vez, libera endorfinas, as quais atenuam a dor. Nas mulheres, o sexo também promove a produção de estrogênio, o qual pode reduzir a dor na TPM.

A pesquisa da Dra. Whipple identificou o ponto G feminino, o "botão liga/desliga" vaginal para excitar as mulheres, o qual se localiza na parte da frente da parede da vagina, do lado oposto ao clitóris. Ela mostrou que a pressão suave dessa área aumentava a tolerância à dor em 40 por cento e que durante o orgasmo as mulheres conseguiam tolerar até 110 por cento a mais de dor. Em uma pesquisa com imagens do cérebro para tentar entender esse resultado, a Dra. Whipple descobriu que durante o clímax da excitação, o centro analgésico no fundo do cérebro é ativado. Sinais dessa parte do cérebro dão ordens ao corpo para liberar endorfinas e corticosteroides. Essas substâncias químicas ajudam a aliviar temporariamente a dor provocada por muitas causas diferentes. Ativar essa região também tem um efeito calmante e pode reduzir a ansiedade.

Alívio de enxaquecas

As pesquisas sugerem que quando sua companheira diz "Hoje não, estou com dor de cabeça", você pode ajudá-la com uma trepada amorosa. Um estudo da Southern Illinois University School of Medicine descobriu que ter um orgasmo pode ajudar a aliviar a dor provocada por enxaquecas. Dos 52 sofredores de enxaqueca usados no estudo, 16 relataram considerável alívio após um orgasmo e outros oito tiveram a dor exterminada. Desde 2001, alguns estudos relataram que o orgasmo os ajudou a aliviar a dor. Um estudo anterior com 83 mulheres que sofriam de enxaqueca mostrou que o orgasmo deu, pelo menos, algum alívio a mais da metade delas. Usar o orgasmo para ajudar a aliviar a enxaqueca não é tão confiável quanto os remédios, mas é muito mais rápido, mais barato, tem menos efeitos colaterais e é mais divertido.

Tratamento da depressão

Os orgasmos também podem ter um efeito antidepressivo. Eles provocam um aumento grande na atividade das partes límbicas profundas do cérebro, as quais se acalmam após o sexo. Os antidepressivos também tendem a acalmar a atividade nas partes límbicas do cérebro. As pessoas que fazem sexo regularmente experimentam menos depressão, e os orgasmos frequentes podem ser a razão para isso.

> **PASSO PARA AÇÃO**
> Se você tem sintomas de depressão, a atividade sexual regular pode ajudá-lo a aliviá-los.

Quando um homem tem um orgasmo, uma área do sistema límbico, chamada junção mesodiencefálica é ativada. As células nessa região são conhecidas por produzirem algumas das substâncias químicas discutidas anteriormente. Ao mesmo tempo, pesquisas mostraram que a amígdala, o centro do medo no cérebro, se torna menos ativa nos cérebros masculinos durante o sexo. A região também está envolvida com a vigilância; portanto, os animais e as pessoas podem fechar essa parte do cérebro para evitar ficarem distraídas durante a relação sexual. Acalmar o centro do medo também pode ajudar o sentimento de comprometimento emocional do homem. A prostaglandina, ácidos graxos encontrados no sêmen, é absorvida pela vagina e pode ter um papel na variação hormonal e nos humores femininos.

Gordon Gallup, um psicólogo da State University of New York, Albany, chefiou um estudo que descobriu que as mulheres cujos companheiros não usavam preservativos estavam menos sujeitas à depressão do que aquelas cujos companheiros usavam. Uma teoria postulada era de que a prostaglandina, um hormônio encontrado no sêmen, pode ser absorvido pelo sistema genital feminino, modulando assim os hormônios femininos.

Outra pesquisa indicou que a atividade sexual intensa está associada com menor risco e incidência de depressão e suicídio. Um estudo canadense que examinou a correlação entre a sexualidade e a saúde mental descobriu que o celibato estava relacionado a níveis altos dos índices de depressão e suicídio.

Olfato aguçado

Após fazer sexo a produção do hormônio prolactina aumenta, o que, por sua vez, faz com que as células tronco no cérebro desenvolvam novos neurônios do bulbo olfativo no cérebro, o centro olfativo, melhorando o olfato.

A chave para a saúde

O contato sexual regular, sobretudo com um companheiro, ou companheira, envolvido(a) emocionalmente com você, ajuda a manter o corpo e o cérebro saudáveis. Não use desculpas, tais como estou muito cansado(a) ou ocupado(a) para os contatos afetivos físicos. Da mesma forma, tente evitar passar tempo demais no trabalho à custa de atividades sociais. A falta de relacionamentos predispõe os humanos à depressão ou a buscar prazer através de atividades sexuais solitárias, tais como na internet, ou a se voltar para as drogas, o álcool, o jogo, ou outras formas de vício, os quais não são bons para o cérebro. Os homens e as mulheres precisam do toque, do contato visual e da conexão sexual para permanecerem saudáveis. Quando você se sente amado, alimentado, cuidado, apoiado e íntimo de alguém, fica muito mais propenso a ser mais feliz e saudável. Você corre menos risco de ficar doente e, se ficar, tem chance muito maior de sobreviver.

Felicidade

Há boas notícias para as pessoas que têm mais atividade no quarto do que em suas contas bancárias. Após avaliar os níveis de atividade sexual e felicidade em 16 mil pessoas, o economista David Blanchflower, do Dartmouth College, e Andrew Oswald da University of Warwick, na Inglaterra, descobriram que o sexo influenciava tão positivamente a felicidade que eles avaliaram que aumentar as relações sexuais de uma vez por mês para uma vez por semana é o equivalente à felicidade de ganhar um aumento adicional de 50 mil dólares para um americano médio.

Além disso, eles relataram que, ao contrário do que pensa a maioria das pessoas, as que fazem mais dinheiro não necessariamente fazem mais sexo. Não há diferença, nesse estudo, entre a frequência sexual e os níveis de renda monetária. As pessoas mais felizes do estudo foram as casadas que faziam, em média, 30 por cento mais sexo do que as solteiras. Os economistas estimaram que um casamento duradouro equivale à felicidade gerada por um ganho adicional anual de 100 mil dólares, enquanto um divórcio depauperava anualmente o equivalente a 66 mil dólares em felicidade. Cuidar do casamento pode economizar muito dinheiro.

RESUMO DE ALGUNS DOS BENEFÍCIOS À SAÚDE CAUSADOS PELO CONTATO SEXUAL REGULAR PARA AS MULHERES

- Ciclos menstruais mais regulares
- Menstruações com menos fluxo
- Melhor memória
- Melhor controle da bexiga
- Redução do estresse
- Aumento do hormônio indutor da juventude, o DHEA
- Controle do peso – o sexo queima cerca de 200 calorias em meia hora; ioga, 114; dança (rock), 129; caminhar (3 quilômetros por hora), 153; treinamento com peso, 153
- Ciclos menstruais mais férteis
- Mais bom humor
- Alívio da dor
- Menos gripes e resfriados
- Permanecer em boa forma física
- Aumento da testosterona e do estrogênio

RESUMO DE ALGUNS DOS BENEFÍCIOS À SAÚDE CAUSADOS PELO CONTATO SEXUAL REGULAR PARA OS HOMENS

- Aumento dos batimentos cardíacos (um sinal de saúde cardíaca e de uma mente mais calma)

- Função cardiovascular melhorada (três vezes por semana diminui o risco de ataque cardíaco ou derrame pela metade)
- Níveis mais altos de testosterona (ossos e músculos mais fortes)
- Função da próstata melhorada
- Melhoria do sono

TRATANDO A LIBIDO BAIXA

Como você pode ver, as pesquisas científicas demonstram uma correlação positiva entre a atividade sexual regular e a saúde física e mental. Dei uma palestra sobre esse tópico no Samueli Women & Wellness Conference, na Carolina do Sul, e uma mulher casada me procurou no final para dizer que preferia fazer qualquer coisa a fazer sexo. Ela me perguntou o que podia fazer, já que não desejava morrer cedo.

Respondi: "Há muitas maneiras de permanecer saudável e viver mais, tais como ter uma dieta saudável, fazer exercícios físicos e mentais, tomar suplementos e ter uma visão otimista da vida, mas eu odiaria vê-la perder o benefício extra de uma vida sexual saudável para você e seu marido. A libido baixa está muitas vezes associada aos níveis baixos de testosterona e de estrogênio, à depressão, a conflitos no casamento ou a um trauma emocional no passado. Encontrar e resolver o problema pode lhe trazer muitas recompensas."

USE O CÉREBRO PARA MELHORAR A RESPOSTA SEXUAL DO CORPO

Em meu livro *The Brain in Love* escrevi sobre as práticas sexuais tântricas e fiquei fascinado com o conceito, o qual envolve usar a mente – isto é, o cérebro – para incrementar a resposta sexual e a intimidade. Queria experimentá-lo e pensei que essa seria uma forma maravilhosa de melhorar meu relacionamento com minha mulher, Tana. Encontrar alguém em quem minha mulher e eu confiássemos o suficiente para discutir tais assuntos eminentemente pessoais envolveu bastante pesquisa. Ao fim, TJ Bartel, um educador avançado e certificado de tantra, se tornou nosso professor. Nossa experiência com ele foi incrível e transformadora. Ela aprofundou nosso relacionamento de várias maneiras inimagináveis. TJ foi um professor tão maravilhoso que eu senti que precisava compartilhar seu conhecimento com todos que eu conhecia.

Uma das crenças básicas do tantra é que todos têm energia – em particular, a energia sexual – dentro do corpo e que todos possuem o potencial para canalizar essa energia dentro do corpo e dirigi-la para os outros. Ao usar o cérebro, você pode aprender a controlar a energia sexual e a fazê-la circular pelo corpo para aumentar a resposta dele, intensificar a experiência sexual e aumentar o poder curador do sexo.

Quando ouvi pela primeira vez sobre a energia móvel, pensei: "Que diabos isso significa? Como se faz para movimentar a energia?" Porém, existem muitas práticas tanto na religião ocidental quanto na oriental que a utilizam. A meditação é uma forma de movimentar energia. O que se vê em nossos estudos de imagens cerebrais é que, quando as pessoas rezam ou meditam, elas movimentam dramaticamente a energia no cérebro para a parte mais humana e contemplativa dele. Uma vez, fiz um estudo de imagem cerebral com um professor da University of California, Irvine, sobre chi kung – a prática de controlar a energia dentro de si mesmo e dirigi-la para terceiros de uma forma curadora. Os resultados foram incríveis. Descobrimos que o mestre chi kung conseguia dirigir a energia para outra pessoa e imediatamente mudar o padrão das correntes elétricas cerebrais e aumentar o fluxo sanguíneo para o cérebro dela.

Para a maioria das pessoas, a atividade sexual é um momento em que desligam o cérebro e focam nas sensações do corpo. Porém, no caso do sexo tântrico, você usa o cérebro para controlar e aumentar o que o corpo está sentindo e atingir a maior conexão possível entre ele e o cérebro. Se você quiser aprender mais sobre sexo tântrico e como movimentar a energia sexual, leia meu livro *The Brain in Love,* ou ouça os seis CDs que gravei com TJ Bartel chamados *Create More Passion Tonight.* Eles estão disponíveis em www.amenclinics.com.

SUPLEMENTOS QUE PODEM INSPIRAR PAIXÃO

Os suplementos a seguir podem estimular a paixão e aumentar o prazer na atividade sexual. Para obter mais informações a respeito desses suplementos veja o Apêndice C, "A solução dos suplementos", ou visite www.amenclinics.com.

- Óleo de pescado é um suplemento maravilhoso para aumentar a vida amorosa. Ele ajuda a melhorar os humores e as dores nas juntas; então você pode ser mais feliz, menos irritado e, subsequentemente, mais sensual, e pode ainda ser mais flexível.

- Se você tende a ser ansioso e preocupado, o 5-HTP pode ajudar a melhorar a serotonina e lhe dar mais liberdade emocional e energia para canalizar para a vida sexual.
- Se você tende a ter pouca energia e a se sentir negativo, SAMe pode ajudá-lo a aumentar a energia e a melhorar o humor e também as dores nas juntas.
- Ginkgo biloba aumenta o fluxo sanguíneo para todos os órgãos do corpo.
- O gingseng pode aumentar a energia e a tolerância e diminuir o estresse.

ALIMENTOS SENSUAIS PARA PROVAR E SENTIR MAIS PAIXÃO

- Amêndoas aumentam a feniletilamina (PEA), uma substância química que aumenta a resposta de alerta no cérebro de que algo divertido está para acontecer.
- Maçãs adoçam o hálito.
- Aspargos, ricos em vitamina E, são essenciais para a produção de hormônios.
- Abacates têm PEA, B6 e potássio.
- Bananas contêm a enzima bromelaína, a qual, acredita-se, melhora a libido masculina.
- Repolho ajuda a aumentar a circulação sanguínea.
- Aipo contém androsterona, um hormônio liberado no suor masculino que excita as mulheres.
- Pimenta-malagueta contém capsaicina, que estimula as terminações nervosas e aumenta os batimentos cardíacos.
- Chocolate aumenta a PEA e a teobromina, uma substância semelhante à cafeína.
- Queijo, na verdade, contém mais PEA do que chocolate.
- Ovos têm vitaminas B que ajudam a equilibrar os hormônios.
- Figos possuem alto teor de aminoácidos, os quais aumentam a libido.
- Alho contém alicina, um ingrediente que aumenta o fluxo sanguíneo para os órgãos sexuais.
- Noz-moscada aumenta significantemente a atividade sexual em ratos, então, se você casou com um, ela pode ajudá-lo...
- Ostras possuem alto teor de zinco, o que ajuda a produzir testosterona e dopamina para a excitação.

A solução da paixão

Usurpadores da paixão	Incentivadores da paixão
Qualquer problema no cérebro	Tratar qualquer problema no cérebro eficientemente
Falta de sono	Sono adequado (pelo menos sete horas)
Flutuações hormonais	Hormônios equilibrados
Álcool	Abstinência de álcool
Depressão	Escrever um diário quando estiver triste, ansioso; tratamento
Pensamentos negativos	Exterminar os PENAs (pensamentos negativos automáticos)
Dor crônica	Analgésicos naturais (SAMe, óleo de pescado, 5-HTP)
	Aromas sensuais para os homens: lavanda, torta de abóbora, alcaçuz, pães doces, laranja, queijo, pizza, rosbife, pão doce com canela
	Aromas sensuais para as mulheres: talco para bebês, pepino, alcaçuz, lavanda, torta de abóbora
	Aromas para relaxamento (para aqueles que precisam se acalmar antes do sexo): sândalo, manjerona, limão, camomila e bergamota
	Aromas para estimulação (para os que precisam ser estimulados antes do sexo): jasmim, ylang-ylang, rosas, patchouli, hortelã, cravo

15

A SOLUÇÃO DO CÉREBRO SAUDÁVEL

Trate os distúrbios cerebrais para proteger-se contra doenças físicas

Ter um cérebro ótimo é essencial para ter um corpo ótimo.

O cérebro e o corpo estão totalmente ligados um ao outro. As doenças mentais (cerebrais), tais como depressão, transtorno bipolar, ansiedade, transtorno obsessivo-compulsivo, esquizofrenia, sofrimento, transtorno de estresse pós-traumático, problemas com abuso de substâncias químicas, transtornos alimentares e vício em jogo, todos cobram um preço muito alto do corpo, da aparência e de seu bem-estar. Esses distúrbios são intensamente estressantes, roubam o sono, alteram o apetite e aumentam as rugas e a gordura. É essencial tratar esses problemas da saúde cerebral o mais cedo possível para que eles não o façam parecer e se sentir mais velho. Neste capítulo mostrarei um panorama breve dos problemas comuns que afetam a saúde mental e algumas ideias de quando e como procurar ajuda.

TRANSTORNOS DO HUMOR

Depressão

Os transtornos da depressão foram associados à doença cardíaca, à disfunção do sistema imunológico e ao mal de Alzheimer. No Capítulo 8, "A solução do coração", você viu como a depressão abaixa as taxas de sobrevivência nos pacientes que tiveram ataques cardíacos. O mesmo ocorre nos pacientes com câncer. Uma síntese de 26 estudos envolvendo mais de 9 mil portadores da doença revelou que as taxas de mortalidade entre os diagnosticados com depressão leve ou profunda foram 39 por cento mais altas do que entre os que não estavam deprimidos. O preço a ser pago pelos transtornos da depressão são fáceis de ver no rosto e na postura dos que sofrem com eles.

Barbara, uma contadora de 52 anos, dois filhos, me foi enviada porque se sentia cansada o tempo todo. O médico da família excluiu causas físicas de fadiga e achou que ela estava muito estressada. Além disso, tinha problemas para se concentrar no trabalho e enfrentava dificuldades para dormir. O desejo sexual desaparecera, o apetite era ruim e ela não tinha interesse em fazer nada com a família. Ela chorava sem motivo aparente e começara a ter pensamentos suicidas. Barbara estava deprimida.

A depressão é uma série de doenças mentais comuns. Estudos revelam que em algum momento da vida cerca de 6 por cento da população terão uma depressão significativa. Apenas 20 a 25 por cento dessas pessoas buscam ajuda. Isso é lastimável, porque a depressão é um problema eminentemente tratável.

A seguir, faço uma lista de sintomas comumente associados à depressão:

Estado de espírito triste ou sombrio

Pouca energia, fadiga frequente

Incapacidade de sentir prazer nas atividades em geral aprazíveis

Irritabilidade

Concentração ruim, distração constante ou memória ruim

Pensamentos suicidas, sentimentos de falta de sentido

Mudança no padrão do sono: pouco sono e muito interrompido, ou muito
sono

Mudanças no apetite, muito diminuído ou aumentado

Isolamento social

Baixa autoestima

Ao avaliar todos os problemas psiquiátricos, é útil fazer uma abordagem biológica, psicológica e social para entendê-los.

Fatores biológicos. Há vários fatores biológicos importantes na depressão.

É importante considerar a história familiar. Sabemos que frequentemente existe um componente genético para a depressão, e ele, muitas vezes, está presente em famílias em que houve abuso de álcool.

É também importante avaliar pacientes do ponto de vista físico, uma vez que há muitas doenças que causam depressão. Elas incluem problemas na tireoide, doenças infecciosas, câncer e determinadas formas de anemia. Um ataque cardíaco, derrame ou trauma cerebral também podem deixar uma pessoa vulnerável à depressão.

Períodos de mudanças hormonais dramáticas (pós-parto ou menopausa) muitas vezes precipitam problemas de depressão.

Além disso, determinados medicamentos podem causar depressão. Os mais notáveis entre eles são as pílulas anticoncepcionais; determinados medicamentos para controlar a pressão arterial ou os batimentos cardíacos; os esteroides e remédios para o controle da dor crônica.

Ao avaliar a depressão é essencial investigar a fundo histórias de abuso no uso de álcool e drogas. O uso de álcool ou de maconha muitas vezes causa depressão, enquanto que a abstinência de anfetaminas ou cocaína é frequentemente acompanhada de pensamentos suicidas intensos.

Fatores psicológicos. Os fatores psicológicos da depressão incluem:

Grandes perdas, tais com a morte de um ente querido, o rompimento de um relacionamento amoroso ou a perda do emprego, autoestima, status, saúde ou objetivo

Múltiplos traumas na infância, tais como abuso físico ou sexual.

Pensamentos negativos que desgastam a autoestima e deprimem.

Impotência aprendida – a crença em que nada do que se faz terá algum efeito. Essa atitude resulta de ter sido exposto a ambientes em que houve frustração constante quando se tentou atingir os objetivos.

Fatores sociais. Os fatores sociais ou os estresses da vida atual a serem avaliados na depressão incluem:

Problemas matrimoniais

Disfunção familiar

Dificuldades financeiras

Problemas relacionados com o trabalho

No caso de Barbara, o exame físico estava normal, mas a mãe tinha períodos de depressão, e ela tinha uma tia que se matara. Do ponto de vista psicológico, ela tinha um pai muito crítico e, subsequentemente, era extremamente autocrítica. Do ponto de vista social, o casamento passava por dificuldades nos últimos anos, e ela frequentemente brigava com a filha adolescente.

Os melhores resultados no tratamento de qualquer doença emocional ocorrem com uma abordagem biológica, psicológica e social. Barbara começou a tomar suplementos antidepressivos e aprendeu a ser significativamente menos autocrítica. Passamos também algum tempo trabalhando seu casamento e a relação com a filha adolescente. Em dez semanas ela se sentiu com mais energia e conseguiu se concentrar. O humor melhorou. Ela dormia melhor e o apetite voltou. Passou também a se dar melhor com o marido e com a filha.

> ## PASSO PARA AÇÃO
> Não ignore os sintomas de depressão. Ela pode sabotar seus esforços para ter o corpo que você deseja.

A depressão é uma doença eminentemente tratável. Temos tratamentos muito melhores agora do que tínhamos em 1980. O diagnóstico precoce e o tratamento de um ponto de vista biológico, psicológico e social é importante para uma recuperação completa. De uma perspectiva biológica, pensamos que seja necessário medicação ou suplementos, dieta e exercícios apropriados. Em alguns estudos, os exercícios físicos foram considerados tão eficazes quanto a medicação, mas mais baratos e com menos efeitos colaterais (a maioria dos efeitos colaterais dos exercícios é positiva). A psicoterapia também pode ser útil no tratamento da depressão. As duas melhores formas de psicoterapia para a depressão estudadas são a terapia cognitiva, que ensina os pacientes a contra-atacarem os pensamentos negativos que invariavelmente surgem na depressão, e a psicoterapia interpessoal, que ensina os pacientes a terem mais relacionamentos eficazes.

Ao tratar a depressão, muitas vezes é melhor fazer uma abordagem abrangente que inclua vários ou todos esses métodos. No entanto, muitas pessoas procuram apenas os antidepressivos para eliminar os sintomas. O uso de medicamentos antidepressivos nos Estados Unidos dobrou entre 1996 e 2005, de acordo com um estudo publicado nos *Archives of General Psychiatry*. Em 1996, cerca de 13 milhões de pessoas (cerca de 6 por cento da população) foram receitadas com antidepressivos. O número subiu para 27 milhões de pessoas (mais de 10 por cento da população) em 2005. O estudo reportou que menos de 32 por cento das pessoas que estão sendo tratadas com antidepressivos consultam um especialista para fazer um tratamento. Em vez disso, elas estão recebendo uma receita de um clínico geral. Além disso, o estudo revelou que a procura por psicoterapia entre pessoas que estão sendo tratadas com antidepressivos diminuiu 10 por cento.

Essas tendências me preocupam. Através de nosso trabalho com imagens do cérebro na Amen Clinics identificamos sete subtipos diferentes de depressão, e cada um exige tratamento individualizado. Prescrever antidepressivos como um tratamento generalizado não funciona e pode ser perigoso para algumas pessoas. Ademais, a psicoterapia é uma técnica comprovada e foi considerada eficaz no tratamento da depressão. E mais, os antidepressivos trazem uma série de efeitos indesejáveis. Em muitos casos, recomendo tentar as terapias naturais primeiro, incluindo fazer exercícios físicos diariamente, praticar o pensamento positivo e tomar suplementos de óleo de pescado.

Distúrbio bipolar

Outro tipo de distúrbio do humor é o chamado distúrbio bipolar, em que as pessoas oscilam entre dois polos. Podem ocorrer períodos de depressão que alternam com períodos de humor elevado, maníaco, irritado, ou exultante. A mania é categorizada como um estado distinto do eu normal, em que uma pessoa tem muito mais energia, pensamentos acelerados, mais impulsividade, pouca necessidade de dormir e uma sensação de grandiosidade. Ela é frequentemente associada a períodos de hipersexualidade, hiper-religiosidade ou gastos excessivos. Às vezes, ela também está associada a alucinações ou delírios.

No tratamento da parte depressiva do ciclo descobriu-se que tanto os produtos farmacológicos quanto os suplementos antidepressivos estimulam episódios maníacos. É importante tratar vigorosamente esse distúrbio, uma vez que ele foi associado a problemas matrimoniais, ao abuso de substâncias químicas e ao suicídio. O estresse provocado por conflitos matrimoniais e os efeitos do álcool e o abuso de drogas pode prejudicar a saúde física e a aparência.

Eis uma lista de sintomas muitas vezes associados ao distúrbio bipolar:

- Períodos de humor anormalmente elevado, deprimido ou ansioso
- Períodos de pouca necessidade de dormir, sensação de estar cheio de energia com muito menos sono do que o normal
- Períodos de noções, ideias ou planos grandiosos
- Períodos de verborragia ou fala deprimida
- Períodos de pensamentos em excesso e acelerados
- Períodos de energia marcadamente aumentada
- Períodos de discernimento deficiente que levam a comportamentos de risco (isolados do comportamento usual)
- Períodos de comportamento social inapropriado
- Períodos de irritabilidade ou agressão
- Períodos de pensamento delirante ou psicótico

O distúrbio bipolar costumava se chamar doença maníaco-depressiva e é considerado a forma mais clássica desse distúrbio. Em anos recentes, uma forma mais amena do distúrbio, chamada de Bipolar II, foi descrita e está associada a episódios de depressão e a questões "hipomaníacas" mais suaves.

O tratamento para o distúrbio bipolar, tanto I quanto II, em geral, é a medicação, tal como o lítio ou os anticonvulsivos, tais como o *valproate semisodium* ou o lamotrigina. Recentemente, surgiu literatura sugerindo que altas doses dos ácidos graxos ômega-3 – encontrados no peixe ou no óleo de linhaça – também podem ser úteis.

Distúrbios da ansiedade
Há quatro tipos comuns de distúrbios da ansiedade que podem afetar o cérebro e o corpo de uma forma negativa: síndrome do pânico, agorafobia, transtorno obsessivo-compulsivo e transtorno de estresse pós-traumático. Discutirei brevemente cada um desses e seus tratamentos.

Síndrome do pânico
De repente, o coração começa a disparar. Tem-se a sensação de um medo incrível. A respiração acelera. Você começa a suar. Os músculos ficam tensos, as mãos parecem pedras de gelo. A mente começa a pensar em todas as coisas terríveis que podiam acontecer e você se sente como se fosse perder a razão se não sair da situação em que está. Você acaba de ter um ataque de pânico. Os ataques de pânico são um dos transtornos do cérebro mais comuns e possuem um efeito poderoso sobre o corpo. Estima-se que de 6 a 7 por cento dos adultos sofrerão de ataques de pânico recorrentes em algum momento da vida. Frequentemente, eles começam no final da adolescência ou no início da vida adulta, mas podem ocorrer espontaneamente mais tarde na vida. Se uma pessoa tiver três ataques em um período de três semanas, os médicos fazem um diagnóstico de síndrome do pânico.

Em um ataque de pânico típico uma pessoa tem, pelo menos, quatro dos seguintes doze sintomas:

Respiração ofegante
Coração disparado
Dor no peito
Sentimentos de engasgamento ou sufocação
Tonteira
Formigamento das mãos ou dos pés

Sentimento de irrealidade

Ondas de calor ou frio

Suor

Desmaio

Tremor ou tremedeira

Medo de morrer ou enlouquecer

Quando os ataques de pânico começam, muitas pessoas acabam na sala de emergência de um hospital porque pensam que estão tendo um ataque cardíaco. Algumas delas até acabam sendo internadas.

A ansiedade provocada por expectativas é um dos sintomas mais difíceis para uma pessoa que tem síndrome do pânico. Muitas vezes, essas pessoas têm uma capacidade exagerada para prever o pior das situações. Na verdade, frequentemente é a expectativa de um evento ruim que traz um ataque de pânico. Por exemplo, você está na mercearia e fica preocupado se vai ter um ataque de ansiedade e desmaiar. Então, você prevê, todos na loja olharão para você e rirão. Imediatamente os sintomas começam. Às vezes, os ataques de pânico podem se tornar uma questão tão grave que uma pessoa começa a evitar quase qualquer situação fora de casa – um problema chamado agorafobia (ver a seguir).

Os ataques de pânico podem ocorrer por uma variedade de razões diferentes. Às vezes, eles são causados por doenças, tais como o hipertireoidismo, razão pela qual é sempre importante fazer um exame físico e de sangue. Às vezes, eles podem ser provocados por ingestão excessiva de cafeína ou pela abstinência etílica. As mudanças hormonais também parecem exercer um papel relevante. Os ataques de pânico nas mulheres são vistos mais frequentemente no fim dos ciclos menstruais, após ter um bebê ou durante a menopausa. Eventos traumáticos do passado, que de alguma forma são inconscientemente acionados, também podem precipitar uma série de ataques. Muitas vezes, existe uma história familiar de ataques de pânico, abuso de álcool ou outra doença mental.

Nos exames por imagem SPECT, frequentemente vemos uma hiperatividade nos gânglios basais, ou, às vezes, problemas nos lobos temporais. A psicoterapia e o uso de suplementos, tais como a GABA, B6, magnésio e kava kava, são meus tratamentos preferidos para equilibrar a função cerebral. Os medicamentos podem ser úteis. Infelizmente, os medicamentos mais úteis são também viciantes, portanto, é necessário ter cuidado.

Agorafobia

O nome *agoraphobia* vem do grego e significa "medo do mercado". Em termos comportamentais, é o medo de ficar sozinho em lugares públicos. A preocupação subjacente é que a pessoa perderá o controle ou ficará incapacitada e ninguém vai ajudá-la. As pessoas afetadas pela fobia começam a evitar ficar no meio de multidões, em lojas ou em ruas movimentadas. Frequentemente, ficam com medo de entrar em túneis, passar por pontes, entrar em elevadores ou usar transportes públicos. Em geral, insistem que um membro da família ou um amigo as acompanhe quando saem de casa. Se o medo se instala na pessoa, ele pode afetar toda a vida dela. As atividades normais começam a ficar cada vez mais restritas uma vez que o medo ou os comportamentos de evitação dominam.

> **PASSO PARA AÇÃO**
>
> Se você tem ataques de pânico, procure um médico e faça um exame geral. Eles podem ser causados por determinados problemas de saúde.

Os sintomas de agorafobia muitas vezes começam no fim dos 10 ou no início dos 20 anos, mas já os vi começar quando uma pessoa está com cerca de 50 ou 60 anos. Frequentemente, sem saber o que está errado, as pessoas tentarão se automedicar com quantidades excessivas de álcool ou drogas. As mulheres são mais frequentemente afetadas por essa doença, e muitas das que são experimentaram angústia de separação significativa quando crianças. Além disso, pode haver uma história familiar de ansiedade excessiva, ataques de pânico, depressão ou abuso de álcool.

> **PASSO PARA AÇÃO**
>
> Os suplementos 5-HTP e a erva-de-são-joão aumentam a serotonina, acalmam o giro cingulado anterior (a caixa de marchas do cérebro) e podem amenizar os sintomas de agorafobia e do transtorno obsessivo-compulsivo.

Muitas vezes, a agorafobia surge de ataques de pânico que parecem ocorrer "do nada", sem razão nenhuma aparente. Esses ataques são tão apavorantes que a pessoa começa a evitar qualquer situação que possa estar de alguma maneira associada ao medo. Penso que esses ataques de pânico inicial são, muitas vezes, acionados por eventos ou ansiedades do passado que ficaram inconscientes. Por exemplo, uma vez tratei uma paciente que fora estuprada quando adolescente em um parque tarde da noite. Aos 28 anos, teve o primeiro ataque de pânico enquanto passeava tarde da noite em um parque com o marido. Foi esse ambiente que ela associou ao medo de ser estuprada e que acionou o ataque de pânico. A agorafobia é uma doença muito apavorante para o paciente e para a sua família. Com intervenção efetiva no início, no entanto, há esperança significativa de cura.

Os resultados do exame por imagem e o tratamento são semelhantes aos daqueles com síndrome do pânico. A única diferença é que as pessoas com agorafobia muitas vezes têm a atividade do giro cingulado anterior aumentada e ficam presas no medo de ter mais ataques de pânico. Ficar preso no medo frequentemente impede que elas saiam de casa. Usar medicação, tal como fluoxetina e escitalopram, ou suplementos, tais como 5-HTP e erva-de-são-joão, é quase sempre útil.

Transtorno obsessivo-compulsivo

As características do transtorno obsessivo-compulsivo (TOC) são os pensamentos recorrentes que parecem estar fora do controle, ou os comportamentos compulsivos que a pessoa sabe que não fazem o menor sentido, mas se sente compelida a realizá-los de qualquer forma. Os pensamentos obsessivos podem envolver violência (tal como matar o próprio filho), contaminação (tal como ficar infectado ao apertar mãos) ou dúvida (tal como a preocupação de ter machucado alguém em um acidente de carro mesmo que nenhum acidente tenha ocorrido). Há muito empenho para superar ou resistir a esses pensamentos, mas, quanto mais a pessoa tenta controlá-los, mais poderosos eles se tornam.

As compulsões mais comuns envolvem lavar as mãos, contar, verificar e tocar. Esses comportamentos são frequentemente realizados de acordo com determinadas regras em uma maneira muito estrita ou rígida. Por exemplo, uma pessoa com uma compulsão de contar pode sentir a necessidade de contar cada rachadura da calçada em seu caminho para o trabalho ou para a escola. O que seria uma caminhada de cinco minutos para a maioria das pessoas pode se transformar em uma viagem de três ou quatro horas para a pessoa com TOC. Muitos desses tipos de comportamento podem prejudicar os esforços para obter um corpo melhor.

As pessoas com TOC têm uma sensação interna urgente de "Preciso fazer isso". Uma parte do indivíduo, em geral, reconhece a falta de sentido do comportamento e não obtém prazer na realização do ato, embora fazê-lo frequentemente gere o alívio da tensão. Ao longo dos anos, tenho tratado muitas pessoas com TOC, a mais jovem com 5 anos de idade. Ele tinha uma compulsão de conferir e precisava verificar as fechaduras da casa à noite aproximadamente de 20 a 30 vezes antes de adormecer. A pessoa mais velha que tratei com esse distúrbio tinha 83 anos. Ela tinha pensamentos sexuais obsessivos que a faziam se sentir suja por dentro. Chegou a um ponto em que trancava todas as portas, fechava as cortinas das janelas, desligava as luzes, tirava o telefone do gancho e sentava no meio da sala escura tentando prender os pensamentos sexuais abomináveis à medida que eles surgiam.

Nos estudos SPECT vemos com frequência atividade excessiva nos gânglios basais e no giro cingulado anterior. A terapia comportamental pode ser útil e mostrou melhorar a função cerebral. O uso de medicação, tais como fluoxetina e escitalopram, ou suplementos, tais como 5-HTP e erva-de-são-joão, para aumentar a serotonina e acalmar essas partes do cérebro, é frequentemente recomendado.

Transtorno de estresse pós-traumático

Joanne, uma agente de viagem de 34 anos, foi rendida em seu escritório por dois homens armados. Quatro ou cinco vezes durante o assalto um dos homens encostou a arma em sua cabeça e disse que a mataria. Graficamente, ela imaginou seu cérebro espalhado com sangue por toda a parede. Perto do fim desses 15 minutos terríveis eles a fizeram tirar toda a roupa. Ela se imaginou brutalmente estuprada por eles, que foram embora sem tocá-la, mas a trancaram em um armário.

Desde essa época sua vida virou uma confusão. Ela se sentia tensa, atormentada por lembranças e tinha pesadelos com o roubo. Seu estômago vivia embrulhado, e ela tinha constante dor de cabeça. Sempre que saía, sentia pânico. Ficava frustrada por não conseguir acalmar o corpo – o coração disparava; perdia o fôlego e as mãos estavam constantemente frias e suadas. Odiava se sentir assim e ficava zangada por sua vida ter virado um pesadelo. O mais perturbador era a maneira como o assalto afetara seu casamento e seu filho. O bebê captou a tensão e estava muito agitado. Sempre que tentava fazer amor com o marido, começava a chorar e ver os homens a estuprando.

Joanne tinha transtorno de estresse pós-traumático (TEPT), uma reação do cérebro a eventos traumáticos graves, tais como um roubo, estupro, acidente de automóvel, terremoto, tornado ou mesmo uma erupção vulcânica. Ela tinha sintomas clássicos de TEPT, sobretudo as lembranças e os pesadelos sobre o evento.

Talvez os piores sintomas, no entanto, venham dos pensamentos horríveis sobre o que nunca aconteceu, tais como ver seu cérebro espalhado pela parede e ser estuprada. Esses pensamentos foram registrados em seu subconsciente como fatos e, até começar o tratamento, ela não conseguia perceber o tamanho do dano que eles lhe causaram. Por exemplo, quando imaginou que tinha sido estuprada, uma parte dela começou a acreditar que realmente fora estuprada. A primeira vez que ficou menstruada após o assalto, começou a chorar, porque estava aliviada por não estar grávida dos ladrões, muito embora eles nunca a tenham tocado. Uma parte dela acreditava mesmo que estava morta, porque imaginara vividamente a própria morte. Uma porção significativa do tratamento foi dirigido ao contra-ataque dessas conclusões subconscientes errôneas.

Sem tratamento, o TEPT pode, literalmente, arruinar a vida da pessoa. O tratamento mais eficaz é, em geral, a psicoterapia. Um tipo de psicoterapia que acredito que funcione especialmente bem com o TEPT é denominado dessensibilização e reprocessamento do movimento ocular (DRMO). Dependendo da gravidade do TEPT, determinados tipos de medicamentos e suplementos também podem ser úteis.

VÍCIO E ABUSO DE DROGAS E ÁLCOOL

Muitas pessoas usam álcool ou drogas para medicar os sistemas cerebrais subjacentes que não estão funcionando bem. Depressores, como o álcool, a maconha, os sedativos e os analgésicos, são usados para acalmar os sistemas cerebrais hiperativos. Os estimulantes, tais como a cocaína e a metanfetamina, são usados para estimular áreas inativas do cérebro. O problema é que a maioria dessas substâncias vicia e causa danos ao cérebro e ao corpo. Às vezes, o dano é permanente.

O abuso de substâncias tem um impacto negativo imenso na saúde. A lista de problemas de saúde provocados pelo álcool e pelas drogas deram origem a inúmeros livros. Aqui estão alguns dos muitos efeitos físicos do alcoolismo:

- Maior risco de doença cardíaca, derrame e câncer
- Inflamação no fígado, que pode levar à cirrose
- Disfunção erétil
- Problemas no estômago
- Deficiências nutricionais

Além disso, o uso de álcool e de drogas prejudica a memória e o discerni-

> **PASSO PARA AÇÃO**
> Verifique a lista dos sintomas relacionados ao uso em excesso de álcool e de drogas e marque os que se aplicam a você. Eles lhe darão uma ideia se essa área é um problema para você ou para alguém que você conhece.

mento, impedindo que você tome as melhores decisões para sua saúde geral e aumentando a probabilidade de se envolver em hábitos ruins para o cérebro.

A negação é frequentemente forte nos abusadores de substâncias químicas. A pessoa com esse problema, em geral, é a última a reconhecer que o tem. O alcoolismo e os problemas relacionados às drogas são semelhantes de muitas maneiras. Escolhi juntar esses dois grupos para simplificar.

Observação: Por álcool entendo qualquer bebida ou medicação que contenha qualquer quantidade dessa substância – de cerveja a vinho até bebidas alcoólicas mais pesadas, ou até mesmo alguns remédios para tosse. Por drogas, qualquer substância que altere a mente, que produza estimulação, depressão ou efeitos eufóricos – anfetaminas, barbitúricos, maconha, cocaína, heroína, PCP e assim por diante.

LISTA DE SINTOMAS PROVOCADOS PELO USO EXCESSIVO DE ÁLCOOL OU DE DROGRAS

– Consumo aumentado de álcool ou de drogas, seja regular ou esporadicamente, com episódios frequentes ou talvez sem intenção de intoxicação
– Uso de drogas ou álcool como uma forma de lidar com problemas
– Preocupação óbvia com álcool ou drogas e a necessidade expressa de tomá-los
– Ingestão de bebidas ou uso de drogas em quantidades grandes
– Necessidade de quantidades cada vez maiores de álcool ou de drogas para obter o mesmo efeito de "agitação"
– Tendência a dar álibis e desculpas ruins para o uso da bebida ou da droga
– Necessidade de outras pessoas para acobertá-lo, tanto no trabalho quanto em casa
– Recusa em concordar com o que é obviamente um consumo excessivo e manifestação de aborrecimento quando o assunto é mencionado
– Absenteísmo frequente do trabalho, sobretudo se ocorrer sistematicamente, tal como após fins de semana e feriados ("resfriados de segundas-feiras").
– Mudanças repetidas de empregos, sobretudo se para níveis sucessivamente inferiores ou para funções abaixo da capacidade, da educação e do histórico
– Aparência decadente, higiene ruim e comportamento e acomodação social inconsistente com expectativas ou níveis prévios
– Reclamações físicas vagas e persistentes sem causa aparente, sobretudo aquelas relacionadas a problemas do sono, no abdômen, dores de cabeça ou perda de apetite
– Diversos contatos com a companhia de seguro de saúde

- Problemas matrimoniais persistentes, talvez vários casamentos
- História de prisões por dirigir alcoolizado ou por conduta indisciplinada
- Ansiedade incomum ou mau humor óbvio
- Sintomas de abstinência por parada (tremores, sensação de ansiedade extrema, ânsia por drogas ou álcool, vômitos, etc.): um abusador de álcool ou drogas, em geral, tentou parar muitas vezes, mas foi incapaz de suportar os sintomas de abstinência
- Delírios, como ouvir vozes ou ver coisas que não estejam presentes não é incomum
- Amnésias (épocas de que você não consegue se lembrar)
- Falha de memória
- Beber ou usar drogas sozinho; usar de manhã cedo; usar de forma secreta
- NEGAÇÃO face a um problema óbvio

Se identificou qualquer um desses sintomas, você ou seu ente querido pode estar abusando de drogas ou álcool.

Minha definição favorita do vício de álcool ou drogas é alguém que se envolveu em problemas (legais, relacionais ou no ambiente profissional) por causa de bebida ou uso de drogas e continuou a usá-los. Eles não aprenderam com as experiências anteriores. Uma pessoa racional perceberia que tem problemas para lidar com álcool ou drogas e se afastaria deles. Infelizmente, muitas pessoas com esses problemas precisam experimentar fracassos repetidos por causa do uso dessas substâncias e chegar "ao fundo do poço" antes de buscar tratamento.

Tem havido uma tendência muito generosa na medicina nos últimos dez anos para classificar o alcoolismo e o uso excessivo de drogas como doença, em vez de ser um comportamento moralmente fraco. A American Medical Association, a Organização Mundial de Saúde e muitos outros grupos profissionais os consideram entidades de doenças específicas.

> ## PASSO PARA AÇÃO
> Se você ou um ente querido está usando drogas ou álcool em excesso, primeiro admita que tem o problema, depois busque ajuda profissional.

Se não forem tratadas, essas doenças progridem para complicações físicas graves que frequentemente levam à morte. Eis alguns fatos importantes que você precisa saber sobre o abuso de álcool e drogas:

- Vícios em geral têm uma história familiar. Quanto mais parentes alcoólatras ou viciados uma pessoa tem, mais probabilidade tem ou terá de se tornar dependente dessas substâncias químicas. Como regra geral: um parente = 25 por cento de chance; dois parentes ou um parente e um irmão = 50 por cento de chance; três ou mais membros da família = 75 (ou mais) por cento de chance.

- O alcoolismo ou o vício em drogas diminui a expectativa de vida em cerca de dez a 15 anos.
- Cerca de 15 milhões de norte-americanos são viciados em álcool e drogas. Se esse é o seu problema, você não está sozinho.
- Não há pessoa típica com vício em álcool ou drogas. Essas doenças afetam pessoas em todas as classes socioeconômicas.
- Dirigir embriagado ou sob a influência de drogas provoca mais de 50 por cento das mortes nas estradas.
- O alcoolismo ou o vício em drogas é tratável. O tratamento para os viciados em álcool ou drogas e para seus familiares está amplamente disponível hoje em todas as partes do país.

Ao tratar o abuso de substâncias químicas, é importante reconhecer e tratar qualquer causa subjacente do problema, tal como depressão não percebida, transtorno bipolar, transtorno de ansiedade ou DDA. Novos medicamentos foram desenvolvidos e considerados eficazes no alívio dos sintomas da síndrome de abstinência e na diminuição das ânsias pela substância. A psicoterapia e os grupos de apoio são muitas vezes úteis.

DISTÚRBIO DE DEFICIT DE ATENÇÃO

Você se sente inquieto com frequência? Tem dificuldade para se concentrar? Tem problema com impulsividade, tanto para fazer ou dizer coisas que desejaria não fazer ou dizer? Você não consegue terminar qualquer projeto que começa? Fica entediado com facilidade ou irritado com rapidez? Se a resposta para a maioria dessas perguntas é sim, você pode ter distúrbio de deficit de atenção (DDA).

O DDA é o problema cerebral mais comum em crianças, afetando 5 a 10 por cento delas nos Estados Unidos, e um dos problemas mais frequentes em adultos. Os sintomas principais do DDA são um intervalo de atenção curto, distração, desorganização, procrastinação e supervisão interna deficiente. Ele é frequentemente, mas nem sempre, associado ao comportamento impulsivo, à hiperatividade ou à inquietação. Até recentemente, a maioria das pessoas pensava que as crianças superavam esse distúrbio na adolescência. Para muitas delas, isso não é verdade. Embora seja verdade que a hiperatividade diminui com o tempo, os outros sintomas de impulsividade, distração e intervalo de atenção curto permanecem para a maioria dos sofredores na idade adulta. Pesquisas atuais mostram que 60 a 80 por cento das crianças com DDA nunca superam completamente esse distúrbio.

Há anos tenho visto milhares de crianças com DDA. Quando conheço os pais e ouço a história familiar, descubro que há cerca de 80 por cento de chance de que, pelo menos, um dos pais também tenha tido sintomas de DDA quando criança e pode, na verdade, ainda apresentá-los. Muitos dos pais nunca foram diagnosticados. Com muita frequência, descubro o DDA em adultos quando os pais das crianças que estou atendendo me contam que experimentam a medicação dos filhos (algo que eu não recomendo) e descobriram ser muito útil. Eles relatam que a medicação os ajudou a se concentrar por períodos de tempo maiores, a ficar mais organizados e a ser menos impulsivos.

Sintomas comuns da forma adulta de DDA incluem organização e planejamento deficientes; procrastinação; dificuldade para entender direções com cuidado e múltiplas violações das leis de tráfego. Além disso, adultos com DDA chegam frequentemente atrasados a seus compromissos; não conseguem lembrar onde colocaram objetos; podem ficar zangados rapidamente e não dão continuidade às iniciativas. Pode também haver mudanças frequentes e impulsivas de emprego e gestão financeira deficiente. O abuso de substâncias químicas – sobretudo o álcool ou a anfetamina e a cocaína – e a baixa autoestima também são sintomas comuns. Muitas vezes, há incapacidade de manter a dieta e os programas de exercício físico.

Muitas pessoas não reconhecem a seriedade desse distúrbio e simplesmente consideram essas crianças e adultos preguiçosos, rebeldes ou de personalidade difícil. No entanto, o DDA é um distúrbio grave. Se deixado sem tratamento, ele afeta a autoestima do sujeito, os relacionamentos sociais, a capacidade de aprender, trabalhar e ser o mais saudável possível. Vários estudos mostraram que crianças com DDA usam os serviços médicos duas vezes mais do que os que não apresentam esse distúrbio; 52 por cento de adultos não tratados abusam de substâncias químicas e adolescentes e adultos com DDA têm mais acidentes de trânsito.

Muitos adultos me dizem que quando eram crianças se envolviam em problemas o tempo todo e tinham uma sensação forte de que havia algo bastante diferente com eles. Embora muitos dos adultos com DDA que trato sejam muito inteligentes, frequentemente ficam frustrados por não atingirem todo o seu potencial.

Com base em nossas pesquisas com os exames SPECT, está claro que o DDA é um distúrbio do cérebro, mas não há apenas um tipo. Descrevi seis formas diferentes de DDA em meu livro *Healing ADD*. A característica mais comum entre os seis tipos de DDA é a atividade diminuída no córtex pré-frontal durante as tarefas de concentração, o que significa que quanto mais a pessoa se esforça, menos atividade cerebral tem disponível para trabalhar. Muitas pessoas com DDA se automedicam com estimulantes, tais como cafeína, nicotina, cocaína ou metanfetamina, para aumentar a atividade no CPF. Elas também tendem a se automedicar com comportamentos de busca de conflito. Se conseguem aborrecer alguém, isso os ajuda a estimular seu cérebro. Claro, elas não fazem a menor ideia de que agem assim. Chamo a isso de comportamento inconsciente orientado pelo cérebro. Porém, se você ficar perto de uma pessoa com DDA por muito tempo, verá e sentirá o comportamento de busca de conflito.

> ## PASSO PARA AÇÃO
> Para tentar amenizar os sintomas de DDA naturalmente, exercite-se em um nível intenso todos os dias e adote uma dieta com poucos carboidratos e muita proteína.

O melhor tratamento para o DDA depende do tipo do distúrbio. Leia meu livro *Healing ADD* para obter uma descrição completa dos tipos e tratamentos. Às vezes, os medicamentos ou os suplementos são úteis, mas, outras vezes, eles podem piorar os sintomas se não forem adequados. Quando corretamente identificado, o DDA é um distúrbio eminentemente tratável tanto em crianças quanto em adultos. Não permita que o orgulho o impeça de obter a ajuda de que precisa. Para obter o corpo que deseja você precisa de um cérebro ótimo e de admitir quando ele precisa de ajuda.

BUSCANDO AJUDA PROFISSIONAL

Mesmo após adotar todas as estratégias saudáveis para o corpo e o cérebro descritas deste livro, algumas pessoas ainda precisarão buscar ajuda profissional. Algumas precisarão de psicoterapia, outras, de medicação; outras, ainda, de uma orientação mais específica com relação aos suplementos ou outros tratamentos alternativos. Em minhas palestras pelo mundo frequentemente me fazem as seguintes perguntas: Quando é hora de consultar um profissional sobre meu cérebro? O que fazer quando um ente querido nega que precisa de ajuda? Como descubro um profissional competente?

Quando é hora de consultar um profissional sobre meu cérebro?

Esta pergunta é relativamente fácil de responder. As pessoas devem buscar ajuda profissional para si mesmas ou para familiares quando os comportamentos, os sentimentos, os pensamentos ou a memória (todos são funções do cérebro) impedem a capacidade de atingir o potencial nos relacionamentos, no trabalho, nos estudos ou na saúde. Se você está vivendo persistentes conflitos de relacionamento (pais-filhos, irmãos, amigos, par romântico), é hora de buscar ajuda. Se você tem problemas constantes no trabalho ou na escola relacionados à memória, ao humor, às ações ou aos pensamentos, é hora de buscar ajuda profissional. Se o comportamento impulsivo, as escolhas ruins ou a ansiedade estão causando dificuldades financeiras consistentes ou problemas de saúde, é hora de buscar ajuda. Muitas pessoas pensam que não podem pagar para obter ajuda profissional. Acredito que, em geral, é muito mais custoso viver com problemas no cérebro do que obter ajuda apropriada.

O orgulho e a negação podem atrapalhar a busca por ajuda adequada. As pessoas desejam ser fortes e confiar em si mesmas, mas sou constantemente lembrado da força necessária para se tomar a decisão de procurar ajuda. Da mesma forma, buscar ajuda devia ser visto como uma forma de fazer o cérebro operar em sua capacidade plena.

Marian foi me consultar por causa de oscilações de humor e problemas no local de trabalho. Muito embora ela fosse muito competente, seu comportamento no trabalho frequentemente causava problemas com os colegas. Quando o chefe sugeriu que me consultasse, ela resistiu. Não havia nada errado com ela – pensou –, o problema eram os outros. Um dia, após explodir com um colega de trabalho, percebeu que era, pelo menos em parte, a culpada, e concordou em procurar ajuda. Ela resistiu porque não desejava ser vista como fraca ou defeituosa. O exame SPECT do cérebro dela ajudou-a a ver que ele precisava ser equilibrado. Com a ajuda adequada, ela melhorou e não sofreu mais com variações de humor, e ela e todos os seus colegas de trabalho sofreram menos estresse como resultado de um cérebro mais bem-equilibrado.

O que fazer quando um ente querido nega que precisa de ajuda?

Infelizmente o estigma associado com uma "doença psiquiátrica" impede que muitas pessoas obtenham ajuda. As pessoas não desejam ser vistas como loucas, estúpidas ou defeituosas e não buscam ajuda até que elas (ou seus entes queridos) não conseguem mais tolerar a dor (no trabalho, nos relacionamentos ou dentro de si mesmos). A maioria das pessoas não vê os problemas psiquiátricos como problemas do cérebro, mas ao contrário, como problemas de caráter fraco. Os homens são especialmente afetados pela negação.

Eis várias sugestões para ajudar as pessoas que não percebem ou não estão dispostas a procurar a ajuda de que precisam. Tente a abordagem direta primeiro (mas com um giro novo cerebral). Claramente, diga à pessoa que comportamentos preocupam você e explique que os problemas podem ser devidos a padrões cerebrais subjacentes que podem ser facilmente afinados. Diga-lhe que pode haver ajuda disponível – ajuda não para curar um defeito, mas, ao contrário, para otimizar as funções cerebrais dela. Diga-lhe que você sabe que ela está tentando fazer o melhor, mas que seu comportamento, pensamentos, ou sentimentos podem estar atrapalhando seu sucesso (no trabalho, nos relacionamentos ou dentro dela mesma). Enfatize otimizar as funções, não consertar defeitos.

Dê-lhe informações. Livros, vídeos e artigos sobre os assuntos com os quais você está preocupado podem ser uma tremenda ajuda. Muitas pessoas nos consultam porque leram um livro, viram um vídeo ou leram um artigo. Informações boas podem ser muito persuasivas, sobretudo se forem apresentadas de uma maneira positiva e para melhorar a vida.

Quando uma pessoa permanece resistente à ajuda, mesmo após você ter sido direto e dado boas informações, plante sementes. Plante ideias sobre obter ajuda e depois as regue regularmente. Dê-lhe uma ideia, artigo ou outra informação sobre o tópico de vez em quando. Se você falar muito em procurar ajuda, a pessoa ficará ressentida e, para afrontá-lo, não o fará – sobretudo se for do tipo superfocado. Cuidado para não exagerar.

Proteja seu relacionamento com a outra pessoa. As pessoas são mais receptivas àquelas em quem confiam do que às que as importunam e depreciam. Trabalhe para ganhar a confiança da pessoa ao longo do tempo. Isso a tornará mais receptiva às suas sugestões. Não transforme procurar ajuda no único assunto sobre o qual você fala. Assegure-se de que está interessado na vida inteira dela, não apenas em suas possíveis consultas médicas.

Dê-lhe esperanças novas. Muitas pessoas com esses problemas tentaram obter ajuda e não tiveram sucesso, ou até mesmo pioraram. Informe-a sobre a nova tecnologia para o cérebro que capacita os profissionais a serem mais objetivos e eficientes nos tratamentos.

Chegará um momento em que você precisará dizer basta. Se, com o tempo, a outra pessoa se recusa a procurar ajuda, e o comportamento dele, ou dela, tem um impacto negativo em sua vida, você pode precisar se separar dela. Permanecer em um relacionamento tóxico é prejudicial à sua saúde, e frequentemente possibilita que a outra pessoa continue doente também. De fato, vi que a ameaça ou o abandono motiva as pessoas a mudar, seja o problema o álcool, o uso de drogas ou o DDA. Ameaçar abandoná-la não é a primeira abordagem que eu adotaria, mas, após algum tempo, essa pode ser a melhor delas. Perceba que você não pode forçar uma pessoa a fazer tratamento, a menos que ela seja perigosa para si própria, para os outros ou incapaz de cuidar de si mesma. Você pode apenas fazer o que pode. Felizmente, há muito mais que podemos fazer hoje do que há dez anos.

Encontrar um profissional competente que use esse novo pensamento científico sobre o cérebro

Na Amen Clinics, Inc. recebemos muitos telefonemas e e-mails por semana de pessoas de todos os cantos do mundo procurando profissionais competentes em suas regiões que pensam de maneira semelhante aos princípios esboçados neste livro. Uma vez que nossa abordagem é de ponta no que se refere a novidades na ciência do cérebro, pode ser difícil encontrar outros profissionais que conheçam e pratiquem essas informações. No entanto, encontrar o profissional certo para fazer uma avaliação e o tratamento é fundamental para o processo de cura. O profissional certo pode ter um impacto muito positivo em sua vida. O profissional errado pode fazer as coisas piorarem.

Há muitos passos a serem tomados para encontrar a melhor pessoa para ajudá-lo. Contrate a melhor pessoa que puder. Economizar pode lhe custar caro no futuro. A ajuda certa não é apenas compensadora, mas economiza dor desnecessária e sofrimento, então, não confie em uma pessoa simplesmente porque ela cabe em seu orçamento. Ela pode ou não ser adequada para você. Procure pela melhor. Se ele, ou ela, pertencer a seu plano de saúde – ótimo, mas não deixe que esse seja o principal critério. Após conseguir nomes de profissionais competentes, verifique suas credenciais. Pouquíssimos pacientes verificam as credenciais do profissional. A certificação da entidade profissional é uma credencial positiva. Para se tornar certificado os médicos precisam passar por testes escritos e orais adicionais. Eles precisam se disciplinar para obter habilidades e conhecimentos que sejam aceitáveis para seus colegas. Não atribua peso demais à escola de medicina ou à faculdade que o profissional cursou. Trabalhei com alguns médicos que estudaram em Yale e Harvard e que não tinham a menor ideia sobre como tratar apropriadamente os pacientes, enquanto que médicos de faculdades menos prestigiadas eram excepcionais, abertos e cuidadosos. Marque uma entrevista com o profissional para ter certeza se deseja trabalhar com ele. Em geral, você precisará pagar por essa consulta, mas vale a pena gastar esse dinheiro para conhecer a pessoa em cuja ajuda confiará.

Muitos profissionais escrevem artigos ou livros ou falam em eventos ou grupos locais. Se possível, leia seus trabalhos ou os ouça falar. Ao fazê-lo, você pode perceber o tipo de pessoa que ele é e conhecer suas habilidades para ajudá-lo. Procure uma pessoa aberta, atualizada e disposta a experimentar coisas novas. Procure uma pessoa que o trate com respeito, que ouça suas perguntas e corresponda às suas necessidades. Procure um relacionamento que seja colaborativo e respeitoso. Sei que é difícil encontrar um profissional que atenda a todos esses requisitos e que também tenha o treinamento correto em fisiologia do cérebro, mas essas pessoas podem ser encontradas. Seja persistente. O cuidador é fundamental para a cura.

Assegure-se de ajustar seu cérebro e de tratar qualquer problema cerebral para ser o melhor tanto física quanto emocionalmente.

A solução do cérebro saudável

Usurpadores da saúde cerebral	Incrementadores da saúde cerebral
Depressão	Medicação, suplementos, exercício, dieta enriquecida, psicoterapia
Transtorno bipolar	Medicação, suplementos, óleo de pescado
Síndrome do pânico	Tratar doenças, reduzir cafeína, eliminar o álcool, equilibrar os hormônios, GABA, B6, magnésio, kava kava
Agorafobia	Medicação, suplementos
Transtorno obsessivo-compulsivo	Medicação, terapia comportamental, suplementos, tais como 5-HTP, erva-de-são-joão
SEPT	Psicoterapia, DMRO, suplementos
Abuso de álcool/drogas	Tratar problemas subjacentes, psicoterapia, grupos de apoio, medicação para amenizar os sintomas da síndrome de abstinência
DDA	Medicação, suplementos, exercícios intensos, dieta com poucos carboidratos e muita proteína

16

TRANSFORME SEU CÉREBRO, TRANSFORME SEU CORPO, TRANSFORME O CORPO DAS OUTRAS PESSOAS

COMO SEU CÉREBRO INFLUENCIA A SAÚDE FÍSICA E MENTAL DOS OUTROS

Atitudes são contagiosas. Vale a pena ser contaminado pela sua?

– DENNIS E WENDY MANNERING

Meu pai, que evitou ir a médicos a vida toda, costumava dizer: "Causo ataques cardíacos, não os tenho." Ele se orgulhava de ser extremamente independente, não deixando ninguém jamais lhe dizer o que tinha de fazer. Ele prosperou a vida inteira, tendo sido proprietário de uma cadeia de mercearias bem-sucedida por mais de 15 anos, e por muito tempo o presidente da Unified Grocers, uma das maiores empresas atacadistas de mercearias independentes do mundo. Crescer com ele como pai, para mim pessoalmente, foi um desafio. A atitude "Causo ataques cardíacos, não os tenho" era o oposto de minha personalidade natural, que era mais como a do pai de minha mãe, ser um ajudante e pacificador. Frequentemente eu me sentia tenso perto de meu pai, todavia ainda desejando agradá-lo. As reações em meu corpo estavam diretamente ligadas ao cérebro dele.

Meu pai também era o tipo de pessoa que sempre dizia "Não" para qualquer pergunta que lhe fizessem.

– Posso ir lá?

– Não.

– Você acha que eu devia fazer isso?

– Não.

– Você gostaria de ir comigo?

– Não.

– Posso ajudá-lo?

– Não.

Lembro quando eu recrutava adultos para um de meus estudos sobre saúde e lhe pedi para ser examinado por nós, sua primeira resposta foi "Não". De fato, foram necessários 11 anos pedindo até que finalmente ele fez um exame de imagem do cérebro. Vê-la me ajudou a entender grande parte da frustração em minha vida. Ele tinha muita atividade no giro cingulado anterior, a caixa de marchas do cérebro. As pessoas com muita atividade nessa parte tendem a ser argumentadoras e reflexivamente dizem não. Isso pode enlouquecer um pouco os entes queridos. Ver o exame me ajudou a relaxar e saber que nem sempre tinha a ver comigo.

Equilibre o cérebro, seja mais sensual

Laura e eu somos amigos desde crianças. Ela sempre foi uma linda menina, e nós dois sabíamos que ela atraía o olhar de muitos garotos. Por alguma razão, desconhecida por mim, Laura nunca me atraiu. Eu a adorava, mas simplesmente não dessa forma. Anos depois, continuamos a manter contato, mas meus sentimentos nunca mudaram.

Então, um dia, sua beleza se iluminou e me descobri atraído por ela de uma forma muito incomum. Meu coração acelerava quando estava com ela; meus pensamentos vagavam por áreas onde nunca tinham estado antes. O que estava diferente?, pensei. Tudo parecia estranho. Então, ficou claro. Ela me contou que sofrera de um transtorno de ansiedade a vida inteira e que finalmente encontrara forças para procurar um tratamento. Estava tomando antidepressivos e suplementos naturais e fazendo psicoterapia. A ansiedade estava baixa e o nível de felicidade e alegria, alto.

Quando o cérebro de Laura mudou, a aparência e a atratividade de seu corpo também mudaram e, subsequentemente, ela mudou a reação de meu corpo ao dela. Felizmente para mim, meu córtex pré-frontal funciona bem e consegui apenas notar e desfrutar o sentimento sem prejudicar meu casamento. Essa história ilustra um ponto fundamentalmente importante que amplia o tema principal deste livro:

Quando você transforma seu cérebro,
você transforma seu corpo e, subsequentemente,
você transforma o corpo de outras pessoas também.

Intuitivamente, sabemos que isso é verdade.

- Tomemos o caso do chefe zangado no trabalho. Muitos dos empregados experimentarão sintomas de estresse físico como resultado do comportamento problemático dele. Vejo isso a toda hora em meus pacientes.
- Quando sua mulher, ou sua filha, está passando pela pior fase do ciclo menstrual, os níveis de estresse de todos na família tendem a aumentar.
- Quando o marido está estressado com o trabalho, enfrentando um chefe difícil, conforme mencionado anteriormente, você também sente a pressão.
- As pesquisas nos revelam que as mães de crianças com DDA ou autismo sentem muitos sintomas de estresse, e há uma incidência maior de depressão e divórcio nessas famílias.

Uma razão para tomar muito cuidado com seu cérebro é que a saúde dele tem um impacto tremendo na saúde daqueles que você ama. As pessoas são contagiosas.

OTIMIZAR-SE TENDE A MELHORAR OS QUE O CERCAM

Ao apresentar os resultados de sua pesquisa em um encontro científico, o Dr. Irwin Goldstein, um especialista em medicina sexual, disse: "É raro eu ficar na frente de uma plateia e dizer 'Este é um manuscrito que mudou minha vida'. Porém, este é o caso." O estudo, publicado no *Journal of Sexual Medicine*, parecia óbvio. Os resultados mostravam que as mulheres em relacionamentos firmes com homens tratados com um determinado remédio para a impotência tinham sexo melhor. Porém, as mulheres não apenas gostavam mais do sexo, elas gostavam mais porque seus corpos funcionavam melhor. A lubrificação era maior. Os orgasmos eram mais intensos. Elas gozavam mais. Os corpos delas reagiam como se *eles* é que estivessem recebendo a medicação. Portanto, uma medicação que elas sequer tomavam afetava seu corpo. "A fisiologia dela está ligada à dele", Goldstein diz. "Os homens compartilham problemas com as mulheres, e as soluções... Isso me deixa muito intrigado. Posso transformar a fisiologia de alguém sem tratá-lo. É muito louco!" Na verdade, quanto melhor é a resposta de um homem a uma medicação, melhor a resposta de sua mulher a ele.

"Emaranhamento quântico" é um conceito da física. As partículas subatômicas têm "parceiros" – outras partículas subatômicas –, com os quais podem se emaranhar, às vezes por longas distâncias. Se você muda uma partícula, a mudança afeta a outra, com a qual está emaranhada. O estudo do Dr. Goldstein é forte indicador de que os humanos podem estar emaranhados. Mudamos quando nos apaixonamos, nos tornamos uma unidade, pelo menos sexualmente. Os dois devem se tornar um, como dito na Bíblia. "Não há outras capacidades fisiológicas de homens e mulheres que sejam compartilhadas, e isso é o que há de tão fascinante nesses dados", Goldstein diz. Ele também diz que há provas de que, quando ele trata com sucesso mulheres que sofrem de dispareunia, ou dor na relação sexual, os companheiros têm sua ereção melhorada e mais satisfação sexual. Goldstein suspeita de que os companheiros de mulheres com pouca libido têm ereções deficientes e que se essas mulheres pudessem ser tratadas os homens também melhorariam.

Saiba disso ou não, você tem um impacto significativo nos que o cercam. Cuidar de seu cérebro lhe permite cuidar mais dos que você ama.

Enquanto fazia residência psiquiátrica e aprendia sobre terapia de casais e família, frequentemente ouvia que é preciso dois para mudar um relacionamento. Anos mais tarde descobri que essa regra do "senso comum" está totalmente errada. Muitas vezes é preciso apenas um para mudar um relacionamento. Pense comigo... sei que posso ir para casa hoje à noite e fazer minha mulher sorrir apenas fazendo comentários, tais como:

"Oi, querida, senti sua falta hoje."
"Oi, querida, tem alguma coisa que eu possa fazer para ajudá-la hoje à
   noite?"
"Oi, docinho, você está linda."
"Olá, meu amor, como foi seu dia?"

Sei também que posso fazer Tana gritar comigo. Particularmente se digo coisas sem pensar como:

"Ei, o que você fez o dia todo?"
"Você nunca faz nada até o fim?"
"Por que tenho de fazer tudo sozinho?"
"Tira esse vestido, ele é horrível."

A maneira como meu cérebro funciona terá um impacto importante em como o cérebro e o corpo de Tana funcionam. O mesmo se aplica a seus relacionamentos. Quando você transforma seu cérebro e transforma seu corpo de uma maneira positiva, você incentiva os cérebros e os corpos dos que ama a funcionarem corretamente também.

Esse fenômeno foi uma das principais razões por que me tornei psiquiatra. Ao contrário de dar antibióticos às pessoas ou realizar cirurgias, em que você simplesmente resolve o problema de imediato, percebi na faculdade de medicina que se eu ajudasse meus pacientes a sentir, pensar e agir melhor, isso não apenas os ajudaria a serem mais felizes, mais eficientes, mas também ajudaria tremendamente suas interações com os cônjuges, filhos e até mesmo netos. Adorei a possibilidade de ajudar as pessoas por gerações.

Claro, ao descobrir que eu queria ser psiquiatra meu pai me perguntou por que eu não queria ser um médico de verdade. Meu corpo reagiu de uma forma estressada por sentir que o estava decepcionando. Era suficientemente inteligente para saber que era minha vida e não a dele e adorei ser um psiquiatra quase todos os dias. Curioso, muitos anos depois meu pai se tornou uma das minhas melhores fontes de referência. Quando um de seus supervisores estava enfrentando um problema familiar, ele ligava para mim e me pedia para atendê-lo, porque ele não queria que seu empregado valioso pedisse demissão. Com paciência, até mesmo os cérebros mais duros podem mudar.

APÊNDICE A

15 NÚMEROS IMPORTANTES QUE PRECISO SABER

Eis alguns números importantes que preciso saber para manter o cérebro e o corpo saudáveis. Alguns deles foram discutidos ao longo deste livro e outros são novos. Calculadoras simples podem ser encontradas online em www.amenclinics.com/cybcyb.

1. **Índice de massa corporal** (IMC). IMC = peso / (altura)^2

2. **Calorias diárias necessárias para manter o peso corporal atual.** Para descobrir as calorias básicas necessárias sem fazer exercícios físicos, o que é denominado taxa metabólica basal em repouso (MB), preencha a seguinte equação:

- Cálculo para mulheres: MB = 655,1 + [(9,5 x peso (kg)) + (1,8 x altura (cm)) - (4,6 x idade (anos))]
- Cálculo para homens: MB = 66,4 + [(13,7 x peso (kg)) + (5 x altura (cm)) - (6,7 x idade (anos))]

Pegue esse número e multiplique-o pelo número apropriado abaixo.

- 1,2 se você for sedentário (pouco ou nenhum exercício)
- 1,375 se você é pouco ativo (exercícios/esportes leves um a três dias por semana)
- 1,55 se você for moderadamente ativo (exercícios/esportes moderados três a cinco dias por semana)
- 1,75 se você é muito ativo (exercícios/esportes vigorosos seis a sete dias por semana)
- 1,9 se você é extremamente ativo (exercícios/esportes muito vigorosos e exerce profissão que exige o uso do corpo ou faz treinamento de força duas vezes ao dia)

3. **Calorias médias diárias que você consome** (não minta). Seria muito esclarecedor para você manter um registro delas.

4. **Peso desejado.** Estabeleça um objetivo realista para seu peso e adote um comportamento apropriado para atingi-lo.

5. **Quantidade de frutas e legumes que você come por dia.** Esforce-se para comer entre sete e dez porções por dia para diminuir o risco de ter câncer.

6. **Número de horas de sono à noite.** Não se engane pensando que precisa apenas de poucas horas de sono. Eis uma média de necessidade de sono por idade de acordo com a National Sleep Foundation e o National Institute of Neurological Disorders and Stroke:

Faixa etária	Número de horas de sono
1 a 3 anos	12 a 14 horas
3 a 5 anos	11 a 13 horas
5 a 12 anos	10 a 11 horas
13 a 19 anos	9 horas
Adultos	7 a 8 horas
Idosos	7 a 8 horas

7. **Nível de vitamina D.** Peça a seu médico para verificar o nível de 25-hidroxivitamina D, e, caso esteja baixo, pegue mais sol e/ou tome suplemento de vitamina D.

Baixo < 30
Ótimo = entre 50 e 90
Alto > 90

8. **Tireoide.** Peça a seu médico para verificar seus níveis de T3 e TSH para saber se há hipo ou hipertireoidismo, e tratar se necessário.

9. **Proteína C-reativa.** Este é um marcador de inflamação que seu médico pode verificar pedindo um simples exame de sangue. A inflamação elevada está associada a várias doenças e enfermidades e deve ser tratada para eliminar os maus hábitos cerebrais.

10. **Nível de homocisteína.** Este é um outro marcador de inflamação.

11. **Hg A1C**. Este teste mostra os níveis médios de açúcar no sangue ao longo de dois ou mais meses e costuma diagnosticar diabetes e pré-diabetes. De acordo com Lab Tests Online, os resultados normais para uma pessoa não diabética estão na faixa de 4 a 6 por cento. Números superiores a esses talvez sejam uma indicação de diabetes.

12. **Açúcar no sangue em jejum**. Em geral, este teste exige que você fique cerca de oito horas em jejum antes de fazer o exame de sangue. Ele avalia seus níveis de açúcar no sangue apenas no dia do exame. Eis o que os níveis significam, de acordo com o American Diabetes Association:

Normal: 70-99 mg/dL
Pré-diabetes: 100-125 mg/dL
Diabetes: 126 mg/dL ou maior

13. **Colesterol**. Assegure-se de que seu médico solicita o nível de colesterol total assim como o HDL (o colesterol bom), o LDL (o colesterol mau) e os triglicerídeos (uma forma de gordura). De acordo com a American Heart Association, os níveis ótimos são os seguintes:

Colesterol total: menos de 200
HDL: 60 ou maior
LDL: menos de 100
Triglicerídeos: menos de 150

14. **Pressão arterial**. Peça ao seu médico para verificar sua pressão arterial em sua consulta anual ou mais frequentemente, se ela for alta. Eis como interpretar os números de acordo com a American Heart Association:

Abaixo de 120 por 80: ótima
120-139 por 80-89: pré-hipertensão
140 (ou maior) por 90 (ou maior): hipertensão

15. **Saiba quantas das 12 causas de morte mais comuns e preveníveis você tem... depois diminua-as.**

1. Fumo
2. Hipertensão

3. IMC indicando excesso de peso ou obesidade
4. Inatividade física
5. Glicose alta em jejum
6. Colesterol LDL alto
7. Abuso de álcool (acidentes, ferimentos, violência, cirrose, doença do fígado, câncer, derrame, doença cardíaca, HTN)
8. Quantidade baixa de ácidos graxos ômega-3
9. Consumo elevado de gorduras saturadas
10. Pouco consumo de gorduras poli-insaturadas
11. Dieta com muito sal
12. Pouco consumo de frutas e legumes

APÊNDICE B

SISTEMAS CEREBRAIS SIMPLIFICADOS DA AMEN CLINICS
Questionário*

O Questionário simplificado *Mude seu cérebro, mude seu corpo*, do Dr. Amen, é um ótimo ponto de partida para ajudá-lo a avaliar a saúde e o bem-estar de seu cérebro. Ademais, ele o guiará até as partes específicas do livro e aos suplementos específicos que podem ser mais úteis para você. Para obter uma versão ampliada e continuamente atualizada do questionário, visite www.amenclinics. com/cybcyb.

Pense nessa ferramenta como o início da otimização da conexão cérebro-corpo. Há muitos anos o Dr. Amen percebeu que nem todo mundo pode fazer uma tomografia do cérebro para verificar sua saúde. Portanto, para levar informações que mudam a vida, as quais ele aprendeu através de seu trabalho com imagens, para a maioria das pessoas, ele desenvolveu uma série de questionários para ajudar a prognosticar as áreas de força e vulnerabilidade do cérebro.

É necessária uma palavra de alerta. Os questionários autopreenchidos têm vantagens e limitações. Eles são rápidos e fáceis de responder. Por outro lado, as pessoas que os preenchem podem se descrever da forma que desejam ser percebidas, resultando em um autorretrato distorcido. Por exemplo, algumas pessoas exageram suas experiências e marcam todos os sintomas como frequentes, em essência dizendo "Estou feliz por ter um problema de verdade, assim posso ser ajudado, ficar doente ou ter uma desculpa para os problemas que tenho". Negam totalmente. Eles não desejam ver qualquer defeito em si mesmos e não consideram nenhum sintoma como significativamente problemático, em essência, dizem: "Estou bem. Não há nada de errado comigo. Deixe-me em paz." Nem todo autorretrato distorcido é intencional. As pessoas podem

---

* Copyright © 2010 Daniel Amen, M.D. Para obter a versão completa, visite www.amenclinics.com/cybcyb.

genuinamente encontrar dificuldades em reconhecer os problemas e expressar seus sentimentos. Às vezes, os membros da família ou os amigos são melhores avaliadores do nível de funcionamento do ente querido do que a pessoa que se autoavalia. Eles podem ter observado coisas que o ente querido não observou.

Questionários de qualquer tipo nunca devem ser usados como as únicas ferramentas de avaliação. Use este como um estímulo para ajudá-lo a pensar, fazer perguntas melhores e obter mais avaliação se necessário. Sempre discuta qualquer recomendação com seu médico, sobretudo se estiver tomando qualquer medicação, tais como para o coração, pressão arterial ou para ansiedade, depressão ou dor.

SISTEMAS CEREBRAIS SIMPLIFICADOS DA AMEN CLINICS
Questionário
Para cada sintoma listado abaixo, avalie-se usando a seguinte escala.

0	1	2	3	4	NA
Nunca	Raramente	Ocasionalmente	Frequentemente	Muito frequentemente	Não aplicável/ Desconhecido

_____ 1. Tenho problemas para manter a atenção ou me distraio com facilidade.

_____ 2. Luto com a procrastinação até que "tenho de" fazer algo.

_____ 3. Não presto atenção nos detalhes.

_____ 4. Tenho dificuldades para adiar o que desejo, tendo de ter minhas necessidades atendidas imediatamente.

_____ 5. Tenho problemas para ouvir com atenção.

_____ 6. Eu me sinto agitado.

_____ 7. Deixo escapar respostas, interrompo frequentemente.

_____ 8. Tomo decisões impulsivamente.

_____ 9. Busco excitações.

_____ 10. Preciso de cafeína, nicotina ou açúcar para me concentrar.

_____ 11. Fico preso a pensamentos negativos.

_____ 12. Eu me preocupo excessivamente.

_____ 13. Tenho tendência para a compulsividade ou para comportamentos viciantes.

_____ 14. Guardo mágoas.

_____ 15. Fico aborrecido quando as coisas não saem do meu jeito.

_____ 16. Eu me aborreço quando as coisas estão fora do lugar.

_____ 17. Tenho tendência a ser oposicionista ou argumentativo.

_____ 18. Não gosto de mudanças.

_____ 19. Preciso ter as coisas feitas de uma determinada maneira ou fico muito aborrecido.

_____ 20. Tenho problemas em ver as opções nas situações.

_____ 21. Eu me sinto triste.

_____ 22. Eu me sinto negativo.

_____ 23. Eu me sinto insatisfeito.

_____ 24. Eu me sinto entediado.

_____ 25. Tenho pouca energia.

_____ 26. Tenho pouco interesse por coisas que são, em geral, divertidas ou agradáveis.

_____ 27. Tenho sentimentos de desesperança, desamparo, inutilidade ou culpa.

_____ 28. Tenho crises de choro.

_____ 29. Tenho autoestima baixa crônica.

_____ 30. Eu me sinto isolado socialmente.

_____ 31. Fico nervoso e ansioso.

_____ 32. Tenho sensações de pânico.

_____ 33. Tenho sintomas de tensão muscular, tal como dores de cabeça, músculos doloridos.

_____ 34. Tenho tendência a prever o pior.

_____ 35. Evito conflitos.

_____ 36. Tenho um medo excessivo de ser julgado ou escrutinado por outros.

_____ 37. Tenho motivação excessiva, dificuldades para parar de trabalhar.

_____ 38. Tenho falta de confiança em minhas capacidades.

_____ 39. Sempre espero algo ruim acontecer.

_____ 40. Fico assustado com facilidade.

_____ 41. Tenho problemas de mau humor.

_____ 42. Sou explosivo.

_____ 43. Minha irritabilidade tende a aumentar, depois explode, depois recua; fico frequentemente cansado após um ataque de raiva.

_____ 44. Tenho humor instável ou imprevisível.

_____ 45. Interpreto comentários como algo negativo quando eles não são.

_____ 46. Tenho *déjà vu* (sentimentos de já ter estado onde jamais esteve).

_____ 47. Frequentemente sinto como se estivesse sendo vigiado ou que alguém está prestes a me magoar.

_____ 48. Tenho pensamentos obscuros ou violentos que podem surgir do nada.

_____ 49. Tenho dificuldades para encontrar a palavra certa para dizer.

_____ 50. Tenho dores de cabeça ou no abdômen de origem incerta.

_____ 51. Tenho episódios de esquecimento.

_____ 52. Tenho problemas de memória.

_____ 53. Tenho dificuldades para lembrar compromissos.

_____ 54. Tenho dificuldades para tomar medicamentos ou suplementos.

_____ 55. Tenho dificuldades para lembrar de coisas que aconteceram recentemente.

_____ 56. Tenho dificuldades para lembrar de nomes.

_____ 57. Tenho dificuldade para memorizar algo para a escola, o trabalho ou os passa-tempos.

_____ 58. Sei algo um dia, mas não lembro no dia seguinte.

_____ 59. Esqueço o que ia dizer bem no meio do que estou dizendo.

_____ 60. Tenho dificuldades para acompanhar instruções que tenham mais de uma ou duas informações.

_____ 61. Tendo a ser desajeitado ou propenso a me acidentar.

_____ 62. Esbarro em mobílias ou muros.

_____ 63. Tenho dificuldades de coordenação.

_____ 64. Tenho caligrafia ruim.

_____ 65. Tenho dificuldade para manter o lugar de trabalho organizado.

_____ 66. Tenho pilhas múltiplas pela casa.

_____ 67. Sou mais sensível a barulhos do que outras pessoas.

_____ 68. Sou particularmente sensível ao toque ou às etiquetas em roupas.

_____ 69. Tenho dificuldades para assimilar novas informações ou rotinas.

_____ 70. Tenho dificuldades em manter conversas.

SISTEMAS CEREBRAIS DA AMEN CLINICS
Questionário

Respostas

Coloque o número de perguntas que você, ou sua cara-metade, respondeu com "3" ou "4" no lugar fornecido.

_____ 1-10 Problemas no córtex pré-frontal (CPF) (veja página 21 para obter mais informações)

- Suplementos para o CPF: Dr. Amen's Focus and Energy Solution ou Dr. Amen's DDA Solution, mais Dr. Amen's Omega Solution de óleo de pescado
- Medicações para o CPF: para DDA, estimulantes que contenham as substâncias ativas anfetamina racêmica; metilfenidato, ou atomoxetina

5 perguntas = Extremamente provável

3 perguntas = Provável

2 perguntas = É possível

_____ 11-20 Problemas no córtex cingulado anterior (CCA) (ver página 22 para obter mais informações)

- Suplementos para CCA: Dr. Amen's Serotonin Mood Solution mais Dr. Amen's Omega Solution de óleo de pescado
- Medicações para CCA: inibidor seletivo de receptação da serotonina, tais como escitalopram, paroxetina, sertralina, fluoxetina e fluvoxamina
- Se o córtex pré-frontal também estiver baixo, considere venlafaxina ou duloxetina

> 5 perguntas = Extremamente provável
> 3 perguntas = Provável
> 2 perguntas = É possível

_____ 21-30 Problemas no sistema límbico profundo (SLP) (ver página 22 para obter mais informações)

- Suplementos para o SLP: Dr. Amen's SAMe Mood Solution mais Dr. Amen's Omega Solution de óleo de pescado
- Para tratar oscilações cíclicas do humor, óleo de pescado mais Dr. Amen's GABA Calming Solution
- Medicações para SLP: antidepressivos, tais como bupropiom, inibidor seletivo de captação da serotonina (se o CCA estiver alto e o CPF baixo também estiver presente); venlafaxina ou duloxetina para oscilações cíclicas do humor, considere os anticonvulsivos ou o lítio; para a dor, duloxetina e/ou o anticonvulsivo cuja substância ativa é a gabapentina

> 5 perguntas = Extremamente provável
> 3 perguntas = Provável
> 2 perguntas = É possível

_____ 31-40 Problemas nos gânglios basais (GB) (ver página 22 para obter mais informações)

- Suplementos para os GB: Dr. Amen's GABA Calming Solution mais Dr. Amen's Omega Solution de óleo de pescado
- Medicações para os GB: buspirona, anticonvulsivos, tais como os com gabapentina; alguns medicamentos para hipertensão, tais como talvez o propranolol, podem ajudar

> 5 perguntas = Extremamente provável
> 3 perguntas = Provável
> 2 perguntas = É possível

_____ 41-50 Problemas nos lobos temporais (LT) (ver página 22 para obter mais informações)

- Suplementos para os LT: Dr. Amen's GABA Calming Solution mais Dr. Amen's Omega Solution de óleo de pescado
- Medicações para os LT: anticonvulsivos, tais como gabapentina, *valproate semisodium* ou lamotrigina

    5 perguntas = Extremamente provável

    3 perguntas = Provável

    2 perguntas = É possível

_____ 51-60 Problemas de memória (ver Capítulo 12, "A solução da memória", para obter mais informações)

- Suplementos para memória do LT: Dr. Amen's Brain and Memory Recovery Solution mais Dr. Amen's Omega Solution de óleo de pescado
- Medicações para memória do LT: memantina, donepezila, Exelon ou Reminyl

    5 perguntas = Extremamente provável

    3 perguntas = Provável

    2 perguntas = É possível

_____ 61-70 Problemas no cerebelo (CB) (ver página 23 para obter mais informações)

- Suplementos para o CB: Dr. Amen's Brain and Memory Recovery Solution mais Dr. Amen's Omega Solution de óleo de pescado
- Medicações para o CB: desconhecidas

    5 perguntas = Extremamente provável

    3 perguntas = Provável

    2 perguntas = É possível

Combinações

É comum ter mais de um sistema precisando de ajuda, o que significa apenas que é preciso fazer uma combinação das intervenções listadas.

Minha regra básica em nossas clínicas é que se há um problema no lobo temporal (LT), ele é tratado primeiro. Se não, qualquer intervenção no córtex pré-frontal (CPF), no córtex cingulado anterior (CCA) ou no sistema límbico profundo (SLP) pode piorar tudo.

- É comum ter problemas no CPF e no CCA ao mesmo tempo, sobretudo em filhos ou netos de alcoólatras.
- É comum também ter problemas no CCA e no sistema límbico profundo ao mesmo tempo em depressões com angústia ou obsessivas.
- Distúrbios do humor podem estar associados a uma combinação de problemas no LT, no CPF e no CCA.

É importante discutir essas opções com o seu médico. Se ele não conhecer muito a respeito dos tratamentos naturais, consulte um naturopata ou um médico especializado em medicina integrativa ou em tratamentos naturais.

APÊNDICE C

A SOLUÇÃO DOS SUPLEMENTOS

Ao tratar as pessoas sempre faço a mim mesmo a seguinte pergunta: "O que receitaria se fosse minha mãe, minha mulher ou meu filho?" Após quase 30 anos como psiquiatra, eu me vejo cada vez mais recomendando tratamentos naturais. Não sou contra medicamentos e os tenho receitado há muito tempo, porém quero que você use todas as ferramentas disponíveis, sobretudo se forem eficazes, mais baratas e tiverem menos efeitos colaterais.

Um dos casos que despertou meu interesse específico nos tratamentos naturais foi o de uma sobrinha minha. Quando ela tinha 7 anos, minha irmã a levou para se consultar comigo por causa de problemas de humor e temperamento. Tentei várias medicações, sem qualquer efeito. Minha irmã me telefonava angustiada três vezes por semana. Passei a receitar medicações cada vez mais fortes. Porém, os remédios não são isentos de riscos e efeitos colaterais, e quando minha sobrinha começou a ganhar peso, parei com a medicação e decidi tentar alguns suplementos naturais mencionados por um colega.

Um dia, cerca de quatro meses depois, percebi que minha irmã não me telefonava há bastante tempo. Então, liguei para ela e disse: "Ei, você não me ama mais? Como está minha sobrinha?"

Ela respondeu: "Danny, você não acreditaria se visse como ela está diferente. Está muito melhor, mais calma, mais obediente e tirando a nota máxima na escola." Os suplementos trouxeram benefícios de longo prazo para ela sem nenhum efeito colateral.

Pontos positivos e negativos dos suplementos

Ao longo do tempo, passei a me perguntar por que não começava com os suplementos naturais e depois usava remédios se os suplementos não funcionassem. Então, vamos falar sobre os pontos positivos e negativos de usar suplementos naturais para ajudar o cérebro. Para começar, eles são frequentemente eficientes. Apresentam muito menos efeitos colaterais do que a maioria dos medicamentos e são significativamente mais baratos. Além disso, você nunca precisa dizer às companhias de seguro de saúde que os está tomando. Por pior que pareça, tomar remédios pode restringir sua cobertura pela companhia de seguros. Conheço muitas pessoas que não foram aprovadas ou tiveram que pagar uma taxa maior para o seguro de saúde porque tomavam determinados remédios. Se existem alternativas naturais, vale a pena considerá-las.

No entanto, os suplementos naturais também trazem os próprios problemas. Muito embora eles tendam a ser mais baratos do que os remédios, podem ficar mais caros porque, em geral, não são cobertos pelo seguro de saúde. Muitas pessoas estão conscientes de que os suplementos naturais podem ter efeitos colaterais e precisam ser usados com cautela. Só por que algo é natural não significa que seja inócuo. Tanto o arsênico quanto o cianeto são naturais, o que não significa que sejam bons para você. Por exemplo, a erva-de-são-joão, um dos meus antidepressivos naturais favoritos, pode causar sensibilidade ao sol e também diminuir a eficácia de vários medicamentos, tais como as pílulas anticoncepcionais. Ah, ótimo! Fique deprimida, compre erva-de-são-joão e engravide sem desejar, o que pode não ser bom.

Uma das maiores preocupações com relação aos suplementos naturais é a falta de controle de qualidade. Existem variações, e é necessário encontrar marcas em que se possa confiar. Outra desvantagem é que muitas pessoas obtêm aconselhamento sobre suplementos com balconistas adolescentes nas lojas de alimentos, os quais podem não ter as melhores informações. Porém, mesmo levando em conta os problemas, os benefícios dos suplementos naturais fazem valer a pena considerá-los, sobretudo se puder obter informações baseadas em pesquisas bem-elaboradas.

Todos os dias tomo um punhado de suplementos que sei que fazem uma diferença significativa em minha vida. Eles mudaram a saúde de meu cérebro, minha energia e os resultados de meus exames laboratoriais. Muitos médicos dizem que com uma dieta equilibrada você não se precisa de suplementos. Adoro o que o Dr. Mark Hyman escreveu em seu livro *The UltraMind Solution: Fix Your Broken Brain by Healing Your Body First*. Ele disse que se as pessoas "comessem alimentos naturais, frescos, orgânicos, locais, não geneticamente modificados e plantados em solos virgens e ricos em nutrientes e minerais; que não foram transportados por longas distâncias e armazenados por meses antes de serem consumidos... e trabalhassem e vivessem ao ar livre, respirassem apenas ar fresco não poluído, bebessem apenas água pura e limpa; dormissem nove horas por dia; movimentassem o corpo todos os dias e não sofressem de estresse crônico e se expusessem às toxinas ambientais", então é possível que elas não precisem de suplementos. Uma vez que vivemos em um ritmo acelerado; comemos com pressa; pulamos refeições; consumimos alimentos cheios de açúcar; compramos comida processada e quimicamente tratada, podemos aproveitar um pouco da ajuda de um suplemento multivitamínico/mineral.

Suplementos Amen Clinic

Na Amen Clinics produzimos nossa própria linha de suplementos desenvolvida por mais de uma década. A razão para eu desenvolver essa linha foi desejar que meus pacientes e minha família tivessem acesso aos suplementos baseados em pesquisas da mais alta qualidade. Após ter começado a recomendar os suplementos para meus pacientes, eles iam ao supermercado, às drogarias ou às mercearias e encontravam tantas opções que não sabiam o que ou como escolher. Além disso, existem variações de qualidade entre os suplementos disponíveis. Outra razão para desenvolver minha própria linha foi que a Amen Clinics atende a uma gama imensa de pessoas com distúrbio de deficit de atenção. Percebi que se elas não tomassem seus suplementos antes de saírem da clínica, esqueceriam de fazê-lo, ou adiariam sua ingestão e não os teriam tomado quando comparecessem à consulta seguinte.

As pesquisas mostram o benefício terapêutico de usar suplementos no tratamento da depressão leve a moderada, da insônia e da deficiência cognitiva. Recomendamos veementemente que ao comprar um suplemento você consulte seu médico para que ele determine que dosagem será mais eficaz para você. Nossa página na internet (www.amenclinics.com) contém links para a leitura de literatura científica sobre todos os produtos e assim você, consumidor, pode ficar informado sobre os benefícios e os riscos envolvidos. Lembre-se de que os suplementos podem ter muitos efeitos potentes no corpo e deve-se ter cuidado ao tomá-los combinados com outros medicamentos.

Eis uma lista de nossos suplementos e por que os recomendo. Eles são específicos para o problema, estão baseados em comprovações científicas e têm a melhor qualidade possível, mantendo, todavia, um preço razoável.

- **Dr. Amen's Basic Brain Boost:** Contém um suplemento multivitamínico/ sais minerais de alta potência, além de nutrientes orientados para melhorar a função cerebral em geral.

- **Dr. Amen's Omega Solution:** Óleo de pescado de alta qualidade que contém ácido licosapentaenoico (EPA) e ácido docosahexaenoico (DHA) na mesma proporção.

- **Dr. Amen's Brain and Memory Recovery Solution:** Contém nutrientes orientados para melhorar a memória e estimular a recuperação do cérebro em geral.

- **Dr. Amen's Sleep Solution:** Dormir de forma adequada é um componente fundamental para um programa saudável para o cérebro. Em nossa fórmula usamos vários ingredientes cientificamente comprovados que agem como estimuladores do sono reparador.

- **Dr. Amen's Craving Solution:** Essa solução é formulada para diminuir as ânsias ao equilibrar o açúcar no sangue e diminuir os comportamentos compulsivos.

- **Dr. Amen's Serotonin Mood Solution:** Essa fórmula é elaborada para melhorar a serotonina no cérebro e promover um humor saudável.

- **Dr. Amen's Focus and Energy Solution:** Essa fórmula foi elaborada para melhorar a concentração e a energia.

- **Dr. Amen's SAMe Mood Solution:** Essa fórmula é elaborada para melhorar o humor positivo e a energia.

- **Dr. Amen's GABA Calming Solution:** Essa fórmula, com base em GABA, foi feita para ajudar a aliviar a ansiedade e o estresse.

Soluções para perda de peso do Dr. Amen

Fórmula básica – corresponde a The Craving Solution

Tipo 1 O guloso compulsivo – funciona também como a Dr. Amen's Serotonin Mood Solution

Tipo 2 O guloso impulsivo – funciona também como a Dr. Amen's Focus and Energy Solution

Tipo 3 O guloso impulsivo-compulsivo – combina os Tipos 1 e 2

Tipo 4 O guloso DAS ou emocionais – funciona também como a Dr. Amen's
SAMe Mood Solution

Tipo 5 O guloso ansioso – funciona também como a Dr. Amen's GABA
Calming Solution

Eis uma discussão detalhada dos suplementos apresentados neste livro em ordem alfabética.

ACETILCISTEÍNA

Para as ânsias e a força de vontade

O rDCI é um aminoácido necessário para produzir glutationa, um antioxidante de grande potência. Ele adere aos elementos tóxicos perigosos e os remove de dentro das células, o que a torna uma molécula importante para a saúde do cérebro. É usado pelo fígado e pelos linfócitos para desintoxicarem substâncias químicas e outros venenos. Além disso, o rDCI é um vasodilatador que relaxa os vasos sanguíneos e permite que mais oxigênio seja distribuído pelo corpo. Recentemente foi estudado no tratamento da dependência de drogas, uma vez que funciona na restauração dos neurotransmissores excitantes glutamato no centro de recompensa do cérebro. Estudos mostraram que os suplementos com rDCI podem ser eficazes no tratamento de TOC, na depressão em pessoas portadoras de transtorno bipolar e esquizofrenia. Pesquisas científicas recentes apoiam a eficácia do rDCI na redução das ânsias por cocaína. Esse aminoácido também pode ser útil na redução das ânsias por comida.

A dosagem típica recomendada para adultos é de 600 a 1.200 mg duas vezes ao dia.

ÁCIDO ACETILCARNITINA (ALC)

Para a energia e a concentração, DDA

O ácido acetilcarnitina (ALC) está envolvido na produção de energia celular e na remoção do acúmulo tóxico de ácidos graxos. Sua função é aumentar a energia no cérebro, o que ajuda a melhorar a memória e a concentração. O ALC tem sido muito estudado por suas propriedades antienvelhecimento, e pesquisas apoiam o uso de acetilcarnitina para desacelerar o declínio da cognição, do funcionamento diário e melhorar o humor que ocorre com o avanço do mal de Alzheimer.

Uma das maiores causas de envelhecimento é a deterioração dos componentes que produzem a energia das células, resultando na redução da atividade celular, no acúmulo de resíduos celulares e, por fim, na morte celular. O ALC ajuda a manter o metabolismo energético celular ajudando no transporte da gordura através da membrana da célula para dentro das mitocôndrias dentro da célula, onde as gorduras são oxidadas para produzir a energia celular trifosfato de adenosina (ATP).

O ALC é encontrado nas mitocôndrias, onde ajuda a manter sua energia e a diminuir o aumento do estresse oxidativo associado ao envelhecimento. O ALC é absorvido na corrente sanguínea eficientemente e é eficaz no transporte de ácidos graxos através da membrana celular, onde eles são queimados como energia e utilizados eficientemente pelas mitocôndrias. Ele também protege contra os danos da oxidação. O beta-amiloide é o principal componente das placas de senilidade e considerado dominante no mal de Alzheimer. O ALC parece ter efeitos protetores contra a neurotoxicidade beta-amiloide e o estresse oxidativo. Em minha clínica descobri que ele pode melhorar a concentração nos pacientes com DDA.

A recomendação típica de dosagem para adultos é 500 mg duas vezes ao dia.

ÁCIDO ALFALIPOICO (ALA)

Para os hormônios (insulina), pele, ânsias e força de vontade
O ácido alfalipoico é produzido naturalmente no corpo e pode proteger contra o dano celular causado por uma série de doenças. Existem provas contundentes de que ele pode ajudar a tratar o diabetes tipo 2 e os danos nos nervos. Em vários estudos, também foi constatado que o ácido alfalipoico é eficaz para tratar os problemas de pele. Em 2003, pesquisadores relataram no *British Journal of Dermatology* que em um estudo aleatório, controlado com placebo e duplo-cego, um creme contendo 5 por cento desse ácido demonstrou melhoria significativa no envelhecimento da pele do rosto. Existem também boas comprovações científicas de que ele auxilia a equilibrar o açúcar do sangue, o que pode ajudar nas ânsias.

A dosagem típica recomendada para adultos é 100 mg duas vezes ao dia.

ASHWAGANDHA

Para a energia e a concentração, o estresse, a ansiedade, a fadiga e a paixão
Ashwagandha (*Withania somnifera*, ginseng indiano, cereja de inverno indiana) é uma erva encontrada na Índia, no Nepal e no Paquistão e comumente

usada por suas propriedades sedativas. A planta em si é um adaptógeno, o que significa que ela tem propriedades que possibilitam ao corpo um controle melhor sobre o estresse, a ansiedade e a fadiga. Ela ajuda a rejuvenescer e energizar o sistema nervoso, além de aumentar a resistência física e restaurar a saúde sexual. Possui também propriedades antioxidantes, anti-inflamatórias e antienvelhecimento. É bem tolerada, e poucos efeitos colaterais negativos foram relatados. Uma vez que a ashwagandha pode estimular a função da tireoide e causar um aumento na pressão arterial ou diminuir o açúcar no sangue, deve-se ter cautela ao combiná-la com medicamentos para a hipertensão e diabetes.

Recomendamos 125 mg duas vezes ao dia. (Em cápsulas, pode-se usar 1 a 6 g diariamente.)

5-HTP (5-HIDROXITRIPTOFANO)

Para a ânsia e a força de vontade, o peso, os hormônios (fadiga adrenal, TPM, leptina e grelina), sono, estresse, exercício físico, sexo, insônia, distúrbios cerebrais (agorafobia, transtorno obsessivo-compulsivo)

O aminoácido 5-HTP é um elemento constituinte da serotonina, e usar esse suplemento é outra forma de aumentar a serotonina cerebral, o que pode ajudar a controlar o estresse e a melhorar o sono. Há diversas razões para o 5-HTP ser mais eficaz para os problemas do sono do que o triptofano. E está à frente do triptofano no caminho da produção da serotonina, está mais amplamente disponível do que o triptofano e é mais facilmente absorvido pelo cérebro. Setenta por cento do 5-HTP é absorvido pelo cérebro, comparado com apenas 3 por cento de triptofano. Além disso, o 5-HTP é cerca de cinco a dez vezes mais potente do que o triptofano. Vários estudos duplo-cego têm mostrado que o 5-HTP é tão eficiente quanto os antidepressivos. Na minha experiência, descobri que ele é muito útil para algumas pessoas como um indutor do sono.

O 5-HTP aumenta os níveis de serotonina no cérebro e ajuda a acalmar a hiperatividade do córtex cingulado anterior (lubrificando o cingulado, por assim dizer, para ajudar na mudança de atenção). Para pessoas que não parecem conseguir desligar o cérebro na hora de deitar, ou que têm pensamentos ansiosos que as mantêm acordadas, o 5-HTP pode ajudar. O efeito colateral mais comum é uma indisposição digestiva, embora esta seja normalmente muito branda. Para evitar problemas de digestão, comece tomando pequenas doses e aumente gradualmente a dosagem à medida que for se acostumando a ele. Ingeri-lo nas refeições também pode ajudar.

Por aumentar a serotonina, você não deve tomá-lo em conjunto com outros medicamentos que a aumentam, tais como a erva-de-são-joão, o triptofano ou medicamentos antidepressivos, a menos que você esteja sendo orientado por um médico.

A dosagem de 5-HTP recomendada para adultos é de 50 a 100 mg duas ou três vezes ao dia, com ou sem a ingestão de alimentos.

COCOANOX

Para as ânsias e a força de vontade, o sistema imunológico e o coração

O cocoanox é um flavonoide do cacau derivado da amêndoa do cacau, que é derivado da árvore *Theobroma cacao*. Os flavonoides do cacau contêm efeitos antioxidantes, anti-inflamatórios e estimulantes do sistema imunológico. Eles funcionam como um limpador de radicais livres, vinculando-se a moléculas extremamente reativas e neutralizando-as para evitar o dano celular. Foi comprovado que os flavonoides do cacau promovem a saúde cardíaca ao inibir a oxidação do colesterol LDL, o que comumente leva à arteriosclerose. Eles podem acarretar um aumento do fluxo sanguíneo para o cérebro e a diminuição da pressão arterial. O perfil polifenol do cocoanox é 45 por centro.

A dosagem recomendada é 8 mg duas vezes ao dia.

COLINA

Para a memória

Colina é um nutriente essencial para a estrutura e o funcionamento de todas as células. Ela é uma molécula precursora envolvida na síntese do neurotransmissor acetilcolina, o qual é importante para a função normal do cérebro. As pessoas com deficiência de acetilcolina podem desenvolver o mal de Alzheimer e demência; portanto, suplementos de colina podem ser úteis na prevenção dessas doenças neurológicas. A colina também está envolvida com a produção dos fosfolipídeos da membrana celular fosfatidilcolina e esfingomielina. Considerando que a divisão da membrana celular leva à morte neuronal, revitalizar esses componentes essenciais da membrana é um passo proativo que você pode dar para ajudar a prevenir o mal de Alzheimer. As fontes alimentícias de colina incluem fígado, gema do ovo, nozes, peixe, leite e couve-flor. Em geral, até 3 g de colina diariamente são bem-tolerados, mas há possíveis efeitos colaterais que podem incluir enjoos, diarreia, tonteira, suores e hipotensão.

A dosagem recomendada é 300 a 1.200 mg por dia.

DHEA

Para o peso, os hormônios (fadiga adrenal, testosterona), depressão, paixão

O DHEA é um dos hormônios mais abundantes no corpo, perdendo apenas para o colesterol. Se baixo, o DHEA é um suplemento importante para neutralizar a fadiga adrenal. De acordo com o site NaturalStandard.com existem comprovações científicas consistentes que apoiam o uso de DHEA no tratamento da insuficiência adrenal, da depressão e da obesidade. Igualmente, é comprovado cientificamente que os suplementos de DHEA são úteis para auxiliar a perda de peso em determinados pacientes. Em geral, é bem tolerado. A acne e os pelos faciais são efeitos colaterais comuns, uma vez que ele aumenta os níveis de testosterona no corpo. Para evitá-los, muitos médicos receitam um metabólico de DHEA chamado 7-keto-DHEA: ele é mais caro, mas se a acne e os pelos faciais forem um problema, vale a pena.

A maior preocupação de alguns profissionais com relação ao DHEA é que ele se converterá parcialmente em hormônios sexuais, como a testosterona e o estrogênio, o que parece ser uma vantagem óbvia para as pessoas saudáveis que procuram combater o declínio hormonal associado ao envelhecimento. Infelizmente, isso significa que as pessoas que correm o risco de desenvolverem cânceres hormônio dependentes (próstata, mama e ovário) não devem usar o DHEA. Para elas, o 7-keto-DHEA é a melhor solução.

Os suplementos de DHEA não são recomendados para crianças, adolescentes ou mulheres grávidas ou amamentando. Efeitos androgênicos, incluindo acne, perda de cabelo e um engrossamento da voz foram reportados em mulheres. Se isso ocorrer, pare o DHEA imediatamente.

A dosagem típica recomendada para adultos é entre 25 e 50 mg diariamente. O DHEA foi banido pelo Comitê Olímpico Internacional, pelo National Collegiate Athletic Association, pela liga NFL de futebol americano e por outras organizações esportivas por ter propriedades que melhoram o desempenho.

DMAE

Para a pele, a memória, o DDA

Também conhecida como deanol, o DMAE é um análogo da vitamina B colina. Ele é um precursor do neurotransmissor da acetilcolina e tem efeitos importantes sobre o sistema nervoso central. É comumente usado para aumentar a capacidade dos neurônios, mas também se acredita que ele tenha propriedades antienvelhecimento. O DMAE é usado com frequência para tratar crianças com distúrbio de deficit de atenção (DDA), porque ele diminui a agressividade, aumenta o intervalo de atenção e a capacidade de memória.

Os efeitos antienvelhecimento do DMAE foram demonstrados recentemente em uma experiência controlada com placebo. Nesse estudo, um gel facial com 3 por cento de DMAE foi aplicado diariamente durante 16 semanas. O gel tópico inoculado com deanol foi considerado seguro e eficaz na suavização das rugas da testa e ao redor dos olhos. Ele também melhorou o formato e o volume dos lábios, além da aparência geral da pele. Quando o tratamento acabou, os efeitos não desapareceram. Os possíveis benefícios dermatológicos do DMAE incluem efeitos anti-inflamatórios; aumento na firmeza da pele e melhoria no tônus muscular facial. Há poucos efeitos adversos se comparado com o tratamento placebo, sendo seu uso considerado seguro por até um ano. Há relatos também de que a lipofuscina (manchas senis) pode ser suavizada com o uso de DMAE.

A dosagem típica recomendada para adultos de DMAE é de 300 a 500 mg por dia.

ERVA-DE-SÃO-JOÃO

Para as ânsias e a força de vontade, o peso, o estresse, a agorafobia, a depressão, os transtornos obsessivo-compulsivos

A erva-de-são-joão (*Hypericum perforatum*) é uma planta que cresce nas regiões subtropicais da América do Norte, Europa, Ásia, Índia e da China e tem sido usada por séculos no tratamento dos distúrbios de humor e da depressão. O ingrediente biologicamente ativo dessa erva é a hipericina, a qual funciona inibindo a reabsorção de diversos neurotransmissores, inclusive a serotonina, a dopamina, o GABA e o glutamato. O mecanismo de ação para o suplemento da erva-de-são-joão é semelhante ao encontrado nos antidepressivos populares, inclusive fluoxetina, paroxetina e sertralina. Essas drogas e a erva mantêm os níveis de serotonina elevados, o que melhora o humor.

O estresse reduz a serotonina no cérebro. A erva-de-são-joão combate essa diminuição e pode realmente ser o mais potente de todos os suplementos para aumentar a disponibilidade de serotonina no cérebro. Tenho visto surpreendentes melhoras em muitos de meus pacientes que usam essa erva e tenho estudos de imagens SPECT de antes e depois do tratamento com ela que documentam sua eficácia. A erva-de-são-joão diminui a hiperatividade do córtex cingulado anterior (o que pode torná-lo tenso e estressado quando as coisas não saem como você esperava) e o mau humor de muitos pacientes.

Um efeito colateral lastimável é que ela também pode aumentar a atividade do córtex pré-frontal. Uma das mulheres no estudo disse: "Estou mais feliz, porém mais melancólica." Nós também não usamos a erva-de-são-joão nas pessoas com sintomas de lobo temporal (raiva, epilepsia, memória, alucinações etc.) sem primeiro estabilizar os lobos temporais com medicação anticonvulsiva. Uma observação importante é a descoberta de que ela aumenta a eficiência de outras drogas, inclusive a da pílula anticoncepcional.

A dosagem típica recomendada é 300 mg por dia para crianças, 300 mg duas vezes ao dia para adolescentes e 600 mg pela manhã e 300 mg à noite para adultos. Às vezes, a dose pode ser lentamente aumentada até 1.800 mg para adultos. É importante que o suplemento da erva-de-são-joão contenha 0,3 por cento de hipericina, um de seus ingredientes ativos.

EXTRATO DE SEMENTE DE UVA

Para a pele, o coração e a memória

O extrato de semente de uva deriva das sementes de uva que são produtos descartáveis das indústrias de vinho e de suco de uva. Essas sementes contêm flavonoides e proantocianidinas oligoméricas (CPOs). O extrato de semente de uva é conhecido como um antioxidante poderoso. Estudos mostraram que o poder antioxidante das CPOs é 20 vezes maior do que o da vitamina E e 50 vezes maior do que o da vitamina C. Pesquisas abrangentes sugerem que o extrato de semente de uva é benéfico em muitas áreas da saúde por causa de seu efeito antioxidante para se vincular ao colágeno, promovendo uma pele jovem, a elasticidade e a flexibilidade.

Outros estudos mostraram que os CPOs ajudam a proteger o corpo dos malefícios do sol, melhoram a visão, melhoram a flexibilidade das juntas, das artérias e dos tecidos corporais tais como os do coração e melhoram a circulação, fortalecendo os vasos capilares, as artérias e as veias. Existem comprovações científicas convincentes de que ele ajuda nos edemas cutâneos, na insuficiência venosa e nas varizes.

Frequentemente são também encontrados em produtos usados para melhorar a função cerebral. Em um estudo de 2009 descobriu-se que o extrato de semente de uva diminuía a formação das placas senis (acúmulo de proteína beta-amiloide) – as placas comumente associadas com o mal de Alzheimer –, em mais de um terço no cérebro dos camundongos com esse mal.

A dosagem típica de extrato de semente de uva para adultos é 50 a 100 mg diariamente.

EXTRATO DE FOLHA DE CHÁ VERDE

Para a concentração e a energia, o peso, o coração, a ansiedade e o sistema imunológico

Feito das folhas secas de *Camelia sinensis*, o extrato da folha do chá verde é um arbusto perene. Tem sido usado como um remédio para muitas doenças, inclusive a ansiedade, a prevenção do câncer e a doença cardiovascular, a prevenção de resfriados e gripes e a perda de peso. O componente do chá verde *epigallocatechin gallate* (EGCG - flavonoide) é um potente exterminador de radicais livres. Incluído no extrato está a tianina, a qual foi cientificamente comprovada como sendo capaz de levar o cérebro para um estado de ondas alfa, o que significa que ele induz ao relaxamento e reduz as sensações de ansiedade, mas também aumenta a concentração e a energia.

A dosagem típica para adultos é de 200 a 300 mg de extrato de folha de chá verde em cápsulas diariamente para a prevenção do câncer e efeitos possíveis na perda de peso. Até três xícaras de chá verde diárias podem ser consumidas para se obter benefícios à saúde, mas as mulheres grávidas devem tomar cuidado ao tomá-lo uma vez que o chá verde de fato contém cafeína.

FENILALANINA

Para as ânsias e a força de vontade, o peso, a concentração e a energia, a pele e a depressão

Esse é um aminoácido essencial (não pode ser produzido pelo corpo) e, portanto, deve ser obtido através da dieta. A fenilalanina é usada em processos bioquímicos diferentes para produzir os neurotransmissores dopamina, noraepinefrina e epinefrina. Há comprovações de que a fenilalanina pode aumentar a agilidade mental e liberar hormônios que afetam o apetite. Há relatos de que ela pode causar hipertensão em pessoas predispostas. O monitoramento nos primeiros meses de uso da fenilalanina pode detectar aumento na pressão arterial na minoria das pessoas que terão esse sintoma. A fenilalanina pode provocar divisão celular em melanomas. Se você tem melanoma, ou qualquer outra forma de câncer, evite-a. As pessoas que têm fenilcetonúria não podem usar fenilalanina, o que inclui aqueles que nasceram com uma deficiência genética que impede o metabolismo da fenilalanina.

Existem também comprovações científicas consistentes de que a fenilalanina pode ser útil para o vitiligo, um distúrbio da pele crônico e relativamente comum que causa despigmentação em partes da pele. Ele ocorre quando as células responsáveis pela pigmentação da pele morrem ou se tornam incapazes de funcionar.

A dosagem inicial típica recomendada para adultos é 500 mg por dia, aumentando lentamente até 1.500 mg por dia.

FOSFATIDILSERINA (PS)

Para o peso, os hormônios (fadiga adrenal) e a memória

A fosfatidilserina (PS, na sigla em inglês) é um nutriente que ocorre naturalmente e que pode ser encontrado em alimentos como peixes, verduras de folhas verdes, produtos de soja e arroz. A PS é um componente das membranas celulares. À medida que envelhecemos, essas membranas mudam sua composição. Há relatos de que ela ajuda a desacelerar o declínio dos níveis de memória, aprendizagem, habilidades verbais e concentração provocados pelo envelhecimento. A PS é essencial para a saúde cerebral por conservar os neurônios e as redes neuronais para que o cérebro possa continuar a formar e reter memórias.

Estudos com tomografias por emissão de pósitrons (PET) em pacientes que tomaram PS mostram que ela produz um aumento geral na atividade metabólica do cérebro. No maior estudo multicêntrico já realizado sobre a fosfatidilserina e o mal de Alzheimer, 142 sujeitos, de 40 a 80 anos de idade, receberam 200 mg de fosfatidilserina ao dia ou um placebo durante um período de três meses. Os sujeitos tratados com fosfatidilserina apresentaram melhoras em diversos aspectos nas escalas normalmente usadas para avaliar o mal de Alzheimer. As diferenças entre o placebo e os grupos experimentais foram pequenas, mas estatisticamente significativas.

Nos estudos sobre deficiência cognitiva ou demência controlados com placebos os sintomas que melhoraram foram: a perda de interesse, as atividades reduzidas, o isolamento social, a ansiedade, a memória, a concentração e a recordação. Estágios mais brandos de deficiência tendem a responder melhor à PS do que estágios mais graves. Com relação à depressão em indivíduos mais velhos, o Dr. M. Maggioni e seus colegas estudaram os efeitos da ingestão oral de PS (300 mg/dia) em comparação com um placebo e observaram significativa melhora no humor, na memória e na motivação após 30 dias do tratamento com PS. A fosfotidilserina também pode ser útil na fadiga adrenal.

A dosagem típica recomendada para adultos é de 100 a 300 mg por dia.

GABA

Para as ânsias e a força de vontade, o peso, o estresse, a ansiedade e algumas formas de depressão

O ácido gama-aminobutírico (GABA) é um aminoácido que também funciona como um neurotransmissor no cérebro. A literatura sobre fitoterápicos assinala que o GABA funciona da mesma forma que os antiansiolíticos e anticonvulsivos. Ele ajuda a estabilizar as células nervosas ao diminuir sua tendência para disparar errática ou excessivamente, o que significa que ele tem um efeito calmante nas pessoas que lutam com seu temperamento, a irritabilidade e a ansiedade, sejam esses sintomas relacionados à ansiedade ou a uma perturbação do lobo temporal.

A dosagem típica recomendada para adultos varia de 100 a 1.500 mg por dia e de 50 a 750 mg para crianças. Para obter o melhor efeito possível, o GABA deve ser ingerido em duas a três doses por dia.

GINKGO BILOLA

Para a memória, a concentração, a energia e a paixão

Os cérebros mais bonitos que já vi são os que usam ginkgo. O ginkgo biloba, da árvore chinesa ginkgo, é um antioxidante poderoso que é mais conhecido por sua capacidade de melhorar a circulação, a memória e a concentração. Considere tomar ginkgo se você sofre de falta de energia ou concentração diminuída.

A forma mais estudada do ginkgo biloba é um extrato especial chamado EGB 761, cujo efeito foi avaliado nas doenças dos vasos sanguíneos, distúrbios de coagulação, depressão e mal de Alzheimer. Em 2000, um estudo comparou todos os estudos publicados que incluíam controles com placebo e tinham uma duração superior a seis meses do extrato de ginkgo biloba, EGB 761, com medicamentos com a substância ativa tacrine, donepezila e o Exelon mostraram que todos ofereciam benefícios semelhantes para os pacientes com mal de Alzheimer leve a moderado.

O estudo norte-americano mais amplamente divulgado sobre ginkgo biloba apareceu no *Journal of the American Medical Association* em 1997 e foi conduzido pelo Dr. P. L. Le Bars e colegas do New York Institute for Medical Research. O EGB 761 foi usado para avaliar a eficácia e a segurança no mal de Alzheimer e na demência vascular. Foi um estudo de 52 semanas e multicêntrico que usou pacientes que apresentavam sintomas que variavam de leves a graves. Eles foram aleatoriamente indicados para tratamento com EGB 761 (120 mg por dia) ou receberam um placebo. O progresso foi monitorado nas semanas 12, 26 e 52, e 202 pacientes terminaram o estudo. Ao final dele, os autores concluíram que EGB era seguro e parece capaz de estabilizar e, em um número substancial de casos, melhorar o desempenho cognitivo e a função social de pacientes com demência por seis meses a um ano. Embora modestas, as mudanças induzidas pelo EGB foram objetivamente medidas e de magnitude suficiente para serem reconhecidas pelos cuidadores.

Considere tomar ginkgo se você corre risco de ter problemas de memória ou derrame, ou se sofre de falta de energia ou se está com a concentração diminuída. Há um risco pequeno de sangramento no corpo, e as dosagens de outros agentes afinadores do sangue tomados em conjunto podem, às vezes, precisar ser reduzidas.

A dosagem típica para adultos é 60 a 120 mg duas vezes por dia.

GLICINA

Para as ânsias e a força de vontade e o transtorno obsessivo-compulsivo

A glicina também é um neurotransmissor inibidor, o que significa que ela acalma a atividade cerebral. Ela é uma proteína importante no cérebro, e estudos recentes demonstraram sua eficácia no tratamento do transtorno obsessivo-compulsivo e na redução da dor.

A dosagem típica para adultos é 500 mg diariamente.

GLUTAMINA

Para a ânsia e a força de vontade

A glutamina é um aminoácido importante na síntese do glutamato neurotransmissor excitante e do neurotransmissor inibidor GABA. Ele também é um nutriente para o cérebro, uma vez que é usado como energia se o cérebro não tiver glicose suficiente para funcionar. A suplementação com glutamina tem sido usada nos tratamento de DDA, da ansiedade e da depressão. Tem mostrado diminuir as ânsias por carboidratos.

A dosagem típica recomendada para adultos é 500 mg três a quatro vezes ao dia.

HUPERZINA A

Para a memória

A huperzina A é um composto extraordinário que tem sido estudado na China por aproximadamente 20 anos. Ele parece funcionar aumentando a disponibilidade de acetilcolina, um dos principais neurotransmissores de memória no cérebro, e prevenindo danos às células causados pelas excitotoxinas. Sua eficiência tem sido demonstrada na melhora da deficiência cognitiva provocada por diversos tipos diferentes de demência, inclusive o mal de Alzheimer e a demência vascular. Desde 1991 tem sido estudada como tratamento para a prevenção do mal de Alzheimer e pode ser considerada segura para o uso como alternativa ou auxílio à medicação no tratamento do MA.

Descobriu-se, também, que a huperzina A pode ajudar na aprendizagem e na memória de adolescentes. Pesquisadores dividiram 34 pares de alunos do ensino médio que reclamavam de problemas de memória em um grupo de huperzina A e um grupo de controle placebo. O grupo de huperzina A recebeu duas cápsulas (50 mcg) de huperzina duas vezes ao dia, enquanto o grupo de placebo recebeu duas cápsulas de placebo (amido e lactose) duas vezes ao dia, por quatro semanas. Ao final da experiência, as habilidades de memória do grupo huperzina A foram significativamente superiores às dos integrantes do grupo placebo. As pessoas que têm ataques epiléticos, arritmia cardíaca, asma ou síndrome do cólon irritável devem evitar a huperzina A. Os possíveis efeitos colaterais incluem problemas gastrointestinais, vertigens, visão turva, batimentos cardíacos lentos, convulsões e aumento da urinação. O uso de huperzina A com inibidores de acetilcolina ou drogas colinérgicas pode produzir efeitos cumulativos, portanto, deve-se ter precaução.

A dosagem típica recomendada para adultos é de 50 a 100 mcg duas vezes ao dia e 200 a 400 mcg diariamente se a deficiência cognitiva já houver sido observada.

INOSITOL

Para a ânsia e a força de vontade, o peso

O inositol é um açúcar considerado parte da família da vitamina B. É uma substância química natural encontrada no cérebro que supostamente ajuda os neurônios a usarem a serotonina mais eficientemente. É importante na manutenção das membranas celulares, na absorção das gorduras, no crescimento capilar e na regulação do estrogênio e da insulina. Estudos preliminares demonstram sua eficácia no tratamento de pessoas com transtorno obsessivo-compulsivo, síndrome do pânico, ansiedade, depressão e outros distúrbios psicológicos. Ele também funciona para neutralizar a atividade antirradical livre, consequentemente, protegendo os neurônios e promovendo a saúde cerebral. Há indícios científicos interessantes mostrando que ele também ajuda na perda de peso.

A dosagem típica recomendada para adultos é 500 mg duas vezes ao dia. Estudos científicos mostraram que 12 a 18 g de inositol têm efeitos benéficos no tratamento da depressão, da ansiedade, da síndrome do pânico e do transtorno obsessivo-compulsivo.

IODO

Para o peso, os hormônios (tireoide), a concentração e a energia

O iodo é um mineral encontrado principalmente na glândula da tireoide. A glândula da tireoide usa o iodo para produzir outros hormônios no corpo. O ganho de peso, a fadiga e uma intolerância ao frio são sintomas de uma deficiência de iodo.

A dosagem típica recomendada para adultos é 150 mg por dia.

KAVA KAVA

Para os hormônios (leptina e grelina), o sono e a síndrome do pânico

Uma pesquisa da literatura médica sobre os suplementos com kava kava descobriu 17 estudos para a ansiedade e para a insônia com aproximadamente 1.400 pacientes. Dos 17 estudos, 15 foram positivos. Na minha experiência, a suplementação com kava kava pode ajudar a melhorar o sono e ter um efeito calmante sobre a ansiedade e a irritabilidade. Ela também pode ajudar na perda de peso, equilibrando os hormônios do apetite leptina e grelina, os quais são regulados durante o sono.

Há alguns anos passei por um momento doloroso de pesar. Pela primeira vez na minha vida vivi ataques de pânico e tive problemas para dormir. De todos os suplementos que experimentei, a suplementação com kava kava foi a que me ajudou mais. A kava kava é recomendada por alguns praticantes da medicina alternativa para melhorar o sono saudável, acalmar a ansiedade e reduzir os efeitos físicos e emocionais do estresse. Acredita-se que a kava kava funcione aumentando a produção de GABA no cérebro. Ela vem da raiz de uma árvore, a aroeira, do Pacífico Sul, e é amplamente usada como bebida social e cerimonial nas ilhas do Pacífico. A erva é tão amplamente usada que se acredita ser, em parte, responsável pelo estilo de vida descontraído da ilha.

A kava kava funciona rapidamente e é muito adequada para problemas de sono de curto prazo, como quando não se consegue dormir na noite anterior a um exame ou uma apresentação importante. Apresenta efeitos colaterais mínimos no dia seguinte, deixando as pessoas descansadas e alertas após acordarem. Meus pacientes relataram o seguinte após tomarem kava kava: sentiram-se relaxados sem se sentirem drogados; menos tensão muscular; uma sensação de paz e contentamento; sociabilidade aumentada e um estado de alerta inicial seguido por uma sensação de sonolência.

Não é o tipo de suplemento, como o óleo de pescado, que você deveria tomar todos os dias. No máximo, use-o por três semanas, em seguida, dê uma semana de intervalo. O uso do suplemento kava kava diariamente pode prejudicar o fígado. A kava kava tem interações adversas conhecidas se ingerida juntamente com bebidas alcoólicas, barbitúricos, antidepressivos inibidores de MAO, benzodiazepinas, outros tranquilizantes e pílulas para dormir, anticoagulantes, agentes antiplaquetas, inclusive aspirina, antipsicóticos, medicamentos usados para tratamento do mal de Parkinson e medicamentos para controlar o sistema nervoso central. A kava kava pode exacerbar o mal de Parkinson e aumentar a fraqueza e o movimento dos músculos. As mulheres grávidas ou amamentando não devem fazer uso da kava kava. Não tome kava kava se for dirigir.

A dosagem típica recomendada para adultos é de 150 a 130 mg uma a três vezes por dia, dependendo da necessidade de controle da ansiedade e do nervosismo, ou apenas na hora de dormir, e está padronizada para conter 30 a 70 por cento de kavalactonas. A maioria das experiências clínicas usou o extrato alemão de kava WS 1490.

MAGNÉSIO

Para as ânsias e a força de vontade, o peso, a concentração e a energia, a ansiedade e a síndrome do pânico

O magnésio, necessário para mais de 300 reações bioquímicas no corpo, é um mineral essencial à boa saúde. Há indícios de que ele auxilia a equilibrar a ansiedade e os centros de prazer cerebrais, o que pode ajudar na redução de ânsias. O magnésio também é importante na produção de energia e ajuda na absorção de cálcio e de potássio. Uma deficiência de magnésio pode levar à irritabilidade e ao nervosismo. A suplementação corporal com magnésio pode ajudar o humor e a fraqueza muscular. Combinado com a vitamina B6, mostrou reduzir a hiperatividade em crianças com DDA.

A dosagem típica recomendada para adultos é de 400 a 1.000 mg por dia, dividida em três doses. Apresenta melhores resultados se ingerido com cálcio, uma vez que esses minerais funcionam de forma cooperativa. O magnésio, em geral, constitui a metade de sua ingestão total de cálcio.

MELATONINA

Para os hormônios (hormônios femininos, leptina e grelina) e o sono

A melatonina é um hormônio produzido no cérebro que ajuda a regular outros hormônios e a manter o ciclo de sono. A escuridão estimula a produção da melatonina, enquanto a luz diminui sua atividade. A exposição a muita luz à tarde ou a muito pouca durante o dia pode afetar a produção da melatonina. A diferença de fuso horário, turnos de trabalho e visão deficiente são algumas das condições que podem perturbar a produção de melatonina. Alguns pesquisadores acreditam que a exposição aos campos eletromagnéticos de baixa frequência (de aparelhos eletrodomésticos comuns) pode perturbar os níveis de melatonina.

Pesquisas sugerem que a ingestão de melatonina pode ajudar pessoas que trabalham em turnos ou que tenham deficiência visual. Um estudo revelou que a melatonina ajuda a prevenir os efeitos da diferença de fuso horário, sobretudo em pessoas que atravessam cinco ou mais fusos. Descobriu-se que a melatonina é mais eficiente do que os placebos na diminuição do tempo exigido para adormecer, aumentando o número de horas de sono e melhorando o estado de alerta. A melatonina pode ser útil para as crianças com deficiência de aprendizagem que sofrem de insônia. E, embora a ingestão de melatonina não ajude nos sintomas primários de DDA, parece ajudar muito os distúrbios do sono comuns nessas crianças.

Um estudo em mulheres em fase pós-menopausa revelou que a melatonina melhorou a depressão e a ansiedade. Estudos em pessoas com depressão e síndrome do pânico mostraram níveis baixos de melatonina. As pessoas que sofrem de depressão do inverno ou distúrbio afetivo sazonal (DAS) apresentam níveis de melatonina mais baixos do que o normal. A melatonina provoca um estímulo no neurotransmissor serotonina, o que pode explicar por que é útil tanto no sono quanto na depressão.

A melatonina também está envolvida na produção dos hormônios femininos e influencia os ciclos menstruais. Pesquisadores também consideram que os níveis de melatonina são responsáveis pelo envelhecimento. Os níveis de melatonina são mais altos quando somos crianças, e diminuem com a idade. Os níveis mais baixos podem ajudar a explicar por que pessoas mais velhas tendem a dormir menos.

A melatonina é um antioxidante potente, e existem alguns indícios de que ele pode ajudar a fortalecer o sistema imunológico. Foi comprovado também que ela tem efeitos neuroprotetores importantes tanto como antioxidante quanto na prevenção da formação de placas, conforme observado no mal de Alzheimer. O benefício da ingestão de melatonina em comparação com outros indutores do sono é de ser ao mesmo tempo seguro e não viciante.

A melhor abordagem à dosagem de melatonina é começar com doses muito baixas. Com crianças, comece com 0,3 mg por dia e aumente vagarosamente. Com adultos, comece com 1 mg por hora antes de dormir. Essa dosagem pode ser aumentada até 6 mg.

MULTIVITAMINAS

Para a nutrição, a pele e o sistema imunológico

Recomendo o uso diário de um complexo múltiplo vitamínico/mineral a todos os meus pacientes. Estudos relataram que ele ajuda a prevenir doenças crônicas. A American Medical Association também recomenda a ingestão de uma vitamina por dia para todo mundo pelas mesmas razões. Além disso, as pessoas com dificuldades para controlar o peso frequentemente não adotam dietas saudáveis e têm deficiência de vitaminas e nutrientes.

ÓLEO DE LINHAÇA

Para os hormônios (pré-menopausa, menopausa)

Da mesma forma que o óleo de pescado, o óleo de linhaça é uma rica fonte de ácidos graxos essenciais, tendo sido descoberto que ele alivia os sintomas associados à pré-menopausa e à menopausa. Os vegetarianos podem preferir tomar óleo de linhaça em vez de óleo de pescado.

A dosagem típica recomendada é 1.000 mg (1 g) duas vezes ao dia (7,2 g de óleo de linhaça equivale a 1 g de óleo de pescado).

ÓLEO DE PESCADO

**Para as ânsias e a força de vontade, o peso, a nutrição, a pele, os hormô-
nios, o coração, a concentração e a energia, o exercício físico, o sistema
imunológico, o sexo, a depressão, o transtorno bipolar**

O óleo de pescado, excelente fonte de ácidos graxos ômega-3, tem sido foco de
muitas pesquisas. Os dois óleos de pescado mais estudados são o ácido eicosapentaenoico (EPA) e o ácido docosa-hexaenoico (DHA). O DHA é um componente vital das membranas celulares, sobretudo as do cérebro e as da retina.
Ele é fundamental para o desenvolvimento normal do cérebro nos fetos e nas
crianças e para a manutenção da função normal do cérebro ao longo da vida. O
DHA parece ser fator importante na fluidez e na flexibilidade das membranas
celulares cerebrais e pode exercer um papel fundamental na maneira de pensar
e sentir.

O óleo de pescado parece ter propriedades estabilizadoras do humor quando usado no tratamento do transtorno bipolar. Nos exames SPECT, o transtorno bipolar mostra uma atividade geral aumentada no cérebro, e o EPA e o
DHA tendem a acalmar esses sinais cerebrais hiperativos.

Acredita-se que o óleo de pescado tenha efeitos muito positivos na saúde
em geral também. Ele abaixa os níveis de triglicerídeos e tem propriedades
anti-inflamatórias, antiarrítmica cardíaca, aumenta a imunidade e equilibra as
células nervosas. Além disso, ajuda a manter o fluxo sanguíneo normal, uma
vez que diminui a capacidade do corpo de formar coágulos.

Em um estudo pioneiro publicado no periódico *Lancet*, pesquisadores
acompanharam mais de 11 mil sujeitos que haviam sofrido um ataque cardíaco
nos três meses anteriores ao início da experiência. Esta, que durou 42 meses,
identificou uma redução no risco de morte cardíaca nos sujeitos que tomaram
óleo de pescado e vitamina E. Acredita-se que os efeitos antiarrítmicos do óleo
de pescado foram responsáveis pela diminuição do risco. O estudo sugere que
até 20 vidas em cada mil pacientes pós-ataque cardíaco poderiam ser salvas
pelo consumo diário de doses inferiores a 1 g de EPA e DHA. Como sempre
digo, o que é bom para o coração, é bom para o cérebro.

Vários estudos relatam que tomar óleo de pescado e aumentar os ácidos graxos ômega-3 ajudam a elevar a variabilidade dos batimentos cardíacos (HRV,
na sigla em inglês), o que é bom para o cérebro e o coração. Existem comprovações científicas consistentes de que os ácidos graxos ômega-3 podem baixar o
colesterol e a pressão arterial, diminuindo o risco de morte súbita, e diminuir a
pressão arterial. Outros estudos mostraram que o óleo de pescado pode ajudar

a reduzir a dor e o endurecimento das articulações em pessoas que sofrem de artrite reumatoide.

Muitas vezes, o óleo de pescado é bom para sua pele. Ele tem propriedades anti-inflamatórias, auxilia no combate à depressão e melhora a função cardíaca – tudo isso ajuda sua pele a parecer mais jovem e mais cheia de vida. Ele também auxilia a aliviar os sintomas associados às mudanças hormonais, tais como os que ocorrem durante a pré-menopausa e a menopausa. O óleo de pescado também pode melhorar o foco e a concentração nas pessoas com DDA. Para os sintomas de concentração excessiva ou os obsessivos do DDA, inclua mais DHA; para os sintomas de inatividade ou falta de energia, inclua o EPA. A maioria das pessoas se dá melhor com uma combinação de DHA e EPA.

As dosagens típicas de óleo de pescado são de 1 a 2 g por dia para a prevenção e 4 a 6 g por dia para tratamento de doenças. Frequentemente recomendo 2 a 4 g por dia para adultos.

ÓLEO DE PRÍMULA

Para os hormônios (pré-menopausa, menopausa)
O óleo de prímula é uma planta nativa da América do Norte que também é encontrada em outras áreas do mundo. O óleo de prímula contém ácido gamalinoleico (GLA), um ácido graxo ômega-6 essencial que pode aliviar os sintomas da pré-menopausa e da menopausa.

A dosagem típica recomendada para adultos é 1.000 mg (1 g) até três vezes por dia.

PANAX GINSENG

Para o peso, o estresse, a memória, o exercício físico, os hormônios (insulina), a concentração e a energia, o antienvelhecimento, o sistema imunológico e a paixão
Essa erva é considerada rejuvenescedora. Pesquisas confirmam que o *panax ginseng* é um antioxidante que protege as células dos danos causados pelos radicais livres associados ao envelhecimento e aumenta os níveis de energia. Existem também pesquisas que sugerem que o ginseng ajuda a aumentar a resistência física e a estamina e melhora o sistema imunológico.

O *panax ginseng* é uma planta com raízes corpulentas típicas de climas mais frios – tais como no hemisfério norte da Ásia Ocidental, na Coreia e Rússia –

e é usada no tratamento de fraqueza e fadiga. Os componentes ativos são os ginsenosídeos (2,6 a 6,6 por cento do peso seco da raiz), que também regulam a glicose no sangue e a pressão arterial. Os ginsenosídeos são encontrados apenas nas espécies *Panax,* e acredita-se que sejam responsáveis por suas propriedades antioxidantes, anti-inflamatórias e imunoestimulantes. Foi comprovado também que os ginsenosídeos reduzem a ingestão de comida, a composição de gordura e os níveis de leptina no soro sanguíneo, o que ajuda a perder peso. O *panax ginseng* é considerado um adaptogênico, o que significa que ele auxilia a capacidade do corpo de controlar o estresse. Comprovou-se também que ele melhora o desempenho cognitivo nos adultos saudáveis e naqueles com demência, tendo também sido comprovado que ele melhora o desempenho físico durante exercícios de resistência. Estudos clínicos apoiam o uso de *panax ginseng* na manutenção dos níveis de glicose e insulina do diabetes tipo 2 e como tratamento para a disfunção erétil. Além disso, essa erva é amplamente conhecida como um estimulante que fornece energia, melhora a circulação e acelera a recuperação após doenças.

O *panax ginseng* é bem tolerado, mas deve-se tomar cuidado se ele estiver sendo consumido juntamente com varfarina, uma vez que seus efeitos podem ser viciantes. O ginseng pode causar atividade hipoglicêmica, logo, deve haver cautela com seu uso quando ingerido juntamente com insulina ou com medicamentos para a hipoglicemia. Os efeitos colaterais incluem insônia, náusea, diarreia, euforia, dores de cabeça e oscilações na pressão arterial.

A dosagem típica recomendada para adultos é 200 mg por dia do extrato padronizado, o qual contém 4 a 7 por cento de ginsenosídeos.

PICOLINATO DE CROMO

Para as ânsias e a força de vontade, o peso, os hormônios (insulina) e algumas formas de depressão

O picolinato de cromo é um suplemento nutricional usado para auxiliar o corpo a regular a insulina, o que aumenta sua capacidade de metabolizar com eficiência a glicose e a gordura. Existe forte vínculo entre a depressão, a diminuição da resistência à insulina e o diabetes. Foi comprovado que suplementos de picolinato de cromo controlam com eficácia as ânsias e o apetite, o que ajuda a controlar o diabetes e a depressão.

Frequentemente, recomendo o picolinato de cromo para ajudar a regular a insulina e para controlar a ânsia por carboidratos. Em um estudo bem-elaborado, 600 mcg de picolinato de cromo foi benéfico para pacientes com depressão atípica (o tipo de depressão em que as pessoas ganham peso, em vez de perderem), sobretudo aquelas que têm ânsias de carboidratos.

A dosagem adulta típica recomendada é de 200 a 600 mcg por dia.

RESVERATROL

Para as ânsias e a força de vontade, o peso, o coração, o sistema imunológico e tem propriedades anticancerígenas

O resveratrol é uma fitoalexina, ou seja, uma substância química produzida pelas plantas em reação a lesões ou infecções. Foi demonstrado que o resveratrol tem efeitos anticancerígenos, anti-inflamatórios e cardioprotetores muito importantes e pode ser fundamental no aumento da expectativa de vida. O resveratrol pode ser encontrado no vinho tinto, na casca da uva, no chocolate, no amendoim e nas amoras. O vinho tinto contém mais resveratrol do que o branco porque é feito da casca da uva, a qual contém de 50 a 100 mcg de resveratrol. Já o branco é feito somente do suco da uva, o qual não contém nenhum resveratrol. Estudos científicos mostram que camundongos que receberam o equivalente a 20 mg de resveratrol por dia tiveram mudanças significativas nos genes envolvidos no processo de antienvelhecimento. Além disso, foi comprovado que ele reduz a formação das placas amiloides, o que sugere que o resveratrol pode ser um aliado importante na luta contra o mal de Alzheimer e contra a demência. Os efeitos colaterais do resveratrol incluem diarreia, ansiedade e afinamento do sangue. Mulheres grávidas e amamentando devem evitar os suplementos de resveratrol. Cuidados devem ser tomados quando ele for usado juntamente com medicamentos anticoagulantes, para a hipertensão e o diabetes.

A dosagem típica recomendada é de 15 mg duas vezes ao dia. Um copo de vinho tinto equivale a 600 a 700 mcg, portanto, a suplementação é aconselhável a longo prazo para obter o máximo de efeito saudável para o cérebro. O resveratrol dura nove horas no corpo, portanto, uma pequena dose tomada duas vezes ao dia manterá os efeitos benéficos desse poderoso antioxidante.

RODIOLA

Para a concentração e a energia, o estresse, o sistema imunológico, a depressão e a paixão

A rodiola é uma erva que cresce em altas altitudes na Ásia e na Europa. Tradicionalmente, foi usada para combater a fadiga, melhorar a memória e aumentar os intervalos de atenção. Pesquisas descobriram que ela, de fato, ajuda a prevenir a fadiga. Além disso, indícios científicos apontam para uma capacidade de estimular a energia sexual, aumentar a imunidade e diminuir a depressão.

A dosagem típica recomendada para adultos é de 200 a 600 mg ao dia para o tratamento da fadiga e da depressão, sendo mais bem-absorvida quando ingerido com o estômago vazio. A rodiola deve ser tomada pela manhã, uma vez que pode interferir no sono, e não deve ser ingerida por indivíduos com transtorno bipolar e pelos que fazem uso de medicamentos para o controle da hipertensão ou de hipoglicemia.

SÁLVIA

Para a memória

A NaturalStandard.com atribui à erva sálvia comum sua mais alta classificação de comprovação científica (o nível "A") por ela melhorar a cognição. Esse site cita pesquisas que demonstram que a sálvia pode melhorar a memória, confirmando teorias centenárias. No século XVII, o conhecido herbanário Nicholas Culpeper escreveu que a erva sálvia era capaz de "curar" a memória enquanto "aquecia e acelerava os sentidos".

Culpeper não foi o único herbanário (e certamente não o primeiro) a reconhecer que a sálvia pode ajudar a melhorar a memória. Atualmente – séculos depois – os cientistas acreditam que sabem por quê. Uma enzima chamada acetilcolinesterase (CGV) decompõe uma substância química denominada acetilcolina, a qual é, em geral, deficiente nos pacientes com o mal de Alzheimer. Pesquisadores do Medical Plant Research Centre (MPRC) nas universidades de Newcastle e Northumbria, no Reino Unido, mostraram que a sálvia inibi a CGV.

Um estudo conduzido por pesquisadores do MPRC demonstra os possíveis resultados da inibição da CGV. Pesquisadores deram, a 44 sujeitos, cápsulas de óleo de sálvia ou cápsulas de placebo contendo óleo de girassol e depois conduziram testes de memória de palavras. O grupo que recebeu óleo de sálvia mostrou resultados significativamente melhores do que o que recebeu o placebo. No entanto, pesquisadores dizem que testes adicionais são necessários para determinar com mais precisão o tempo de duração dos efeitos da sálvia na memória.

A dosagem típica recomendada para adultos para melhorar o humor, a agilidade mental e o desempenho cognitivo é de 300 a 600 mg de cápsulas de folha de sálvia secas diariamente. A sálvia também pode ser usada como óleo essencial em doses de 25 a 50 mcL (milionésimo de litro). A sálvia deve ser usada com cuidado por pessoas que apresentam hipertensão ou pelas que têm convulsões.

S-ADENOSILMETIONINA

Para as ânsias e a força de vontade, o peso, a concentração e a energia, o sono, o DDA e a paixão

A S-adenosilmetionina (SAMe) está envolvida na produção de diversos neurotransmissores (serotonina, dopamina, epinefrina) e ajuda o cérebro a funcionar adequadamente. Normalmente, o cérebro fabrica todas as SAMe de que necessita a partir do aminoácido metionina. Quando uma pessoa está deprimida, a síntese de SAMe da metionina fica prejudicada. As pessoas que apresentam um determinado tipo de DDA, o qual está relacionado à depressão, podem experimentar uma melhora da concentração quando tomam SAMe.

A SAMe também é responsável pela produção do hormônio do sono, a melatonina, e foi comprovado que ela melhora a qualidade do sono. Descobriu-se, também, que ela inibe o apetite e reduz a inflamação e a dor nas juntas.

A dosagem típica recomendada para adultos é de 200 a 400 mg duas a quatro vezes ao dia.

SATIEREAL

Para as ânsias e a força de vontade, o peso, o sono, o estresse, a depressão e o humor

O satiereal é um produto patenteado produzido a partir do extrato de açafrão (*Crocus sativus*) e tem mostrado efeitos antidepressivos importantes. O açafrão cresce no Irã, na Grécia, na Espanha e na Itália, e tradicionalmente tem sido usado para facilitar a digestão de comidas condimentadas, aliviar a irritação estomacal e tratar a depressão. Os ingredientes ativos do satiereal incluem safranal, picrocrocina e crocina, os quais funcionam em cooperação para ajudar na ansiedade e a frear o desejo compulsivo por comer. Como os SSRIs, o satiereal funciona evitando a reabsorção da serotonina, consequentemente, melhorando o humor e o bem-estar. O que o torna diferente é que ele é potente em pequenas quantidades e tem apresentado resultados bem-sucedidos na perda de peso por meio da redução do apetite e da ânsia por açúcar. Em experiências clínicas, o satiereal é bem tolerado e apresenta poucos efeitos colaterais adversos.

A dosagem típica recomendada é 100 mg duas vezes ao dia.

SELÊNIO

Para os hormônios (tireoide)
O selênio é um mineral encontrado em alguns alimentos, na água e no solo. Ele tem propriedades antioxidantes que ajudam o corpo a prevenir os danos causados pelos radicais livres. Esse mineral regula a função da tireoide, fortalece o sistema imunológico e ajuda a prevenir doenças cardíacas.

A dosagem típica recomendada para adultos é de 80 a 200 mcg.

TIANINA

Para as ânsias e a força de vontade, o estresse, a concentração e a energia, a ansiedade e algumas formas de depressão
A tianina é um aminoácido encontrado principalmente de forma natural na planta do chá verde. Foi mostrado que esse aminoácido penetra no cérebro e produz aumentos significativos nas concentrações dos neurotransmissores serotonina e/ou dopamina. Essas descobertas conduziram a estudos recentes investigando a possibilidade de que a tianina possa induzir ao relaxamento e ao alívio do estresse emocional. Ao testaram os efeitos da tianina em um pequeno grupo de voluntários, pesquisadores descobriram que seu uso resultou na produção significativamente maior de atividade das ondas cerebrais no nível alfa, o que eles interpretaram como um índice de relaxamento aumentado. Mulheres grávidas e amamentando devem evitar suplementos com tianina.

A dosagem típica recomendada para adultos é entre 50 e 200 mg, conforme necessário. A tianina está disponível em alguns extratos de chá verde. O aminoácido constitui de 1 a 2 por cento do peso seco das folhas de chá verde.

TIROSINA

Para as ânsias e a força de vontade, o peso, a concentração e a energia
Esse aminoácido é importante na síntese dos neurotransmissores cerebrais. É o precursor dos neurotransmissores cerebrais (epinefrina, noradrenalina e dopamina), os quais são críticos para o equilíbrio do humor e da energia. Ele

também é útil no processo de produção dos hormônios da tireoide, os quais são importantes para o metabolismo e a produção de energia. Uma tireoide lenta pode ter efeitos significativos na saúde cerebral. O efeito benéfico da suplementação de tirosina é que o funcionamento eficiente da tireoide não só resultará em melhor funcionamento cerebral, mas também ajudará na perda de peso.

A suplementação de tirosina tem mostrado melhoras o desempenho cognitivo em períodos de estresse e de fadiga. O estresse tende a reduzir o neurotransmissor norepinefrina, e a tirosina é o aminoácido precursor ideal para repô-lo. A tirosina não deve ser tomada em associação com MAO e tricíclicos antidepressivos, quando houver um melanoma cancerígeno, no caso de história de melanoma cancerígeno ou de hipertensão.

A dosagem típica recomendada para adultos é de 500 a 1.500 mg duas a três vezes ao dia. Apresenta melhores resultados se ingerido com o estômago vazio, com água ou suco.

TRIPTOFANO

Para as ânsias e a força de vontade, o peso, os hormônios (leptina e grelina), o sono e o exercício físico

O triptofano é um aminoácido precursor da serotonina, e a ingestão de suplementos de triptofano aumenta a serotonina cerebral. A serotonina é um neurotransmissor que desempenha importante papel no sono, assim como em algumas outras funções. O triptofano é um aminoácido presente naturalmente no leite, na carne e nos ovos. Para alguns pacientes, ele melhora o sono, diminui a agressividade e equilibra o humor. As altas doses de triptofano encontradas no peru podem explicar por que sentimos tanto sono após devorar a refeição do Dia de Ação de Graças.

O triptofano foi retirado do mercado há mais de uma década porque um lote contaminado de um fabricante causou uma doença sanguínea rara e algumas mortes. O triptofano em si, na realidade, não teve nada a ver com essas mortes. Ele foi aprovado novamente pela Food and Drug Administration há alguns anos e encontra-se disponível no mercado. Um dos problemas do uso desse aminoácido na dieta é que uma quantidade significativa dele não entra no cérebro, em vez disso, é usado para produzir proteínas e vitaminas B3, o que demanda a ingestão de grandes quantidades dele. Estudos científicos também mostram que o triptofano pode ajudar as pessoas a perder peso.

A dosagem típica recomendada para adultos é de 1.000 a 3.000 mg, ingerida antes de dormir.

VALERIANA

Para os hormônios (leptina e grelina), o sono e o estresse

Muitos pacientes acham que a valeriana é muito útil na indução do sono e no alívio do estresse. A valeriana é uma erva bem conhecida por suas propriedades ansiolíticas, sendo usada como tranquilizante, sedativo e relaxante muscular brandos. Há cerca de 150 espécies de valeriana amplamente distribuídas nas regiões de clima temperado do mundo. O ingrediente ativo é encontrado no óleo de odor fétido da raiz da planta. Ao longo da história, as pessoas utilizaram a valeriana por suas propriedades únicas. O antigo médico romano Galeno escreveu sobre as virtudes da valeriana; na Idade Média, a literatura médica usou o termo "All Heal" [Todo Curador] para descrever a erva; e ela tem sido uma das bases da medicina chinesa e indiana. Nos Estados Unidos, a valeriana foi amplamente usada antes do desenvolvimento dos produtos farmacêuticos modernos.

Esse tratamento secular para a insônia também tem sido útil no tratamento do nervosismo, do estresse e da dor. Descobriu-se que ela diminui a frequência de convulsões em pacientes epiléticos. Estudos mostraram que a valeriana é eficaz em muitos tipos de transtornos de ansiedade, para pessoas com ansiedade de desempenho e para os que ficam estressados em situações cotidianas, como no trânsito. A valeriana parece funcionar aumentando a atividade do neurotransmissor calmante, GABA.

Ao contrário dos tranquilizantes controlados por receita médica, a valeriana tem um potencial viciante muito mais baixo e tem sido usada para ajudar pessoas que estão tentando diminuir o uso de tranquilizantes ou pílulas para dormir controlados. (Qualquer pessoa que usa pílulas para dormir ou tranquilizantes controlados deveria diminuir ou parar de usá-los somente sob a supervisão de um médico.) São necessárias duas a três semanas para que os efeitos da valeriana sejam notados, portanto, ela não é a melhor opção para a indução do sono para uso no curto prazo, tal como para aliviar os problemas causados pela diferença de fuso horário. Ela é mais adequada para uso de longo prazo, e foi comprovado que ela melhora o sono profundo, o que o deixará se sentindo mais descansado pela manhã. A valeriana não deve ser tomada em combinação com álcool, barbitúricos ou benzodiazepinas e não é recomendada para uso durante a gravidez ou a amamentação.

Uma vez que induz o sono, a valeriana também pode ajudar a equilibrar a leptina e a grelina, os hormônios do apetite regulados durante o sono.

A valeriana está disponível em cápsulas, comprimidos, líquidos, tinturas, extratos e chás. A maioria dos extratos está padronizada para conter 0,8 por cento do ácido valérico. A dosagem típica recomendada para adultos é 150 a 450 mg em cápsulas ou chás. Para crianças, a dosagem típica recomendada é 50 a 100 mg.

VIMPOCETINA

Para a memória

Foi demonstrado em vários estudos que a vimpocetina ajuda a memória, sobretudo em pessoas que correm risco de doenças cardíacas ou derrames. Ela também pode auxiliar a diminuir os níveis altos de homocisteína, os quais são perigosos para o coração e o cérebro. A vimpocetina é derivada de um extrato da planta comum, congorsa (*Vinca minor*), e é usada na Europa, no Japão e no México como agente farmacêutico para o tratamento de doenças dos vasos sanguíneos no cérebro e dos distúrbios cognitivos. Nos Estados Unidos da América ela está disponível como um suplemento dietético. Às vezes, ela é chamada de nutrópico, ou seja, um produto que melhora a cognição, do grego *noos* para "mente". A vimpocetina expande seletivamente as artérias e os vasos capilares, aumentando o fluxo sanguíneo para o cérebro. Ela também combate o acúmulo de plaquetas no sangue, melhorando a circulação. Devido às suas propriedades, a vimpocetina foi primeiro usada no tratamento dos distúrbios cerebrovasculares e de perdas graves de memória devido à demência na vida tardia, sendo também eficaz para tratar problemas de memória associados ao envelhecimento normal.

Existem indícios de que a vimpocetina pode ser útil para uma ampla variedade de problemas cerebrais. Um estudo de 1976 descobriu que a vimpocetina aumentou imediatamente a circulação em 50 pessoas com fluxo sanguíneo anormal. Após um mês de ingestão de doses moderadas de vimpocetina, os pacientes mostraram melhorias nos testes de memória. Após um período prolongado do tratamento com vimpocetina, a deficiência cognitiva diminuiu significativamente ou desapareceu por completo em muitos dos pacientes. Um estudo de 1987 com pacientes idosos com disfunção cerebral crônica descobriu que os que tomaram a vimpocetina tiveram um desempenho melhor nas avaliações psicológicas após um período experimental de 90 dias do que os que receberam placebos.

Mais recentemente estudos mostraram que a vimpocetina reduz os danos neuronais e protege contra os danos oxidantes de acúmulo nocivos de beta-amiloide. Em um estudo multicêntrico de duplo cego controlado com placebos com duração de 16 semanas, 203 pacientes descritos com problemas de memória leves a moderados, inclusive demência primária, foram tratados com doses variadas de vimpocetina ou placebos. Melhorias significativas foram registradas no grupo tratado com vimpocetina, conforme medido pelo "aprimoramento global" e por escalas de desempenho cognitivo. Três doses de 10 mg diariamente foram tão eficazes ou mais do que três doses de 20 mg diariamente. Bons resultados semelhantes foram encontrados em outro experimento clínico de duplo cego que testou a vimpocetina e placebos em pacientes idosos com distúrbios nas artérias e transtornos degenerativos do sistema nervoso. Algumas pesquisas preliminares sugerem que a vimpocetina também pode ter alguns efeitos protetores tanto na visão quanto na audição.

Foram reportadas reações adversas, tais como náuseas, vertigens, insônia, sonolência, boca seca, hipotensão transitória, taquicardia transitória, dores de cabeça em função da pressão sanguínea e rubor facial. Há também relatos afirmando que o uso prolongado da vimpocetina abaixa ligeiramente a pressão arterial sistólica e diastólica, assim como os níveis de açúcar do sangue.

A dosagem típica recomendada para adultos é 10 mg por dia.

VITAMINAS B

Para ânsias e força de vontade, peso, estresse, coração, concentração e energia, ansiedade, sistema imunológico

As vitaminas B exercem um papel essencial no funcionamento do sistema nervoso e ajudam o cérebro a sintetizar os neurotransmissores que afetam o humor e o pensamento, o que faz com que eles sejam eficazes, sobretudo, no controle do estresse. As vitaminas B são tipicamente as primeiras a diminuir quando vivenciamos situações ou temos pensamentos estressantes. Se você tem deficiência de vitamina B, sua capacidade para lidar com o estresse e a ansiedade fica diminuída.

A vitamina B6 (piridoxina) é uma vitamina solúvel em água essencial para o metabolismo dos aminoácidos, da glicose e dos ácidos graxos, sendo importante na produção de neurotransmissores (serotonina, epinefrina, noradrenalina e GABA). Ela é fundamental para o sistema nervoso e necessária para o funcionamento normal do cérebro, assim como para a síntese de DNA. É difícil encontrar uma molécula em nosso corpo que não dependa da vitamina B6 para ser produzida. Ela está envolvida em mais de 100 reações químicas fundamentais para o nosso corpo.

A vitamina B6 é necessária para a produção de hemoglobina, o composto dos glóbulos vermelhos que transporta oxigênio e dióxido de carbono. Ela aumenta a quantidade de oxigênio transportada pela corrente sanguínea, ajudando a combater a fadiga; mantém o sistema imunológico saudável e acalma a ansiedade. Além disso, ela ajuda a processar os carboidratos para gerar energia. Fontes alimentícias de vitamina B6 incluem os cereais fortificados, feijões, carne, aves, peixe e certos legumes e frutas.

A vitamina B3 (niacina) foi isolada pela primeira vez em laboratório na década de 1930, durante pesquisas realizadas com o tabaco; daí, o nome niacina ou "ácido nicotínico". A niacina é fundamental na produção de energia. Ela exerce importante papel na conversão dos carboidratos, das proteínas, das gorduras e dos amidos em energia utilizável. Da mesma forma, ela também ajuda a eliminar substâncias químicas tóxicas e aumenta o nível de HDL (o colesterol bom). A niacina ajuda a aumentar o fluxo sanguíneo próximo à pele. Dosagens elevadas podem causar rubor na pele de algumas pessoas, caracterizado por rosto e pescoço vermelhos e coceira por alguns minutos. Uma forma de niacina chamada niacinamida causa pouco ou nenhum rubor. As fontes alimentícias de niacina incluem carnes e laticínios, legumes folhosos, brócolis, tomates, abacates, nozes e grãos integrais.

Um estudo mostrou que níveis altos de homocisteína – associados com um risco aumentado de desenvolver doença coronariana, derrame e demência – podiam ser tratados com ácido fólico (1 mg), vitamina B12 (400 mcg) e vitamina B6 (10 mg).

A dosagem típica recomendada é 100 por cento das vitaminas B todos os dias. Assegure-se de tomar, pelo menos, 400 mcg de folato e 500 mcg de B12 por dia.

VITAMINA D

Para a nutrição, o peso, a pele, o coração, a memória, o sistema imunológico, a depressão e o transtorno bipolar

A vitamina D, também conhecida como a vitamina do sol, é essencial para a saúde cerebral, o humor, a memória e a pele. Embora classificada como uma vitamina, ela é uma hormônio esteroide vital para a saúde. Níveis baixos de vitamina D têm sido associados à depressão, ao transtorno bipolar e aos problemas de memória, inclusive no mal de Alzheimer. Um estudo no *Journal of Alzheimer´s Disease* descobriu que a vitamina D3, uma forma da vitamina D, pode estimular o sistema imunológico a livrar o cérebro do beta-amiloide, uma proteína anormal que se acredita ser a maior causa do mal de Alzheimer. A vitamina D ativa os receptores neurais em regiões importantes para o equilíbrio do comportamento e protege o cérebro ao funcionar como um antioxidante e anti-inflamatório. Outros benefícios dos suplementos de vitamina D incluem a redução do risco de doenças nos ossos e as fraturas, a melhoria da função muscular, metabólica e cardiovascular, aumentando a proteção contra o diabetes e o câncer. Níveis adequados dessa vitamina são essenciais para assegurar a absorção normal de cálcio e a manutenção de níveis saudáveis de cálcio no plasma. Atualmente, os cientistas acreditam que os suplementos de vitamina D sejam importantes para a manutenção da reconstrução óssea saudável durante o envelhecimento. Existem também importantes indícios científicos de que a vitamina D pode ser útil para a psoríase; e a vitamina D3 parece controlar o crescimento celular da pele.

Infelizmente, as deficiências de vitamina D estão se tornando cada vez mais comuns, em parte porque estamos passando mais tempo dentro de casa e usando mais protetor solar. Os norte-americanos acima de 50 anos, os que vivem em altas altitudes, os obesos e as crianças e adolescentes estão correndo grande risco de apresentar deficiência de vitamina D. Na realidade, sete em dez crianças carecem desse nutriente. Dois estudos publicados no periódico *Pedriatics* revelaram que 7,6 milhões de crianças tinham deficiência de vitamina D e 50,8 milhões tinham quantidades insuficientes.

Recentemente, a American Academy of Pediatrics aumentou a dosagem para crianças para 400 UIs por dia. Recomendo que elas e os adultos verifiquem os níveis de vitamina D para saber suas necessidades específicas. Meus níveis estavam baixos quando foram testados, e eu moro no sul da Califórnia e sou uma pessoa ativa. Descobri que preciso tomar 5.000 UIs por dia. O exame de sangue é chamado concentração plasmática de 25-hidroxivitamina D. A literatura científica moderna reconhece que 400 UIs diariamente é bem abaixo das necessidades fisiológicas da maioria dos indivíduos e sugere 2.000 UIs de vitamina D diariamente para prevenir contra o câncer, doenças cardíacas e osteoporose.

ZINCO

Para a concentração e a energia, o DDA e a paixão

O zinco é um mineral essencial encontrado em muitos alimentos, tais como a carne vermelha, as aves, o feijão, as nozes e os grãos integrais. O zinco ativa mais de 100 enzimas diferentes no corpo. Sua suplementação diária é importante porque o corpo não armazena zinco. Ele é responsável por inúmeros processos corporais, inclusive pela divisão celular, saúde da próstata, função imunológica e cicatrização de feridas. A deficiência de zinco tem sido associada à letargia mental. Existem fortes indícios científicos de que ele pode ser útil para crianças com hiperatividade e impulsividade. O zinco também ajuda na produção de testosterona e dopamina para promover a libido saudável e tem sido eficiente no tratamento de eczemas e psoríases. Portanto, ele é importante suplemento na manutenção da pele bela.

A dosagem típica recomendada é de 25 a 80 mg ao dia, não excedendo 100 mg. O zinco é mais bem-absorvido quando tomado durante as refeições ou com sucos, uma vez que pode provocar uma sensação de náusea se ingerido com o estômago vazio.

NOTAS SOBRE REFERÊNCIAS
E LEITURAS COMPLEMENTARES

As informações em *Mude seu cérebro, mude seu corpo* estão baseadas em mais de 600 fontes, inclusive estudos científicos, livros, entrevistas com especialistas médicos, estatísticas de agências governamentais, organizações de saúde e outras fontes confiáveis. Impressas, as referências ocupam mais de 100 páginas. Em um esforço para salvar algumas árvores, decidi inseri-las exclusivamente na página da internet *Change Your Brain, Change Your Body*. Eu o convido a lê-las em www.amenclinics.com/cybcyb.

AGRADECIMENTOS

Agradeço ao grande número de pessoas que colaboraram para tornar este livro uma realidade, sobretudo todos os pacientes e profissionais que me ensinaram muito sobre como o cérebro se relaciona com o corpo. Sou especialmente grato à minha parceira de composição Frances Sharpe, a qual foi inestimável no processo de planejar e completar este livro. Ela é verdadeiramente um tesouro. O Dr. Kristen Willeumier, nosso diretor de Nutrition and Neutraceuticals na Amen Clinics, também foi fonte maravilhosa para a pesquisa, a colaboração e o estímulo. Paul Roper, consultor da Amen Clinics, Inc., também foi instrumental e inspirador durante o processo de elaboração deste livro. Outro pessoal na Amen Clinics, Inc., como sempre, proporcionou significativos ajuda e apoio durante esse processo; em especial minha assistente pessoal Catherine Hanlon, juntamente com Dr. Leonti Thompson, Dr. Joseph Annibali, Dr. Chris Hanks e Jill Prunella. Dr. Earl Henslin, como sempre, foi importante e uma alegria tê-lo como amigo e mentor. Dr. Manuel Trujillo da New York University também foi importante na revisão do manuscrito e no fornecimento de comentários ponderados. Dr. Angie Meeker foi muito útil em seus conselhos e orientações para o capítulo sobre hormônios. TJ Bartel é um professor de Tantra incrível e me orientou no capítulo sobre paixão. Como sempre, sou agradecido a David e Sandy Brokaw, da Brokaw Company, os quais me deram muitas sugestões proveitosas. Desejo também agradecer à minha maravilhosa equipe literária na Harmony Books, sobretudo à minha atenciosa e paciente revisora Julia Pastore e à minha editora adorável Shaye Areheart. Sou eternamente agradecido à minha agente literária Faith Hamlin – que, além de ser uma de minhas melhores amigas, é uma mentora atenciosa, protetora e criativa –, juntamente com toda a equipe da Sanford J. Greenburger Associates por seu amor antigo, seu apoio e sua orientação. E a Tana – minha mulher, minha alegria, minha melhor amiga –, quem pacientemente me ouviu por horas sem-fim e me deu muitas sugestões proveitosas para o livro. Eu amo todos vocês.

AMEN CLINICS, INC.

A Amen Clinics, Inc. (ACI) foi fundada em 1989 pelo Dr. Daniel G. Amen. A instituição é especializada em diagnósticos inovadores e no planejamento de tratamentos para uma ampla variedade de problemas de comportamento, de aprendizagem, emocionais e cognitivos; e controle de peso em crianças, adolescentes e adultos. A ACI tem uma reputação internacional na avaliação dos problemas de comportamento relacionados com o cérebro, tais como distúrbio do deficit de atenção (DDA), depressão, ansiedade, fracasso escolar, traumatismo craniano, transtornos obsessivo-compulsivos, agressividade, conflito matrimonial, deficiência cognitiva, toxicidade cerebral por drogas ou álcool e obesidade. A imagem SPECT do cérebro é realizada na Clinics. A ACI tem o maior banco de dados do mundo de imagens do cérebro para problemas de comportamento.

A ACI recebe de bom grado orientações de médicos; psicólogos; assistentes sociais; orientadores psicológicos e terapeutas de casais e de família para dependentes de drogas e álcool e clientes.

Este livro foi impresso no
Sistema Digital Instant Duplex da Divisão Gráfica da
DISTRIBUIDORA RECORD DE SERVIÇOS DE IMPRENSA S.A.
Rua Argentina, 171 - Rio de Janeiro/RJ - Tel.: (21) 2585-2000